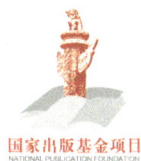

U0720636

生物安全风险防控与治理研究丛书

医院生物安全管理

马　慧　朱　敏　刘运喜　主编

科 学 出 版 社　　|　　山东科学技术出版社

北　京　　　　　　　　　济　南

内 容 简 介

本书是"生物安全风险防控与治理研究丛书"的重要组成部分,系统探讨了新时代医院生物安全的基本概念、法规政策、体系构建、预警防控和管理流程。本书还引入国内外经典案例进行对比总结,批判性地分析现有体系的不足,提出创新性的建议,展望未来医院生物安全管理体系的革新方向。全书共分为十章,内容覆盖从预警、监测、评估到处置的全方位管理,旨在为医院生物安全管理提供科学、实用的理论与方法体系。

本书面向医疗卫生专业人员、医院管理人员、公共卫生领域的专家学者和政策制定者,同时也是高等教育中生物安全专业及相关医疗专业学生值得学习的教学资源。本书融合了作者丰富的临床、教学与科研工作经验,适合所有希望提升医院生物安全管理理论与实践能力的读者。

图书在版编目 (CIP) 数据

医院生物安全管理/马慧,朱敏,刘运喜主编. —北京:科学出版社;济南:山东科学技术出版社,2025.6

(生物安全风险防控与治理研究丛书)

ISBN 978-7-03-077432-3

Ⅰ. ①医… Ⅱ. ①马… ②朱… ③刘… Ⅲ. ①医院－生物工程－安全管理 Ⅳ. ①R197.32

中国国家版本馆 CIP 数据核字(2024)第 005743 号

责任编辑:王 静 罗 静 岳漫宇 尚 册 陈 昕 张 琳
责任校对:郑金红 / 责任印制:肖 兴 / 封面设计:无极书装

科学出版社 和山东科学技术出版社 出版
北京东黄城根北街 16 号
邮政编码:100717
http://www.sciencep.com

北京中科印刷有限公司印刷
科学出版社发行 各地新华书店经销
＊

2025 年 6 月第 一 版 开本:787×1092 1/16
2025 年 6 月第一次印刷 印张:18 3/4
字数:439 000
定价:198.00 元
(如有印装质量问题,我社负责调换)

《医院生物安全管理》编者名单

主 编 马 慧 朱 敏 刘运喜

副主编 赵强元 任君琳 郭宇姝 周 娜

编 者（按姓氏笔画排序）

马 慧 中国人民解放军总医院

马正文 南方医科大学

支 晨 中国人民解放军总医院

史 瑶 南方医科大学

白艳玲 中国人民解放军总医院第一医学中心

朱 敏 中国人民解放军总医院第六医学中心

乔媛媛 中国人民解放军总医院第六医学中心

任君琳 中国人民解放军总医院第六医学中心

刘运喜 中国人民解放军总医院第一医学中心

江瑞若 中国人民解放军陆军防化学院

李敏烨 南方医科大学

张 磊 华南理工大学

张忆汝 安徽医科大学

周　娜　中央军委后勤保障部军事医学交流合作
中心

周丽君　中国人民解放军总医院第六医学中心

赵强元　中国人民解放军总医院第六医学中心

施华丽　南方医科大学

姚奕婷　南方医科大学

郭宇姝　中国人民解放军总医院第六医学中心

谢　杏　华南理工大学

魏　冰　中国人民解放军总医院第六医学中心

魏宏名　中国人民解放军总医院第一医学中心

丛　书　序

习近平总书记反复强调，安全是发展的前提，发展是安全的保障。党的二十大报告指出，要完善国家安全法治体系、战略体系、政策体系、风险监测预警体系、国家应急管理体系，健全生物安全监管预警防控体系。当今时代，人类社会的发展正面临着诸多威胁，而生物威胁无疑是其中最为突出和严峻的挑战之一。从 2001 年美国炭疽邮件生物恐怖袭击事件，到 2003 年的严重急性呼吸综合征（SARS）重大疫情，再到后续一系列如禽流感、甲型 H1N1 流感、埃博拉出血热、寨卡病毒病、非洲猪瘟、新型冠状病毒感染、猴痘等重大疫情的暴发，不仅给民众的生命健康带来了严重危害，更引发了持续的社会动荡，对全球政治、经济、安全、科技、文化格局等产生了深远影响。与此同时，外来有害生物入侵、食品安全等问题长期存在，而生物技术的飞速发展在为全球经济社会带来新机遇的同时，也带来了滥用风险以及新的伦理问题。传统生物安全问题与新型生物安全风险相互交织，使生物安全风险呈现出范围广泛、危害巨大、影响深远、意识形态浓厚等诸多新特点，进而成为国际社会高度重视的治理主题，已成为 21 世纪迫切需要国际社会高度重视的重大安全问题。

2021 年 4 月 15 日，《中华人民共和国生物安全法》正式施行，这一具有里程碑意义的法律，为我国生物安全治理和能力建设奠定了法律基础。该法构建了生物安全风险防控的基本框架，从防控重大新发突发传染病、动植物疫情，到生物技术研究、开发与应用安全管理；从病原微生物实验室生物安全管理，到人类遗传资源与生物资源安全管理等多个维度，全方位地助力我国生物安全防控与治理体系不断完善。在国际舞台上，生物安全问题是全球性挑战，迫切需要各国携手合作、共同应对。习近平总书记提出的"全球发展倡议""全球安全倡议"，以及构建"人类卫生健康共同体""地球生命共同体"等理念，为我国积极参与国际生物安全治理提供了行动指南，其"坚持共同、综合、合作、可持续的安全观"的治理理念具有很强的全球共识价值，对维护世界和平与安全、促进人类文明进步具有重要意义。

我国政府历来重视人民生命健康安全，习近平总书记强调"坚持人民至上、生命至上"。十八大以来，党和政府高度重视生物安全工作，把生物安全纳入国家安全战略体系，生物安全治理成效突出，生物安全科学研究与能力建设取得显著进步，为战胜百年不遇的新冠疫情发挥了重要支持保障作用。在此背景下，科学出版社紧扣国家发展与安全协调大局所需，精心组织我国生物安全领域资深专家和一批优秀一线研究人员，坚持"四个面向"的国家战略，坚持"时代性、科学性、系统性"的内在要求，立足"高层次、高水平、高质量"的学术精品定位，分工合作，全面梳理和研究生物风险威胁的发展趋势与治理策略，彰显了"生物安全风险防控与治理研究丛书"所肩负的时代责任。丛书全面介绍了国内外生物安全形势的现状与趋势，聚焦生物风险防范和威胁应对，内容兼具知识性、经验性、启发性、可鉴性和前瞻性，是生物安全领域研究与实践高度结合的产物。丛书系统反映了我国在生物安全领域的风险威胁来源演化，总结了生物安全建设的历程与经验，展望了未来的治理路径，对于促进我国生物安全理论研究与学科发展、提升国家生物安全治理水平、推动生物安全能力建设、加强国际合作交流以及构建我国生物安全领域知识体系，都将发挥不可替代的作用。相信本丛书将延续科学出版社此前相关经典著作的学术影响力，在国际上成为生物安全领域研究成果汇辑出版的首创之作，为全球生物安全事业贡献中国智慧和中国方案。

最后，希望这套丛书能够成为广大读者了解生物安全知识、推动生物安全事业发展的重要参考，也期待更多的有识之士投身于生物安全领域的研究与实践，共同为维护人类的生命健康和全球的安全稳定而努力。

丛书编委会

2025 年 3 月

序

在全球化时代大背景下，生物安全风险形势更加严峻，尤其是新发突发传染病的暴发使全球经历了一系列重大公共卫生事件危机。随着生物技术的快速发展，生物安全风险突破了传统的疆域限制，其影响范围从局部向全球扩散，涉及领域从单一向多元拓展，全球生物安全治理面临新的挑战。我国在维护生物安全方面作出了不懈努力，继 2020 年颁布《生物安全法》，又于 2024 年修订完善，从立法的高度增强国家生物安全维护能力，这既是防范化解生物安全风险的必然选择，也是切实维护国家生物安全的应有之义。

当前，如何有效防范和化解生物安全风险，筑牢生物安全屏障，已成为医院管理重要且紧迫的时代课题。亟待梳理医院生物安全管理的理论脉络，解析生物安全管理的构成要素，分析管理现状和面临的矛盾困难，提出相应的管理策略，加快推进医院生物安全管理体系和治理能力建设现代化。

在刘德培院士策划并主编的"生物安全风险防控与治理研究丛书"中，马慧、朱敏和刘运喜主编的《医院生物安全管理》是代表性的著作之一，编写团队荟萃了全军医疗卫生机构和疾病预防与控制中心的知名专家和学者，聚焦医院生物安全管理重点及前沿，坚持宏观与微观相结合、理论与实践相结合、传统与智能相结合，系统阐述了医院生物安全管理的理论精髓及实践要点，从医院生物安全操作的整体规范，到具体科室的协同配合；从生物危险因子的识别与评估，到科学标准的管理措施的制定与执行，全方位、多层次提出了加强医院生物安全管理的对策、措施与办法。

生物安全领域是国家安全的重要组成部分，医院生物安全管理前瞻性理论及实践经验亟待互学互鉴。作为一本极具参考价值的工具书，期待该书能从深化医院生物安全研究的视角，探索构建医院生物安全管理的路径法则，着力打造医院生物安全管理的格局。

徐迪雄
解放军总医院院长
2025 年 4 月

前　言

自 14 世纪中期欧洲黑死病的暴发，至近现代生物技术的迅猛发展，生物安全威胁的形式与影响范围不断演变，对人类健康、社会稳定乃至国家安全构成了严峻挑战。尤其是进入 21 世纪之后，随着新发突发传染病的频繁发生、生物技术的滥用和生物遗传资源的流失，生物安全及其体系也有了新要求、新机遇和新挑战。医院作为疾病救治的前沿阵地和生物危险因子的聚集场所，生物安全管理的重要性不言而喻。因此，项目组基于多年综合医院生物安全管理的理论与实践经验，针对包含医院实验室、相关科室部门在内的各个关键节点应建立的支撑体系和监管机制，以及如何规避和遏制生物危险因子对人员及环境的威胁并采取科学标准的管理措施，进行了较为系统的探讨与阐述，撰写形成本书，为提升我国医院生物安全管理水平、构建完善的医院生物安全防御体系贡献力量。

本书是"生物安全风险防控与治理研究丛书"的重要组成部分，在丛书总主编刘德培院士的统筹规划下，医学领域主编沈倍奋院士和副主编郑涛教授的悉心指导下，本书主编联合多家军队医疗卫生机构的多位从事生物安全、传染病监测与防控等相关领域教学和科研的权威专家，共同编写了这本著作，本书传递了他们多年来深耕于医院生物安全管理及相关学科的临床、教学与科研工作经验。

本书在梳理生物安全的概念、相应的监管政策制定及演变的基础上，对新时代医院生物安全的体系构建、预警防控和管理流程进行探讨，并引入国内外经典案例进行对比总结，批判性地思考现有体系的不足，同时创新性地提出建设建议，以及对未来医院生物安全管理体系革新的展望。

全书分为十章，第一章为医院生物安全概述，主要阐述医院生物安全管理的一些基本概念和法规政策，第二章介绍了医院生物安全管理流程及措施，第三章主要涉及医院新发传染病管理，第四至七章探讨了医院实验室、医院生物样本库、医院特殊设施设备材料单元、医院药物使用等方面的生物安全管理，第八章讨论了医院生物信息安全，第九章分析了医院个性化医疗技术生物安全管理，第十章是对医院生物安全管理展望的概述。

本书以生物安全的基本概念为先导，由浅入深地阐述医院生物安全管理的内容范畴、重要作用、面临挑战与未来展望，涵盖从预警、监测、评估到处置的全方位、多层次管理。本书可为医院生物安全管理提供一套科学、实用、可行的理论与方法体系，助力我国医院生物安全管理水平的提升和生物安全防御体系的建设。本书的各个章节都致力于展现医院生物安全领域最新的发展现状与专业的管理措施，每一章后附带的参考文献可引导读者在学习过程中拓宽知识视野，更深入地理解和掌握医院生物安全管理的理论框架与体系策略。因此，本书不仅为相关领域的专家学者、医疗卫生专业人员、医院管理人员、公共卫生领域人员和政策制定人员提供有价值的实践指导与参考,而且为高等院校生物安全及相关医疗专业大学生提供了一本值得深度学习的教学资料。在提升相关人员自我防护意识的同时,应全方位保障生物安全管理体系在医院中的流畅运作。

　　本书的编写离不开背后专家的指导和完善,感谢中国人民解放军疾病预防控制中心宋宏彬研究员、中国疾病预防控制中心李振军研究员等专家提供了深入见解和行业建议;感谢来自生物安全领域、传染病预防与控制领域以及临床医学领域的专家学者对本书每一个细节的精益求精;感谢参与本书资料收集与书稿校对的各位研究生同学。

　　书中不足之处在所难免,请各位读者批评指正。

马　慧　主任医师

中国人民解放军总医院

朱　敏　副研究员

中国人民解放军总医院第六医学中心

刘运喜　副研究员

中国人民解放军总医院第一医学中心

2025 年 4 月

目　　录

第一章　医院生物安全概述 ·· 1
　第一节　医院生物安全管理概述 ··· 1
　　一、生物安全管理的基本概念 ··· 1
　　二、医院生物安全管理的内容范畴与重要作用 ····················· 2
　第二节　医院生物安全管理的主要内容 ································· 7
　　一、对新发突发传染病的管理 ··· 7
　　二、对生物恐怖事件和生物战的管理 ································· 9
　　三、对医院实验室的生物安全管理 ·································· 10
　　四、对医院生物样本库的生物安全管理 ····························· 12
　　五、对医院特殊设施设备材料单元的生物安全管理 ················· 13
　　六、对医院药物使用的生物安全管理 ································· 15
　　七、对医院个性化医疗技术的生物安全管理 ······················· 16
　　八、对医院医疗废弃物处置的生物安全管理 ······················· 18
　　九、对医院信息的生物安全管理 ···································· 18
　第三节　国内外医院生物安全管理现状 ······························· 19
　　一、国外医院生物安全管理现状 ···································· 19
　　二、国内医院生物安全管理现状 ···································· 23
　参考文献 ··· 25
第二章　医院生物安全管理流程及措施 ···································· 28
　第一节　医院生物安全管理组织机构的设置及体系管理 ·············· 28
　　一、诊疗部门 ··· 28
　　二、辅助诊疗部门 ·· 28
　　三、护理部门 ··· 29
　　四、行政职能部门 ·· 29
　　五、医院生物安全管理委员会 ··· 29
　　六、医院生物安全管理体系中的临床医疗管理 ····················· 30
　　七、医院生物安全管理体系中的科研教学管理 ····················· 30
　　八、医院生物安全管理体系中的信息管理 ··························· 30
　　九、医院生物安全管理体系中的人力资源管理 ····················· 31
　　十、医院生物安全管理体系中的后勤保障管理 ····················· 31

第二节 医院行政职能部门及相关科室的生物安全管理职责 ……………… 31

一、医务管理部门的生物安全管理职责 …………………………………… 31

二、疾病预防控制科的生物安全管理职责 ………………………………… 32

三、医院感染管理委员会的生物安全管理职责 …………………………… 33

四、检验科的生物安全管理职责 …………………………………………… 33

五、病理科的生物安全管理职责 …………………………………………… 34

六、信息科的生物安全管理职责 …………………………………………… 35

七、其他科室的生物安全管理职责 ………………………………………… 35

第三节 医院对生物安全事件防范的训练 …………………………………… 37

一、演训人员和演训方式 …………………………………………………… 37

二、演训组织和演训内容 …………………………………………………… 40

三、演训的评价 ……………………………………………………………… 41

第四节 医院生物安全管理流程 ……………………………………………… 41

一、监测预警 ………………………………………………………………… 42

二、风险评估 ………………………………………………………………… 43

三、紧急处置 ………………………………………………………………… 44

四、临床救治 ………………………………………………………………… 45

五、恢复重建 ………………………………………………………………… 47

参考文献 …………………………………………………………………………… 47

第三章 医院新发传染病管理 ……………………………………………………… 50

第一节 新发传染病防控的法律法规 ………………………………………… 50

一、《生物安全法》 ………………………………………………………… 50

二、《传染病防治法》 ……………………………………………………… 51

三、《传染病信息报告管理规范（2015 年版）》 ………………………… 53

四、《传染病防治法实施办法》 …………………………………………… 55

五、《突发公共卫生事件应急条例》 ……………………………………… 56

六、《突发公共卫生事件与传染病疫情监测信息报告管理办法》 ……… 56

七、《医疗机构传染病防控责任清单》 …………………………………… 58

第二节 新发传染病的预警上报 ……………………………………………… 61

一、完善传染病监测预警机制 ……………………………………………… 63

二、传染病信息系统建立与及时准确上报 ………………………………… 64

第三节 新发传染病功能单元的设置与管理 ………………………………… 65

一、综合医院"平疫结合"可转换病区的建筑要求 ……………………… 65

二、发热门诊设置管理规范 ………………………………………………… 68

三、应急救治设施（负压病房）改造参考方案 …………………………… 71

四、定点救治医院设置管理要求 ……………………………………………… 72

第四节 新发传染病的隔离、防护与消毒管理 …………………………… 74
一、新发传染病的隔离与防护 ……………………………………………… 74
二、随时消毒和疫源地终末消毒 …………………………………………… 83
三、常用消毒剂使用指南 …………………………………………………… 88
四、医疗器械及环境物体表面消毒推荐方法 …………………………… 93

第五节 职业安全和暴露后管理 …………………………………………… 96
一、锐器伤处置 ……………………………………………………………… 96
二、呼吸道暴露处置 ………………………………………………………… 97

第六节 医疗废弃物和污水的管理 ………………………………………… 98
一、医疗废弃物管理要求 …………………………………………………… 98
二、新型冠状病毒感染期间医疗废弃物的管理工作要求 ……………… 100
三、医疗污水应急处理技术方案 ………………………………………… 101

参考文献 ……………………………………………………………………… 103

第四章 医院实验室生物安全管理 ……………………………………… 105
第一节 医院实验室生物安全的基本概念和相关法规 ………………… 105
一、医院实验室的基本概念 ……………………………………………… 105
二、医院实验室生物安全的基本概念 …………………………………… 106
三、国家有关实验室生物安全管理的相关法律、规定和行业标准 …… 108

第二节 医院实验室生物安全防护水平 ………………………………… 111

第三节 不同级别生物安全防护实验室的应用和管理要求 …………… 111
一、一级生物安全防护实验室 …………………………………………… 111
二、二级生物安全防护实验室 …………………………………………… 112
三、三级生物安全防护实验室 …………………………………………… 112
四、四级生物安全防护实验室 …………………………………………… 112
五、建设审批 ……………………………………………………………… 113

第四节 病原微生物的分类及不同实验活动所需的实验室生物安全级别 …… 113
一、我国病原微生物分类方法 …………………………………………… 113
二、国际病原微生物分类方法 …………………………………………… 115
三、生物安全实验室级别及相应实验活动 ……………………………… 116

第五节 医院实验室生物安全管理要求 ………………………………… 119
一、实验室生物安全管理体系 …………………………………………… 119
二、实验室活动的管理 …………………………………………………… 120
三、生物安全监督检查 …………………………………………………… 120
四、消毒和灭菌 …………………………………………………………… 121

　　五、实验室废物处置 ……………………………………………………… 122

　　六、实验室感染性物质运输 ……………………………………………… 123

　　七、应急预案和意外事故的处置 ………………………………………… 123

　　八、实验室的安全标识 …………………………………………………… 124

第六节　医院实验室生物安全风险评估 ……………………………………… 124

　　一、风险识别与评估 ……………………………………………………… 125

　　二、评估结论 ……………………………………………………………… 127

第七节　医院实验室生物安全的医学伦理和行政及法律责任 ……………… 127

　　一、《中华人民共和国生物安全法》中的相关规定 …………………… 127

　　二、《病原微生物实验室生物安全管理条例》中的相关规定 ………… 129

　　三、《医学检验实验室管理暂行办法》中的相关规定 ………………… 131

　　四、《病原微生物实验室生物安全通用准则》（WS 233—2017）中的

　　　　相关规定 …………………………………………………………… 132

　　五、《临床实验室生物安全指南》（WS/T 442—2024）中的相关规定 … 132

参考文献 …………………………………………………………………………… 133

第五章　医院生物样本库生物安全管理 ……………………………………… 134

第一节　生物样本库的定义、历史及分类 …………………………………… 134

　　一、生物样本库的定义 …………………………………………………… 134

　　二、生物样本库的历史 …………………………………………………… 135

　　三、生物样本库的分类 …………………………………………………… 136

第二节　医院生物样本库的建设标准及质量控制 …………………………… 137

　　一、生物样本库及实验室的建设标准 …………………………………… 138

　　二、生物样本库的生物安全等级 ………………………………………… 140

　　三、生物样本库的使用规范 ……………………………………………… 143

　　四、生物样本库的质量控制 ……………………………………………… 145

第三节　医院生物样本库的应用、意义及生物安全问题 …………………… 148

　　一、生物样本库的应用 …………………………………………………… 148

　　二、生物样本库的意义 …………………………………………………… 149

　　三、生物样本库的生物安全问题 ………………………………………… 150

第四节　医院生物样本库管理的伦理与法律 ………………………………… 151

　　一、生物样本库的伦理问题与教训 ……………………………………… 151

　　二、生物样本库的监管与法规 …………………………………………… 155

第五节　医院生物样本库生物安全管理体系的构建及管理 ………………… 156

　　一、生物样本库生物安全管理体系的内涵及构建 ……………………… 156

　　二、生物样本库使用中的生物安全管理 ………………………………… 158

三、生物样本库信息安全管理 ………………………………………………… 163

参考文献 ………………………………………………………………………… 166

第六章　医院特殊设施设备材料单元生物安全管理 …………………………… 167

第一节　生物安全柜 …………………………………………………………… 167
一、生物安全柜的作用 ………………………………………………………… 167
二、生物安全柜的分级 ………………………………………………………… 167
三、生物安全柜的使用规程与维护 …………………………………………… 172
四、生物安全柜对实验室环境的要求 ………………………………………… 174

第二节　生物气溶胶采样仪 …………………………………………………… 175
一、生物气溶胶采样仪的作用 ………………………………………………… 175
二、生物气溶胶采样仪的分类 ………………………………………………… 175

第三节　负压隔离病房 ………………………………………………………… 178
一、负压隔离病房的作用 ……………………………………………………… 178
二、负压隔离病房的基础模块 ………………………………………………… 179
三、负压隔离病房的人员培训 ………………………………………………… 183

第四节　传染病方舱医院 ……………………………………………………… 187
一、方舱医院的概念 …………………………………………………………… 187
二、方舱医院在传染病疫情防控中的应用 …………………………………… 187
三、方舱医院的管理策略 ……………………………………………………… 187

参考文献 ………………………………………………………………………… 194

第七章　医院药物使用生物安全管理 …………………………………………… 195

第一节　抗菌药物的生物安全管理 …………………………………………… 195
一、抗菌药物概述 ……………………………………………………………… 195
二、细菌耐药性 ………………………………………………………………… 196
三、抗菌药物的临床应用 ……………………………………………………… 198

第二节　细胞毒性药物的生物安全管理 ……………………………………… 204
一、细胞毒性药物概述 ………………………………………………………… 204
二、配制人员生物安全管理 …………………………………………………… 204
三、配制环境生物安全管理 …………………………………………………… 206
四、配制药物生物安全管理 …………………………………………………… 207

第三节　实验室的生物安全管理 ……………………………………………… 210
一、实验室人员准入制度及健康监护制度 …………………………………… 210
二、实验室生物安全管理要求 ………………………………………………… 211
三、实验室人员生物安全行为规范 …………………………………………… 211
四、实验室废弃物管理制度 …………………………………………………… 212

　　五、实验室消毒隔离制度 ························· 212
　　六、事件、伤害、事故和职业性疾病报告制度 ·········· 212
　　七、实验室职业防护制度 ························· 213
　参考文献 ································· 213
第八章　医院生物信息安全 ··················· 216
　第一节　医院生物信息资源类型 ··············· 216
　　一、医院生物文献信息资源 ················· 216
　　二、医院生物数据资源 ··················· 216
　　三、医院信息网络与系统资源 ··············· 216
　　四、医院组织机构信息资源 ················· 216
　　五、医院专业人员信息资源 ················· 217
　第二节　医院生物信息安全现状与存在问题 ········· 217
　　一、生物信息安全现状 ··················· 217
　　二、生物信息安全存在问题 ················· 217
　第三节　医院生物信息安全管理方法 ············· 219
　　一、技术防护规划 ····················· 219
　　二、防护体系建设 ····················· 220
　　三、制度管理 ······················· 222
　　四、安全宣传教育 ····················· 223
　第四节　医院生物信息安全技术手段 ············· 224
　　一、网络信息安全防护技术 ················· 224
　　二、数据信息安全防护技术 ················· 226
　　三、生物资源安全防护技术 ················· 228
　第五节　医院生物信息资源合理使用与伦理 ········· 228
　　一、规范生物信息资源使用 ················· 228
　　二、伦理风险的应对策略 ·················· 230
　参考文献 ································· 232
第九章　医院个性化医疗技术生物安全管理 ······· 234
　第一节　个性化医疗技术概述 ················· 234
　　一、个性化医疗的概念 ··················· 234
　　二、个性化医疗技术的发展与挑战 ············· 234
　第二节　再生医学个性化医疗的生物安全管理 ······· 236
　　一、再生医学的概述与应用 ················· 236
　　二、再生医学产品的安全问题 ··············· 237
　第三节　基因个性化医疗的生物安全管理 ·········· 241
　　一、基因个性化医疗的内容 ················· 241

二、基因技术的发展与现状 ……………………………………………… 242

三、基因技术的伦理问题与法规 ……………………………………… 247

第四节　两用性个性化诊断治疗技术的生物安全管理 …………………… 247

一、国外两用性技术的生物安全管理 ………………………………… 247

二、医疗诊断两用性技术的生物监管改进 …………………………… 249

参考文献 …………………………………………………………………… 250

第十章　医院生物安全管理展望 ………………………………………… 253

第一节　新时代医院生物安全的形势变化 ………………………………… 253

一、生物武器禁而不止 ………………………………………………… 253

二、生物恐怖威胁加重 ………………………………………………… 253

三、新发突发传染病日益增多 ………………………………………… 254

四、生物技术误用谬用和监管风险增加 ……………………………… 254

五、遗传资源流失和基因外泄防不胜防 ……………………………… 254

六、高等生物实验安全隐患给生物安全敲响了警钟 ………………… 254

第二节　医院生物安全管理的发展趋势 …………………………………… 255

一、组织机制是保障 …………………………………………………… 255

二、人才培养是根本 …………………………………………………… 257

三、信息技术是支撑 …………………………………………………… 258

四、学科建设是引擎 …………………………………………………… 262

五、设施投入是基础 …………………………………………………… 264

附录 A　生物安全风险评估示例 ………………………………………… 267

一、实验室风险管理计划及可接受性准则 …………………………… 267

二、实验室安全清单及评估 …………………………………………… 268

三、风险的估计、评价及控制 ………………………………………… 272

附录 B　临床实验室良好工作行为规范 ………………………………… 274

附录 C　临床实验室生物危险物质溢洒处理 …………………………… 276

第一章　医院生物安全概述

第一节　医院生物安全管理概述

一、生物安全管理的基本概念

14 世纪中期，由鼠疫耶尔森菌（又称鼠疫杆菌）引发的鼠疫（又称黑死病）在欧洲暴发，由于其传染性很强，迅速席卷了欧洲，波及欧亚非三洲。当时，欧洲医疗条件与预防措施落后，疫情蔓延无法控制，短短 5 年时间，夺走了 2500 万人的生命，约占欧洲总人口的 1/3，给欧洲带来了严重的经济危机，引起了社会动荡，极大地冲击了各国的政治与经济。尽管这个时期人们对生物安全威胁的认识仅限于传染病，但在很大程度上依然能够探知到其改变了人类的历史进程。在日本侵华战争期间，日军在中国建立了多个细菌部队与研究所，并丧心病狂地研究高致病性微生物，其中包括鼠疫杆菌、霍乱弧菌、炭疽芽孢杆菌等三十余种微生物，在我国十余个省份投放大量的生物战剂。日本将细菌和病毒作为武器，制造人工瘟疫以达到其军事目的，导致我国至少 200 万军民伤亡（秦世强，2021；陈致远，2017）。时至今日，仍有大量受害者饱受细菌战的折磨，而且在某些地区依然可以检测到日军当年投放的细菌（陈秀英等，2015）。现代生物技术的诞生伴随着极大的生物安全问题，引发国际社会对生物技术的担忧。20 世纪 70 年代，随着重组 DNA 技术的广泛应用，人类可以根据自己的意图改造生物体，重组不同来源的遗传信息，用"上帝之手"制造自然界中原本不存在的遗传信息，用来改造生物体。这个时期，人们开始意识到生物技术的滥用给人类健康、生态环境带来的生物安全威胁。

步入 21 世纪以后，新发传染病的频发、现代生物技术的滥用、国际生物威胁的叠加、生物遗传资源的流失以及防范生物安全威胁的范畴泛化，丰富了生物安全的概念及相关领域。2020 年 2 月 14 日，习近平主席在中央全面深化改革委员会第十二次会议上发表重要讲话，提出"把生物安全纳入国家安全体系，系统规划国家生物安全风险防控和治理体系建设，全面提高国家生物安全治理能力"，将生物安全提升到国家安全战略的高度。2021 年 4 月施行的《中华人民共和国生物安全法》（以下简称《生物安全法》）将生物安全定义为：国家有效防范和应对危险生物因子及相关因素威胁，生物技术能够稳定健康发展，人民生命健康和生态系统相对处于没有危险和不受威胁的状态，生物领域具备维护国家安全和持续发展的能力。随着生物安全概念的丰富，生物安全领域存在的主要风险扩展到以下 8 个方面：疫情防控、生物技术发展、实验室安全、人类遗传资源和生物资源安全、外来物种入侵与生物多样化、微生物耐药、生物恐怖袭击和生物武器威胁。上述法律对 8 类风险相关的医疗机构、专业机构和个人应对职责做了明确的要求。

由于生物安全涉及的领域、范畴日趋广泛，从国家到各个机构都要进行科学、合理、规范化的管理，才能维护好生物安全。管理是指一个组织通过决策、计划、组织、领导、控制和创新等工作实现组织的目标，以及对组织所拥有的资源进行合理配置和有效使用，以实现组织预定目标的过程。管理的核心是为了实现组织的目标，管理的手段是通过合理配置和有效使用资源，实现对决策、计划、组织、领导、控制和创新等职能的实施（刘秋华，2004）。从医疗卫生角度来看，本书认为生物安全管理是指通过识别、预警生物安全风险，发展生物安全技术，保障生物安全物资，结合监测、预警、备灾、处置和恢复重建等所有有关的活动与风险管理措施，具体涵盖侦、检、消、防、治等5个方面，以规避生物安全风险、消除生物安全威胁，保障人民健康与生态环境不受威胁，维护国家安全。生物安全管理作为国家安全管理的重要组成部分，生物安全管理的恰当，直接关系到人民健康安全、经济安全、社会稳定与国防安全，因此亟须通过生物安全管理，健全生物安全监测预警机制，优化突发生物安全事件的应急处置流程，加强生物安全风险管理与生物安全防御体系建设。

二、医院生物安全管理的内容范畴与重要作用

医院生物安全是国家生物安全的重要组成部分，属于典型的非传统生物安全范畴。以往所称的医院生物安全，一般是指医院实验室生物安全管理。医院作为疾病救治的中心，同时也是生物安全风险因素的聚集地，在生物安全概念不断泛化的背景下，医院生物安全管理不再局限于传统范畴，其涉及范围逐步拓宽，管理内容也愈发多样与繁杂。故加强医院生物安全事件的预警、生物风险因素的感知、生物安全威胁的评估及处置，有助于国家生物安全防御体系的建设和完善。

（一）医院生物安全管理的内容范畴

医院生物安全管理的内容包括：①通过组织培训医护人员，提升其应对新发突发传染病的防控与救治能力，防止新发突发传染病大范围蔓延和提高对患者的生命救治能力；②通过加强对生物恐怖袭击等蓄意事件的防控演练，提高医院应对生物安全事件的能力；③通过加强医院实验室生物安全的管理，防止医院实验室的病原体泄漏；④通过加强医院感染管理的控制措施，推动使用抗生素耐药预防和治疗，维护医院内的微生物环境，防止院内感染；⑤通过加强医院对生物两用技术的监督，防止生物技术滥用；⑥通过加强医院生物样本库的管理，采取措施以防止在采集、保管等过程中出现大量生物遗传资源的流失，以加强对生物遗传资源的保护；⑦通过完善医院特殊设施设备材料单元的建设，如负压隔离设施、生物安全柜等，提高医院应对生物安全事件的防护能力；⑧通过对医院医疗废弃物的处置及特殊设施的生物安全管理，维护医院生物安全稳定；⑨通过对医院生物安全信息的管理，提高医院生物安全事件监测预警以及生物安全信息管理能力。

实现医院生物安全管理可通过以下方式：优化医院组织机构，加强规章制度建设，完善设施设备条件，建立监测预警机制，优化应急管理流程，整合临床科室救治能力，充分发挥医院对生物安全事件的风险感知、监测预警、防护、救治的功能，提高医院的生物安全能力，将危险生物因子给人民健康带来的危险降至最低。

防控传染病蔓延是医院生物安全管理的主要内容。随着全球气候改变、生态环境变化、人口流动增加，新发突发传染病暴发频率越来越高、波及范围越来越广，对人类健康、国家安全及社会稳定都造成了极大的威胁。从 2003 年开始，严重急性呼吸综合征（SARS）、甲型 H1N1 流感、H7N9 禽流感、埃博拉出血热、中东呼吸综合征、寨卡热等疫情陆续暴发，到 2019 年新型冠状病毒（简称新冠病毒）感染（COVID-19）的大流行，新发突发传染病的发生率呈逐年上升的趋势。防控新发突发传染病成为国家生物安全的首要问题，事关国家安全战略总体布局。医院作为监测新发突发传染病的前沿哨点、救治危重症患者的主力军，提升医院对重大传染病疫情的防控救治能力是加强医院生物安全建设的重要举措。

实验室生物安全管理是医院生物安全管理的基本要求。医院实验室工作人员每天接触大量患者的标本，长期暴露在高危生物因素的环境中，一旦出现管理不善，不仅造成工作人员的实验室感染，还可能导致患者的感染。2017 年 1 月 26 日，浙江某医院检验科一名主管技师在实验室操作过程中重复使用吸管，违反了"一人一管一抛弃"的规定，最终引发交叉污染，引起 5 位患者感染人类免疫缺陷病毒（HIV），其中包括 2 名孕妇，酿成重大医疗事故（浙江省卫生和计划生育委员会，2017）。医院实验室的感染因素较多，因此规范的管理、采取相应的生物安全操作、提高实验室工作人员的防护意识，对减少实验室感染具有重要的意义。

加强生物恐怖防御能力建设是医院生物安全管理的重要内容。随着生物技术的发展，自然传染病与人为制造传染病难以鉴别，导致生物制剂的表现形式更加多样，生物恐怖的实施手段也愈发隐蔽。2001 年，美国"9·11"恐怖袭击事件发生后，"炭疽邮件事件"相继暴发，恐怖分子通过邮件传播炭疽粉末，导致 7 个州出现 22 例炭疽病例，仅纽约州就发现 700 多例"疑似"病例（陈胤忠和唐才昌，2003）。该事件凸显了加强医院与公共卫生部门之间联系的必要性，以及医院加强生物恐怖防御能力建设的重要性。

医院感染管理与控制是医院生物安全管理的基础工作。医院感染防控是贯穿诊疗活动的"主线"，是保证患者安全的"底线"，是依法执业的"红线"。医院生物安全包括由新发突发传染病病菌和其他细菌或病毒导致的医院感染（又称院内感染）。医院感染影响医务人员、患者、陪护人员、其他工作人员的健康。2003 年 SARS 疫情暴发，某些医院由于管理不当，医护人员自我防护意识淡薄，医院甚至成为 SARS 迅速传播与广泛扩散的推手。北京某医院在抗击 SARS 疫情的过程中，投入"天井"作为临时观察室，仅 200m^2 的病房就配有 27 张床位、25 张输液椅，近半米的间隔距离远低于 1m 的飞沫安全距离要求，最终导致多名医护人员感染。医院感染管理已成为全球生物安全的关注问题，受到医院管理部门与医护人员的广泛重视（肖流，2003）。

微生物耐药成为全球公共健康领域的重大挑战。2021 年我国《生物安全法》正式实施，明确将应对微生物耐药作为生物安全风险防控的重要内容，提出了相应的法定任务和要求。根据全国细菌耐药监测网显示，我国医院细菌对抗生素的耐药率呈下降趋势，已经看到了遏制耐药菌流行播散的希望，但细菌抗生素耐药形势依然严峻，仍要高度重视抗微生物药物问题，提高抗微生物药物使用的安全性和有效性。中国作为最早实施行动的国家，为遏制细菌抗生素耐药建立了应对细菌耐药联防联控工作机制，并制定了《遏制细菌耐药国家行动计划（2016—2020 年）》。强化医院内微生物耐药性的监测、管理与防控体系建设，不仅直接关乎医护人员与患者的生命健康安全，更是维系医疗质量、保障公共卫生安全的重要基石，对维护社会公共利益、促进医疗行业可持续发展具有深远意义。

防止生物技术的滥用是医院生物安全管理亟须解决的问题。生物技术属于典型的两用性技术，医院可通过生物技术的临床研究与转换应用，促进生物医学进步，保障人民生命健康。但当生物技术被误用和谬用时，可能会对人类的健康造成严重的负面影响。医院生物安全管理应该保证医院生物医学新技术应用转换过程的安全性、有效性，且符合法律法规及伦理道德。医院应当完善相关临床研究管理制度、保障受试者的合法权益、保证研究的安全可控。

保护生物遗传资源及其多样性是医院生物安全管理的长期工作。生物遗传资源作为一种有限的资源，对人类及社会的发展起到巨大的作用，具有战略安全意义和经济利益。生物遗传资源归国家所有，保护生物遗传资源是国家安全的一部分，需警惕发达国家通过科技公司，以合作研究、出资购买、伪装调研、技术诱导等手段掠夺发展中国家的生物遗传资源。医院作为采集、保管大量生物遗传资源的机构，应加强生物安全管理，还应注意防范生物遗传资源流失。

（二）医院生物安全管理的重要作用

随着新发突发传染病频发，医院生物安全管理的意义和重要作用体现在方方面面，在应对新发突发传染病中的重要作用主要体现在以下三个方面。

1. 医院在新发突发传染病中起到"哨点"作用

我国公立医院的主要职能是以医疗救治为中心，向社会提供医疗和预防、保健与康复、医学研究和教育服务，维护公共卫生服务的公平性和可及性，提高生物安全体系的整体效率和效益。医疗机构是生物安全体系重要的组成部分，我国的公立医疗机构占卫生资源总量的 72%，承担了 40%～50% 的公共卫生服务，80%～90% 的传染病信息报告来源于医疗机构（韩磊等，2013）。在新冠病毒感染的上报流程中可见，医院成为新发突发传染病疫情时的前沿阵地，是最早接触患者的机构，医院除承担诊治工作外，还需对传染病进行监测。医院是获取患者、病原体及流行病学数据的最佳渠道，在传染病信息上报、预警过程中发挥着重要的作用。目前，医院接入了国家传染病报告信息管理系统和国家传染病网络直报系统，实现了对医疗卫生机构的法定传染病病例的实时报告，对传染病疫情的预警起到了重要的作用，准确及时的传染病疫情报告为国家开展传染病疫情防治和管理工作提供了重要依据。

新发突发传染病具有不确定性和难预测性，加重了疫情防控的负担。医院作为新发突发传染病早期预警的窗口，监测不明原因疾病或异常的聚集性症状并第一时间发出预警，是早期控制疫情扩散的关键。医院在新发突发传染病早期能有效发挥"哨点"作用，不仅有助于早期发现患者，实现对患者的及时诊治，还能有效阻断疫情的传播，防止疫情在其他地区的流行或暴发。发热门诊作为医院关卡的"守门人"，落实"早发现、早报告、早隔离、早治疗"，有助于对新发突发传染病早期控制（狄佳等，2021）。预检分诊处对患者进行流行病学调查，将有流行病学史的患者引导至发热诊室就诊，对发热诊室内的患者进行二次流行病学调查和临床症状询查，对患者快速检测，迅速进行病例排查并及时上报。医院密布的发热哨点诊室织成了城市的生物安全防护网，发热哨点诊室的建设密度在一定程度上决定着城市的公共安全系数，且广泛分布在社区的发热哨点，进一步将监测的端口延伸至社区，让发热患者就诊更加便捷。此外，急救中心在利用救护车转运发热患者过程中，会将患者的转运信息上报，实现院前及时监测。

2. 医院生物安全管理提高新发突发传染病的防控和救治能力

医院生物安全管理的重要内容是应对新发突发传染病。医院所具备的传染病监测预警效能及临床救治水平，不仅是构筑新发突发传染病防控屏障的前沿哨所，更是守护公共卫生安全的关键枢纽。医院的传染病监测预警能力直接影响传染病识别和疫情防控的成败，医院的临床救治能力的高低直接影响新发突发传染病救治工作的质量。

目前，全球生物安全形势具有影响国际化、危害极端化、发展复杂化的特点，病原体呈现低致死、高致病、易传播、难追溯的特性（叶秋萍等，2020；文志林等，2020），而医疗机构作为生物安全事件的监测点与主治点，应当将建立灵敏、准确、有效的信息传递网络作为主要任务，将生物安全救治过程如分析处理、决策、执行等连成一个有机整体。当前，我国医疗服务体系中有三类机构参与生物安全防控和救治，包括传染病专科医院、综合医院和基层医疗机构。理想的生物安全救治模式是传染病专科医院负责救治中重症患者，具有传染病防控基础的综合医院对伴有多重并发症的危急重症病例开展救治，基层医疗机构救治轻症患者。三类机构各有侧重，共同发挥作用，但事实上，受设备、人员等因素的限制，生物安全救治压力集中于传染病专科医院以及部分综合医院。当新发突发传染病袭来时，我国常在每个地级市指定一家综合救治能力强的医院作为传染病定点救治医院（定点医院）。定点救治医院和非定点救治医院的防控救治重点环节有所不同，定点救治医院围绕"四集中"原则开展救治工作，即集中患者、集中专家、集中资源、集中救治。定点救治医院的工作重点在于预防医务人员、患者发生医院感染以及防止将感染传播到院外。而非定点救治医院作为救治任务中的关键环节，主要做好"四早"工作，即早发现、早报告、早隔离、早治疗，做好预检分诊工作是非定点救治医院"把好门""管好人"的关键环节（文志林等，2020）。

新发突发传染病频发的趋势，对医院的传染病防控和救治能力提出了更高的要求。反应及时、运行顺畅的生物安全管理体系是提高传染病救治能力的基础，是降低病死率的重要保障。在新发突发传染病传播期间，医院通过启动应急预案，构建医院的应急组织，扩充职能部门的应急管理功能，执行医院应急决策，指挥医院新发突发传染病的相关防控和救治工作。在日常管理工作中通过建立和完善应急预案，应对各类新发突发传染病病例和可能扩散的疫情；针对危重病例，应建立针对多系统损伤的关键救护技术体系；建立针对不同类型生物损伤的综合救护保障体系。迅速有效地展开应急救治，切断传播途径，防止威胁因素扩散，积极救治患者，降低病死率（张敏娜和陈威巍，2016）。

学科建设是医院提升新发突发传染病监测预警和救治能力的根本。门诊科、急诊科、信息科、疾病预防控制科（疾控科）、重症医学科、感染科、呼吸科、检验科与放射科等科室的建设是提升监测预警和应急救治能力的关键。在新发突发传染病救治的定点医院中，重症医学科担负着救治重症、疑难患者的职能，其能力决定了医院危重症病例救治的成功率。重症医学科的学科建设水平是评价医院传染病救治能力的重要指标，高水平、大规模的重症医学科队伍保障医院满足疫情期间暴涨的医疗需求。呼吸科与重症医学科交叉融合的学科建设，有效解决重症救治中的呼吸支持、肺部感染和人工气道等关键性问题。近年来，新发突发传染病以呼吸道传染病为主，感染科承担着重要的疫情防控救治责任。感染科的学科建设水平是医院公共卫生能力的重要体现。感染科担负着医院的生物安全事件的应急处置职能，负责法定传染病和新发突发传染病的筛查、隔离、诊疗、分流工作。此外，感染科还指导其他科室抗菌药物的合理使用以及院感防控。放射科提供医院的影像诊断救治服务，远程影像会诊的发展能提供更加精准的诊疗服务。检验科是医院实现传染病"早诊断"的关键科室，国内不少医院的检验科都是传染病病原监测网络实验室，在传染病防控体系建设中发挥重要的作用，同时其"个性化诊断"的功能在医院传染病救治中发挥重要的作用。

3. 医院生物安全管理保护院内人员

医院内的感染常常威胁院内医护人员。院内感染常包括三种类型：一是患者与患者之间的感染传播，是最常见的院内感染；二是医护人员在诊疗、护理过程中，因接触传染病病原体的职业暴露而获得的感染；三是医院的保洁人员或探视人员等"非医非患人员"在工作或接触医患过程中获得的感染。面对传染性极强的病原体，医护人员是医院感染管控的重点对象。预防医护人员的感染性职业暴露是保持医疗救治持久力、有效防控疫情的关键环节。

根据医护人员的感染性职业暴露风险管理的优先干预次序，除加强传染科等医护人员的防护措施以外，还需做好非传染科医护人员的管理控制。如果非传染科医护人员对新发突发传染病的流行特点、传播途径、消毒隔离方法以及防护措施等知识的掌握程度不足、认识不够，往往造成医务人员院内感染。因此，对医院的医护人员的岗前预防感染培训和考核至关重要。利用培训授课，确保医护人员对新发突发传染病有系统明确的认知，通过专业考核，加强医护人员掌握防护技能的程度，将理论结合于实践，最大程度地减少由防护失误导致的感染风险。

合理配置医院的诊疗人力资源，保证临床一线医护人员的工作安全。单班次工作时间过长、工作强度过大，以及长期暴露在污染区域内，增加了医护人员感染性职业暴露的风险；统筹管理防护装备是保护医护人员安全的重要措施，医院应积极协调各方资源，为医护人员提供充足、有效和安全的防护装备。医院感控人员应负责医用防护口罩、防护服、护目镜等防护装备的安全性和有效性，以满足一线临床医护人员的防护需求，确保防护装备的安全；同时，合理的医院区域规划是做好防控措施的基础。严格按照《中华人民共和国传染病防治法》要求，合理设置医院功能区域，在发热门诊、肠道门诊和感染性疾病科病房内，划分"三区两通道"以满足物理隔离，将诊疗区域划分为清洁区、潜在污染区和污染区，规划出医务人员通道和患者通道。"三区两通道"的设置，要符合区域与流程上洁污分开、人员流物品流分开，不交叉、不逆行的基本要求，以最短诊疗路径、高效、安全地完成区域内的诊疗活动，减少医患之间的交叉，减少人员流和物品流之间的洁污交叉（王春灵等，2020）。在这一方面，传染病专科医院和三级综合医院落实得较好，而一、二级综合医院往往设置得不够科学及合理。据调查，三级以下医疗机构在发热门诊具备独立检验室、影像室、CT 室、输液室、抢救室的比例较低，普遍存在原有结构改造难度大、流程布局不合理、设施设备老旧而无法满足新发疫情防控的基本需求（狄佳等，2021）。基层医疗卫生机构是防控社区疫情的有效防线，应将防疫常态化，并及时补足疫情防控短板，最大限度地发挥基层医疗卫生机构在抗疫工作中的积极作用。特别需要重视的是，医院还应建立针对医护人员的安全防护督查制度，成立安全防护督查组织，建立安全防护督查模式，完善感染暴露处理程序，通过信息化手段建立全方位监控系统，对精准有效保护医护人员安全具有重要作用，能有效地监督并改进操作人员的不规范行为，达到医护人员的安全防护以及患者的有效救护，实现医院生物安全管理目标（蒋小娟等，2020）。

第二节　医院生物安全管理的主要内容

一、对新发突发传染病的管理

近 50 年来，全球出现 40 余种新发突发传染病，平均每年会出现 1～2 种。从 2003 年至今，全球已经历多种传染病疫情暴发。如 2003 年的严重急性呼吸综合征，最早于 2002 年 11 月在广东省佛山市暴发，2003 年 3 月 15 日世界卫生组织（WHO）正式将该病命名为 SARS。根据世界卫生组织统计，截至 2003 年 8 月 7 日，全球累计 SARS 病例共计 8422 人，死亡 919 人，病死率近 11%，涉及 32 个国家和地区（南京医科大学公共卫生突发事件咨询服务与研究中心，2003）。SARS 流行期间民生经济遭遇了重大的冲击，撼动了部分地区的政治局势，部分患者至今仍承受激素治疗带来的后遗症。2009 年，H1N1 在美国首次被发现并迅速传播至世界各地。据美国疾病控制与预防中心（CDC）统计，美国有 6080 万例 H1N1 感染病例、27 万例住院病例和 1.2 万例死亡病例（苏琪茹等，2014）。2010 年 8 月 10 日，世界卫生组织宣布 2009 年全球 H1N1 大流行终止。然而，H1N1 作为季节性流感病毒，2009～2018 年有超过 1 亿人感染、93 万人住院、7.5 万人死亡，每年都给人民带来沉重的疾病负担。埃博拉病毒于 1976 年首次被人类发现。2014 年，西非地区暴发的埃博拉疫情，是自该病毒发现以来规模最大、情况最为复杂的一次。此次疫情的感染人数与死亡人数超过了此前所有埃博拉疫情的总和，其严重的危害性引起全球高度关注。鉴于此，世界卫生组织将埃博拉病毒列为对人类危害最为严重的病毒之一。据统计，2014～2016 年埃博拉病毒感染数超过 2.8 万人，死亡数超过 1.1 万人，总病死率高达约 40%。然而埃博拉病毒并未消失，2018 年埃博拉病毒在刚果（金）卷土重来，病死率高达 66%，对该国造成重创，截至 2021 年 5 月，刚果（金）已经经历了 12 次埃博拉疫情（World Health Organization，2021a）。2021 年 2 月 25 日，WHO 发布了"关注变异株"（variant of interest，VOI）和"关切变异株"（variant of concern，VOC）的分类（World Health Organization，2021b）。VOI 是指具有预测或已知影响病毒特征的遗传变化的变异株，如传播性、疾病严重程度、免疫逃逸、诊断或治疗逃逸，并且已被确定在多个国家/地区引起重大社区传播或多个新冠病毒感染聚集性病例，这些国家/地区的相对患病率随着时间推移而增加，或有其他明显的流行病学影响，表明全球生物安全面临新风险。VOC 是指在符合 VOI 定义的基础上具有以下特征之一的变异株：传播性增加或新型冠状病毒流行病学方面的有害变化；有毒力增加或疾病临床表现的变化；诊断工具、疫苗和治疗方法的有效性降低。截至 2022 年 2 月，WHO 指定的新冠病毒的 4 种 VOI 分别是 Eta、Iota、Kappa 和 Lambda；5 种 VOC 分别是 Alpha、Beta、Gamma、Delta 和 Omicron，其中 Omicron 变种在全球占据主导地位，已有超过 30 个国家检测出 Omicron 变种。随着新型冠状病毒不断进化和变异，产生传播力和毒力变化的变异株，对全球新型冠状病毒的防控提出了新的挑战。

新发突发传染病如 SARS、甲型 H1N1 流感、埃博拉出血热、新型冠状病毒感染、猴痘等，都具有独特的病原体特征、传播方式和临床表现。当疫情处于萌芽状态而未大范围扩散时，人们对其缺乏认识，无法采取有效的预防措施来减少病原体传播，也无法通过治疗药物缓解临床症状。面对新发突发传染病时，首先，传染病医院可发挥其独特的临床优势，从患者的及时收治、动态观察，到深入研究与多学科综合诊疗中，总结与改进对新发突发传染病的控制和救治方案，基于传染病医院的特征，在疫情暴发初期迅速做好心理和物资准备，化被动应对为主动响应；其次，与疾控机构相互配合，向政府和卫生行政部门传达疾病防控与救治的建议，协同合作以控制疫情的发生发展；再次，向其他综合医院讲解疫情暴发流行的特点、疑似病例的转送要点、患者临床表现以及采取的防疫措施；最后，新发突发传染病暴发初期具有强时间、地域相关性，往往需要传染病医院组建传染病防控的机动专家组，包括医院管理、感染控制和临床方面的专家，协助防控区域内的疫情。

通常，新发突发传染病患者都是在综合医院内首次就诊时被发现，一所综合医院的实验室监测质量、临床诊疗水平直接影响到传染病监测与预警作用的发挥。在新发突发传染病疫情暴发初期，其危害程度不确定，仅依靠疾病预防控制机构及传染病医院的防控力量远远不够，因此，将综合医院纳入生物安全体系是必然要求，协同科室配置完善、医疗实力强大的综合医院并肩投入同新发突发传染病战斗的主战场，有助于早日战胜疫情。在生物安全防控体系中，综合医院作为传染病医院的重要补充，在新发突发传染病防控中发挥延伸作用。其凭借广泛的基层服务网络，可实现疾病早期感知与快速响应；依托多学科协作优势提升感染者救治成功率，通过严格院感防控降低交叉感染风险；并及时隔离转运确诊和疑似患者，构建起社区筛查到专科诊疗的关键衔接链条，筑牢生物安全防线。

乡镇卫生院、社区卫生服务中心和村卫生室机构等主要的基层医疗机构，由于不具备传染病救治的能力，仅承担预防传染源传播的任务。三大主体的医疗机构与疾病预防控制机构相互配合，组成了我国目前生物安全体系中新发突发传染病的重要防控成分。

二、对生物恐怖事件和生物战的管理

自 1960 年至今，全球范围已出现超过 120 起生物恐怖袭击事件，仍有多个恐怖组织具备制造生物战剂的能力。1984 年，美国的罗杰尼希教教徒在多个餐馆播撒了鼠伤寒沙门菌，导致 751 人感染，虽然有患病者，但所幸未造成人员死亡，此次事件是美国历史上患者规模最大的一次生物恐怖袭击事件（Marion，2016）。1990～1993 年，日本奥姆真理教头目及其追随者在日本各地释放炭疽芽孢杆菌，所幸他们使用的是用于动物免疫接种的疫苗株，没有造成伤亡，但是在 1995 年该恐怖组织在日本地铁投放神经性毒剂沙林，最终导致 13 人死亡，6300 余人受伤。2001 年，美国发生炭疽邮件生物恐怖袭击事件，导致 22 人感染，其中 5 人死亡，超 900 人被隔离，该事件引起了严重的社会恐慌（刘剑飞等，2020）。自日军侵华战争开始，至今仍有细菌战的受害者饱受疾病的折磨，在某些投放地域依旧能检测到鼠疫耶尔森菌的存在（梅建华等，2015）。2013 年，天津出现的"白色粉末"快件，引起 12 人出现呼吸困难、头晕等中毒现象，该事件说明随着交通、生物技术的快速发展，我国面临生物安全恐怖威胁的手段更加隐蔽、方式更加多样（赵鲁，2014）。随着我国综合国力的提升、全球化进程的加快，我国面临的生物恐怖主义威胁也不断增加，包括"伊斯兰国"在内的国外恐怖势力多次妄加评论我国的内政，以及来自国内外各种形式的恐怖主义活动，在一定程度上已经对我国的安全造成现实和潜在的威胁。恐怖组织"伊斯兰国"（ISIS）甚至试图将新冠病毒武器化。恐怖组织不仅可能会通过感染新冠病毒等高传染性的病原体发动袭击，而且可能会利用新冠病毒扩散恐吓公众、渗透国家意识形态，给抗疫工作增添巨大的负担。

随着生命科学的发展，国际恐怖组织通过生物战和生物恐怖，利用生物武器造成的特殊效果，已成为各国生物安全重点防范的内容之一。生物战和生物恐怖不仅可能导致大规模的人员伤亡和健康损害，引发公众恐慌和社会动荡，还可能对生态环境造成长期且难以逆转的影响，包括但不限于迅速传播的传染病、生态平衡的破坏以及经济活动的停滞。生物战和生物恐怖袭击的病原体与新发突发传染病的极为相似，这使得医院在承担处置救治上扮演着至关重要的角色。医院通过收集、统计、分析收治患者的信息，将疾病信息化，实时监测数据库，对比当地疾病的发病规律和变化趋势，将疾病的反常信息及时上报。医院一旦感知生物威胁信号，就会快速对致病病原体进行现场检测和实验室鉴定，这对后续开展处置行动具有指导性作用。军队医院是生物战和生物恐怖伤员救治的主要场所。军队医院对生物战和生物恐怖伤员的医学处置分为 3 个阶段：现场应急救治、院内救治和心理康复。军队医院配合有关机构对污染区的伤员进行初次分类，根据严重程度进行急救工作，达到快速出诊、快速诊断、快速救治、快速转运的目的。院内救治是应对生物战和生物恐怖的重要环节，在隔离区域内开展救治工作，防止传染院内其他人员，避免疾病扩散。实行多学科协作，采用联合会诊，对伤员进行针对性的治疗以及心理干预，防止伤员因心理创伤造成心理疾病，对患者日后康复具有重要意义。

由于应对生物战和生物恐怖的专业性强，这对军队医院提出了更高的要求，军队医院不仅应具有较高的保障支持能力、先进的致病病原体检测方法，还应具有高特异性的疫苗、完善的防护用品和充足的消毒药械，这些要素是支撑医院建设和发展反生物恐怖力量的关键。加强储备埃博拉病毒、炭疽芽孢杆菌等病原体快速诊断试剂、光谱治疗抗体和防治药物等生物战略物资，扩大储备品种和储备数量，丰富储备方式，布局实物储备、合同储备、企业储备，满足应急需求。仅靠单支队伍很难完成对生物战、生物恐怖事件的处置任务，军队医院不但要强化自身的反生物恐怖力量，还需加强军地部门之间的协同合作，加强军地医院之间的合作交流，构建全方位的响应体系。加强医疗机构之间的信息交流，建立全覆盖、通信便捷的信息共享机制，构建能够实时信息获取、快速反应、应急疫情综合联动的军民协同管理平台。医院想要提高其生物威胁监测预警能力，应加强医院内部、军地和国际之间的信息交流与融合，有助于促进医防融合建设，以实时监测所有潜在的生物威胁。

三、对医院实验室的生物安全管理

近年来，生物安全事件在医院实验室频发，多见于病原体泄漏，极易引起公众恐慌和社会混乱。2003 年 12 月，我国台湾省因实验室对废弃物的处理不得当，出现一起 SARS 感染事件（刘思姊等，2016）。2004 年 4 月，中国疾病预防控制中心病毒病预防控制所发生一起生物安全实验室 SARS 感染事件，导致北京、安徽两地共出现 9 例 SARS 确诊病例，862 人被医学隔离（王平和乔冬梅，2007）。2004 年秋季，由于在质控流程中的沟通出现失误，美国病理学家协会误将 H2N2 流感病毒样本发至 3747 个生物实验室，其中涉及包括北美洲、南美洲、欧洲、亚洲在内的 16 个国家，造成了严重的实验室生物泄漏危机（尚军，2005）。2010 年 12 月，东北农业大学动物医学学院实验室出现布鲁氏菌感染事件，导致 27 名学生及 1 名教师确诊布鲁氏菌病（中华医学会检验医学分会，2019）。美国在全球 30 个国家布置了 336 个生物安全实验室，仅在乌克兰境内就有 26 个，这些实验室存储着乌克兰境内几乎所有的危险病毒，美国以减少生物安全风险的名义控制这些生物安全实验室，然而被频繁曝出毒株丢失、实验室设备故障、感染致命病毒的小白鼠失踪等生物安全事件，这引发了世界各国的担忧。2022 年 3 月 10 日，俄罗斯卫星通讯社报道，俄罗斯国防部称美国在乌克兰的生物安全实验室进行了蝙蝠冠状病毒实验，并计划展开更多的动物病原体研究工作，甚至涉及炭疽芽孢杆菌等高毒力的致命病原体。美国在全球范围的生物安全实验室开展大量不规范、不透明、不安全的实验，并且拒绝国际组织专家对生物安全实验室核查的行为，为国际生物安全增添了大量的不稳定因素。经历了 SARS 和新冠病毒感染流行，医学界和科学界对病原微生物可能造成的潜在大流行愈发担忧，但医院之间对实验室生物安全的监管仍存在差距，还需加大对临床实验室的投入，规范临床实验室的管理，为预防生物安全事件提供基础保障。

实验室生物安全管理是指当操作具有潜在感染力的微生物时，为防止实验人员的感染和防止感染因子的外泄，采取恰当的实验室操作和实验程序，使用一定的实验室安全防护装备，对实验室的设施及结构提出特定要求并将上述诸因素综合起来进行应用的过程（王平和乔冬梅，2007）。

近年来，新发突发传染病的暴发与流行，对公众健康和生命安全造成严重损害，社会各界对新发突发传染病等生物安全事件的认识不断加深，同时实验室获得性感染的发生率不断增加，医院实验室生物安全成为关注的焦点（刘思娣等，2016）。在新冠疫情防控中，医院实验室已成为发现新发突发传染病的前沿阵地，其快速的检测能力、强大的科研水平以及创新的科研产品，在一定程度上推动了抗击疫情的进程，显著提升医院的疫情防控水平。医院实验室准确、有效、及时与安全的检测能力，是医院在突发生物安全事件应急能力建设中的重要一环。在日常工作中，实验室工作人员与患者的体液、排泄物等具有高度传染性的标本有密切接触，且在日常操作中易产生大量的微生物气溶胶，而吸入被污染的气溶胶极有可能引起实验室感染，存在巨大的生物安全隐患。此外，医院实验室汇聚了医院各种含有高致病性病原微生物的标本，常成为医院交叉感染的源头。再者，在含有高致病性病原微生物的标本送检、采集、转运、检测与处理的整个过程，都涉及实验室工作人员的生物安全，实验室工作人员长期暴露在这样的环境下有较高的感染风险。科学的防护措施可有效提升生物安全防护水平，降低人员感染风险和病原微生物泄漏风险，因此，加强医学实验室生物安全规范化管理显得尤为重要（中华医学会检验医学分会，2019）。

医院实验室生物安全评估是医院实验室生物安全管理的核心工作，主要根据国家主管部门和行业权威机构发布的指南标准，对医院实验室生物安全进行评估。医院实验室生物安全评估内容包括评估医院实验室内的工作、仪器设备、实验室相关活动，以及实验室的生物安全管理制度。根据医院实验室生物安全评估结果，工作人员了解实验室生物因子的危害程度并采取措施规避潜在风险，使实验室生物风险降低到可接受的范围。

医院实验室生物安全必须要强化所属实验室人员的生物安全意识，加强医院实验室人员的培训。医院实验室人员除了本单位的实验室工作人员，还包括外来人员，如进修生、质量监督人员、标本运送人员、保洁人员、医疗设备维修人员及技术支持人员等（龚杰和韩卫全，2014）。这些外来人员不同程度地存在生物安全意识薄弱的问题，可能会给实验室生物安全带来重大隐患。因此，首先，应该通过技能培训、理论知识学习、实践考核等途径，强化医院实验室不同人员的生物安全意识。其次，要对实验室安全设施设备进行定期维护。根据实验室安全要求与工作需求，完善实验室设施设备，且实验室所有设施设备均应符合国家标准。要建立合理的实验室功能区，设计布局要科学、安全。根据工作流程划分规范合理的空间布局，避免交叉感染。再次，实验室需做好样本的采集和废弃物的处置工作。医院实验室废弃物含有大量的病原微生物，实验室必须严格按规定对医疗废弃物进行处理，使其无害化后由专人管理。样本在采集、运送、贮存过程中如若存在操作不当，可能引起相关人员的感染及环境污染。因此，实验室应制定相关的标准操作规程管理文件。最后，特别要注意的是，针对医院实验室工作过程中可能发生的生物安全事故，医院所属实验室应制定应急预案，通过定期组织演训活动，深化工作人员对意外事件处理流程的认识，提升工作人员应对生物安全泄漏事件的应急能力。

四、对医院生物样本库的生物安全管理

在《中华人民共和国生物安全法》出台前，2015 年，深圳华大基因科技服务有限公司和复旦大学附属华山医院将人类遗传资源违规用于国际科研合作项目"中国女性单相抑郁症的大样本病例对照研究"，为此该项目被叫停了相关的国际合作（陈思静等，2019）。2016 年，苏州药明康德公司（药明康德）未经许可将 5165 份人类遗传资源（人血清）作为犬血浆违规出境，为此科学技术部（科技部）暂停了苏州药明康德公司涉及我国人类遗传资源的国际合作，并拒绝其出境活动的申请，整改验收合格后，再予以恢复（陈思静等，2019）。2018 年，科技部公开了对多家单位的处罚，包括阿斯利康投资（中国）有限公司（阿斯利康）、药明康德、深圳华大基因科技服务有限公司等 6 家单位因违规携带生物样本出境。2020 年 11 月 22 日，金斯瑞生物科技股份有限公司董事长章方良涉嫌人类遗传资源案，受到中国海关缉私部门检查，该公司另有 4 名员工被刑事拘留，这个案子可能成为中国"生物安全第一案"。

由于采集人类遗传资源的难度降低，越来越多的境外单位以科研、制药的名义采集基因组数据，采集方式由原先的实体样本采集转向个人基因组数据采集，出境途径更加多样，相关部门的监督难度也随之增加。我国作为生物遗传资源输出大国，大量人类遗传资源如果外流至境外，就面临被外国敌对势力利用。对人类遗传资源样本库进行分析，可绘制出被采集人群的生活、医疗、遗传基因的图谱，研究者甚至可得出特定人群对遗传疾病或传染病的易感基因。这些信息一旦被境外敌对势力恶意获取，并加以利用而开发出基因武器，将会危及整个族群甚至严重威胁我国的生物安全。

医院生物样本库涵盖生物样本实体、生物学信息、样本表型数据以及相关临床信息，对推动临床治疗手段迭代和医学科学研究发展具有重要作用。随着转化医学和精准医学的发展与兴起，生物样本库中的生物资源的重要性日益凸显，大规模、高质量、标准化的生物样本库，已经成为开展疾病预防、科研成果转化的基础设施（陈思静等，2019）。

从以上事件不难看出，医院生物样本库的生物安全管理至关重要。医院人员安全、样本安全及信息安全是其中不可忽视的问题。首先，要对样本库工作人员进行规范化安全培训和生物安全防护培训。样本库工作人员在进行样本的采集、出库、入库等操作过程中面临感染各种病原体的潜在风险，如在新冠疫情流行期间，部分医院生物样本库不具备处理感染或疑似感染新型冠状病毒患者生物样本的能力，在不能排除患者感染新冠

病毒的情况下，应做好样本销毁工作（陈凤秋等，2020），这就需要样本库工作人员的生物安全意识和能力。其次，样本库的信息安全是样本库生物安全管理的核心内容。样本库信息系统不仅要防止非法入侵和未授权使用，还要保证发生系统灾难后能够恢复重建。《医疗卫生机构科研用人类生物样本管理暂行办法（征求意见稿）》要求医疗机构加强对样本信息的管理，对样本进行集中管理，禁止科室或个人私自存储生物样本，以降低样本的流失、泄漏的风险。在储存、传输、使用样本数据时应该注重数据的保密性，考虑到捐献者的个人权益、隐私保护，保护捐献者的利益免受侵害。最后，虽然我国生物样本库的数量飞速增长，但大多数生物样本库处于分散、独立的状态，样本资源的共享应用程度不高。目前，建立遗传资源整合机制是建设生物样本库的当务之急，保障我国人类遗传资源的流动情况具有可追溯性，有效推进医学研究进步、造福我国人民健康，对提高我国的生物安全防护能力有着重要意义。

五、对医院特殊设施设备材料单元的生物安全管理

为应对新发传染病的威胁，减轻生物恐怖主义的影响，最重要的是对导致大流行的疾病病原体进行研究，并制定相应的诊断和治疗方案。生物防护设施能确保研究人员和医护人员安全地开展这些活动，保护医护人员在操作过程中免受病原体感染，并防止病原体泄漏到环境中（Xia and Yuan，2022）。负压隔离保护装置是最常用的生物防护装置，其工作原理是通过阻止病原体气溶胶传播，起到保护研究人员和医护人员及防止病原体泄漏到环境中的作用。目前，负压隔离保护装置主要有负压隔离病房、生物安全柜、负压隔离担架、传染病员运送负压隔离舱等。

负压隔离病房能有效阻止传染病通过空气传播，在传染病大规模在空气中暴发性地传播期间，建设临时负压隔离病房是提高医院应急处置能力的有效途径。在新冠疫情暴发之初，武汉紧急建设了火神山、雷神山两座医院用于收治患者。事实证明，负压隔离病房充分发挥了保护医护人员安全和救治患者的作用，有效地切断病毒在空气中的传播，避免交叉感染发生。在面对全球严峻的疫情形势时，负压隔离病房将成为未来抗疫的重型武器。除负压隔离病房外，生物安全柜也能起到对操作者和实验室的有效保护作用，使操作者和实验室避免暴露于试验产生的泄漏物与感染性气溶胶当中，从而预防实验室及其周围环境和大气受到污染（温占波等，2008）。医院的生物安全柜能阻止病原体气溶胶扩散，有效保护实验室工作人员在操作过程中的安全。此外，生物安全柜还能保障药物配置中心的配置人员在进行细胞毒性药物以及放射性核素操作时的安全。在应对突发公共事件时，负压隔离舱以及移动三级生物安全实验室的应用不仅有助于迅速对病原体做出有效诊断，而且能保障救护人员的安全，在传染病患者的转运过程中能提供有效的生命支持作用。

随着科学发展和科技创新，国外多种新型的负压隔离装置被应用于各种生物安全活动中。来自德国 Maxair 公司的 CAPR 头盔是一种高机动性的防护头盔，能有效过滤空气中的有害颗粒，向佩戴者传递清洁的空气。该头盔无须安装笨重的皮带过滤器组件，没有呼吸软管，在安全保护使用者的同时兼顾了舒适性，在欧美国家抗击埃博拉病毒和

新冠病毒感染中屡建奇功。为充分保护医务人员的安全，各种负压隔离装置也被应用于传染病患者的院前转运过程中。新冠疫情期间，美国卫生人员通过 ISOPOD 装置转运疑似新冠病毒感染患者。ISOPOD 是一种可移动隔离舱，能为传染病疑似患者提供暂时的隔离空间，具有体积小、便捷性强、安全性高等优点，能有效阻止病原微生物向外界环境扩散，降低医务人员在转运患者过程中被传染的可能性。由美国医疗专家和专业设计人员设计的 JUPE 健康单元也在抗击新冠病毒感染疫情中贡献了自己的力量。目前，JUPE 健康单元分为 JUPE REST、JUPE CARE、JUPE PLUS 三个等级，不仅能为非重症人员提供一个诊疗、康复的场所，还能为医护人员提供微型的自我隔离室。JUPE 健康单元根据等级不同包括床、WiFi 网络、空气监测设备、呼吸机、卫生间等设备，甚至还具有微型电网功能。扩展性高、易运输、造价低等特点使其成为抗击传染病疫情期间缓解医疗资源紧张的一大利器。

除美国针对非重症患者的病房进行设计以外，意大利的 CURA 隔离舱也为如何迅速建造应急重症监护病房（ICU）这一难题给出了自己的答案。在意大利，卡洛·拉蒂建筑事务所推出的 CURA 隔离舱用于收纳新冠病毒感染重症患者。CURA 隔离舱是一个 20ft（1ft = 0.3048m）的集装箱，每个隔离舱内都配备了负压生物隔离装置，包含重症监护患者所需的医疗设备，包括床、呼吸机、监护仪、静脉输液架等。CURA 隔离舱的各单元之间相互独立、拆装迅速、移动简单、运输方便，可根据场地情况迅速装配出容纳 50 张病床的空间。CURA 隔离舱能有效补充医院 ICU 床位不足或作为野战医院满足当地的基础医疗设施需求。

自 2003 年 SARS 冠状病毒肆虐之后，负压隔离病房的研究和建设在国内逐步发展起来。人们意识到，负压隔离病房可用于隔离呼吸系统疾病患者，此类患者身上的病菌可以通过呼吸、飞沫和空气等非直接接触途径进行传播，必须通过维持室内负压以防止室内污染空气向外扩散而造成区域性传播（解晓谜等，2014）。随着新冠疫情的暴发，中国各地医院加快了负压隔离病房的建设和使用。例如，海口美兰国际机场于 2022 年 4 月 11 日正式投用了负压发热隔离方舱，以实现对发热旅客的就地隔离和转送，并确保病毒不会向外泄漏（钟宁，2022）。此外，陕西高校还研发出新型负压隔离舱，该隔离舱具备信息化功能，能够让医护人员随时监测传染病患者的生命体征，防止错过关键救治时机（冯毓璇，2020）。

面对传染病频发的趋势和恐怖主义抬头的威胁，我国应增强生物防护设备的建设，增加对这些特殊设施的资金支持，研发适应我国新环境的生物防护设施设备。新冠病毒感染疫情暴露出我国医院在生物安全防护设备中的严重缺陷，对医疗卫生以及设备制造业提出了一项重大难题。面对突发生物安全事件，医院应第一时间掌握各类生物安全防控所需设备的科室分布、院内库存量，并且迅速对接国内外的设备供应商以提出需求，协调各医院、临床科室之间设备的紧急调配，为生物安全防控提供坚强有力的保障。

六、对医院药物使用的生物安全管理

医院药事管理是医院生物安全管理的重要组成部分，保证临床用药安全是保证医院医疗安全的基石。药事管理是指医疗机构以患者为中心，以临床药学为基础，对临床用药全过程进行有效组织实施与管理，能够促进临床科学、合理用药的药学技术服务和相关药品管理工作。医院应开展对诊断、预防和治疗用药全过程实施监督的临床药物应用管理，遵守安全、有效、经济的合理用药原则。

2011年4月7日，世界卫生组织提出"抵御抗菌素耐药性：今天不采取行动，明天就无药可用"的倡导。据报道，美国每年有23 000人因感染细菌无法治愈而死亡，欧盟每年也有25 000人因此丧生（Levy and Breithaupt，2014）。医院是救治患者的场所，也是使用抗菌药物最频繁的地方，抗生素耐药往往最先发生在医院，普遍在人与人、人与动物之间传播，同时也可在水源与土壤中传播，广泛危害人类的生存环境。遏制微生物耐药已经成为维护医院生物安全的当务之急。制定科学的抗菌药物管理制度，完善抗菌药物临床应用管理的长效工作机制，是抗菌药物合理应用的重要保障。制定抗菌药物临床应用管理办法、采用先进抗菌药物应用技术、严格落实抗菌药物分级和处方点评以及抗菌药物临床应用，开展实时动态的监测与预警工作，以实现对抗菌药物的科学化管理。抗菌药物管理体系需要构建行政、临床、技术的多部门合作团队，促进多部门的通力合作，统筹感染科、医务部、检验科、药学部、感染管理科以及信息科，落实各部门的职责，保证对抗菌药物诊断、预防、治疗的全程监管。感染科为各临床科室诊疗和感染性疾病提供用药指导；医务部管理临床医生的抗菌药物处方权，完善药物管理制度；检验科指导临床标本的规范采集、送检，公布样本的耐药情况；药学部负责抗菌药物名录的制定，对抗菌药物的应用进行动态监测、评估；感染管理科负责监控医院的感染情况，根据细菌耐药情况对医院感染防控的标准化流程定期修订；信息科提供信息化手段和技术，强化对抗菌药物的应用与对细菌耐药的监测，预测药物敏感性，优化临床用药方案。促进多学科协作，发挥多专业协同优势，定期组织针对感染性疾病的学习、探讨，提升对抗菌药物的科学管理。

细胞毒性药物是治疗肿瘤的常用药物，可通过吸入、皮肤接触等方式造成对消化系统、生殖系统、泌尿系统的毒害，还有致癌、致畸的危害。因此，医院必须加强细胞毒性药物的安全管理，维护医院用药安全和保护配置人员安全。由于细胞毒性药物属于高风险药物，医疗机构和医护人员对细胞毒性药物的安全性要求更高，因此在临床应用过程中对其使用更加严格，医护人员应特别注意避免患者出现副作用。药师必须注重药物的溶媒、剂量、用药频度、给药途径、给药时间以及潜在的器官毒性等，确保细胞毒性药物应用的合理性、科学性。目前，各医院通过建设药物集中配置中心，提高患者用药的安全性，减少药物泄漏的风险，降低患者的暴露风险。然而，药物集中配置中心的配置人员频繁接触细胞毒性药物，如果防护不当，容易造成职业危害。因此，配置人员必须提高防护意识、规范操作流程、加强防护措施，将职业危害降至最低。

七、对医院个性化医疗技术的生物安全管理

近年来，部分科研人员和研究机构人工合成了多种流感病毒、脊髓灰质炎病毒，使生命科学实验室成为"人工制造"病原体的基地（彭耀进，2020）。2017 年，加拿大阿尔伯塔大学的一个科学家团队宣布成功地人工合成出马痘病毒，该团队通过邮件方式，仅花费 10 万美元购买了 DNA 片段，就犹如搭积木般顺利地拼凑出马痘病毒，由此可见已经无须特殊的生化知识或技能，甚至无须花费大量的资金和时间便能轻松合成出各种已经绝迹的病毒，这是个十分令人不安的消息。尽管马痘病毒并不会像天花病毒一样对人类造成伤害，但这表明利用现有生物技术使天花病毒重现成为可能（Kupferschmid，2017）。现阶段构建针对特定人种、动植物品种的基因武器已成为可能，部分生物黑客开展人工"定制"病原体相关研究，希望构建出致病力强、耐药谱广、传播速度快、难以预测的新型病原体。2018 年 4 月，美国一名年仅 28 岁的生物黑客 Aaron Traywick 被发现死在家中，其曾在 2 月将未经美国食品药品监督管理局（FDA）临床测试的疱疹治疗基因药剂直接注射入身体（秘丛丛，2019）。在生物技术触手可及的时代，生物黑客以自身意愿为基准，不断跨越法律边缘，挑战人类的道德底线，违背社会伦理纲常。有"基因手术刀"之称的 CRISPR/Cas9 基因编辑技术，可以实现对单个基因的精准编辑，其方便、易操作的特点推动了整个基因编辑产业的快速发展，但也被许多生物黑客谬用。生物黑客大多未受过专业性训练和生物安全教育，生物安全意识薄弱，可根据自身意愿在任意场所开展各种试验，脱离了有关部门的监管，技术的失控可能危及人类的生存。

生命科学手段与生物技术在信息网络、生物医药、清洁能源、新材料与先进制造等领域不断创新、交叉和融合，使生物技术呈现向个体化、精准化发展的趋势，催生了新型生物安全危机（彭耀进，2020）。生物医药领域中以基因工程技术、再生医学技术、纳米技术等为代表的生物技术迅速发展，在临床应用中表现出巨大的潜力。随着生物技术的门槛降低，将未经严格验证的个性化医疗技术逐渐应用于人类临床治疗，可能产生诸多不良后果并触发社会伦理问题，引发人们对个性化医疗技术安全的担忧。

防止生物技术的滥用是医院生物安全管理的基本要求。医院生物安全管理制度包括（宋馨宇等，2018；蔡畅，2014）：①根据医院自身情况制定符合实际的风险评估工具及风险控制方案，通过对人类致病生物因子进行风险评估和风险控制，及时采取适当的生物安全防护措施，确保临床生物安全不受威胁。②加强人员生物安全管理制度建设，医院应定期开展临床研究、检测工作的相关培训，定期开展生物安全演练，以及进行生物安全知识法规、生物安全个人防护、专业技术以及仪器设备操作等方面的培训。③成立生物安全管理小组，在医院生物安全管理委员会的领导下，成立各临床科室生物安全管理小组，对职责进行分配和落实，对医院生物安全工作进行督导。此外，医院生物安全管理应该完善临床研究管理制度，保证生物医学新技术应用的安全性、有效性，同时符合法律法规及伦理道德要求，最大程度地保障受试者的合法权益。安全性是生物技术应用于疾病治疗的重要考量，目前大多数的基因治疗使用病毒载体作为递送工具，但病毒载体自身具有免疫原性，可能引起机体免疫反应以及原癌基因的随机整合，导致细胞异

常增殖。在基因治疗产品应用前，还需考虑到基因治疗的时效性，提升基因治疗的可持续性和可调控性是基因治疗的一个重大挑战。人工核酸内切酶介导的基因编辑技术迅速发展，实现了对内源致病基因的精确编辑，在遗传疾病的临床治疗上有很好的发展前景。脱靶效应是基因编辑技术用于基因治疗的一个令人担忧的问题，一旦在重要功能基因上发生脱靶效应，会带来严重的安全风险。基因编辑技术的精准性和效率还需要进一步提升以避免脱靶效应。目前对基因编辑技术的追踪时间研究还不够深入，在基因治疗应用于人体临床治疗之前仍需要在动物上进行安全性测试，以得到全面的安全性评估信息。干细胞是再生医学的研究热点，近年来越来越多的干细胞治疗产品已经应用于各种疾病的治疗。干细胞治疗产品的遗传稳定性是临床应用的主要安全风险，遗传稳定性将影响细胞的衰老、转分化甚至癌变，具遗传稳定性的基因组是干细胞治疗产品应用安全性的保证。致瘤性是干细胞临床治疗最严重的安全风险，基于其自我增殖、分化的特性，干细胞治疗产品具有致瘤的潜在风险。据报道，在一项向免疫缺陷小鼠体内移植大量未分化的人胚胎干细胞的实验中，观察发现了畸胎瘤的生长。此外，干细胞的免疫原性、移植物抗宿主病、血栓等安全性问题严重影响了其临床转换和应用。在干细胞临床应用前，需严格评估其安全问题带来的潜在影响。纳米材料的体积微小，基于其能透过人体内细胞组织的特性，其在提高疾病诊断和治疗水平中具有广阔的前景。纳米材料一旦被人体吸收，可通过血脑屏障和血睾屏障，在特定组织蓄积并引起毒性。目前，纳米材料的毒理学机制尚未完全明确，还需对纳米材料的体内试验以及毒理学机制开展更深入、更系统的研究，以减少新兴技术对人类健康和自然环境造成的不必要破坏。

随着个性化医疗技术的快速发展，国内医院不断投入到基因治疗和干细胞临床试验的热潮中。2021 年 1 月 18 日，国家药品监督管理局批准了国内首个基因编辑疗法产品的临床试验，参与医院包括中国医学科学院、南方医科大学南方医院、深圳市儿童医院和广州市妇女儿童医疗中心（蔡畅，2014）。每一款被批准临床试验的基因治疗产品都在不断提醒着基因技术有望实现对疑难、罕见疾病的精准诊断和治疗。

干细胞技术被称为继药物治疗和手术治疗之后的第三次医学革命，为难治性疾病患者带来了治愈的曙光。截至 2022 年 1 月，全国已经有 133 家医院完成干细胞临床研究备案，干细胞临床备案项目达到 112 个，主要聚焦于神经系统疾病、生殖系统疾病和自身免疫疾病。根据进入Ⅲ期和Ⅳ期的项目（宋馨宇等，2018），干细胞在膝骨关节炎、恶性淋巴瘤、移植物抗宿主病、糖尿病等疾病的治疗应用上较为成熟。在国家政策的科学监管下，我国干细胞应用已经步入良性的发展轨道，干细胞临床转换迎来了前所未有的机遇。然而，伦理问题是个性化医疗技术应用首要考虑的问题，胚胎干细胞的应用以及胚胎基因编辑技术严重触及科研伦理底线。为防止类似事件发生，当下迫切需要完善制度保障对人体医学研究、临床试验的管理和规范，加强科研项目的伦理审查与监督，加强对科研人员的科研伦理道德规范的培训与教育。科研机构和科研人员必须将社会责任置于首位，禁止开展一切损害人格尊严、侵犯人体健康和利益的研究行为（黄丕铂，2019）。

八、对医院医疗废弃物处置的生物安全管理

医院医疗废弃物管理是医院生物安全管理的重要内容,合理处置废物是医院承担生物安全职责、保障环境安全与人体健康的重要举措。随着我国对人民群众健康的重视,医院数量迅速增加,随之医院医疗废弃物产生量逐年上升。医疗废弃物的合理处置已经成为社会广泛关注的热点。医疗废弃物是指医疗卫生机构在医疗、预防、保健以及其他相关活动中产生的具有直接或间接感染性、毒性以及其他危害性的废物。

医疗废弃物中含有大量的致病菌、病毒、放射性物质以及化学毒物等,具有极强的传染性、生物毒性和腐蚀性。如果对医疗废弃物处置不当,不仅会对水体、土壤、大气造成污染,而且直接或间接危害人体健康,甚至有助于不法分子将医疗废弃物潦草处理后流通进市场造成二次污染。医院污水是指医疗机构门诊、病房、手术室、各类检验室、病理解剖室、放射室、洗衣房、太平间等处排出的诊疗、生活及粪便污水。医院的污水成分复杂,含有各种各样的病原微生物、放射性同位素、药物及其代谢物,构成了感染和流行病的传染源。在新冠疫情期间,在医院污水中检测出新冠病毒及其 RNA。如果这些污水处置不当就排放到市政污水管道中,将加快疫情的暴发(Tandukar et al.,2022;Zhang et al.,2020;Wu et al.,2020)。此外,随着抗生素的需求量不断增加,医院废水向环境中输入大量的抗生素,其在土壤、体表水、地下水中均有检出,造成抗性基因在环境中的扩散污染(Nozaki et al.,2023;Diwan et al.,2013)。

针对医院医疗废弃物的管理,需要建立适应现代医疗环境的医疗废弃物管理体系,贯彻循环经济理念,推进规范化、精细化、信息化、科学化的管理理念;加强医疗废弃物的管理需要多单位、多部门、多科室的协同合作,优化医疗废弃物处理流程,制定医疗废弃物处置应急响应预案,提升医疗废弃物应急处置能力;针对医疗废弃物,应该实行严格的分类管理制度,实行更加细化的分类,实现医疗废弃物的无害化、减量化和资源化;还应利用信息技术对废物处置全流程实时跟踪,加强对分类、消毒、交接、监督全过程的管理,提高实际处置效果。利用智能管理技术实现对医疗废弃物的转运、处置和净化的全流程干预,推动非焚烧技术的发展,降低操作人员的感染风险;此外,应该加强医护人员和处置人员的培训、教育,宣传医疗废弃物管理有关的政策法规,强化规范操作和职业防范意识,提高医疗废弃物处置的知识储备和技能水平,保证医疗废弃物管理的有序进行。

九、对医院信息的生物安全管理

医院信息安全管理是推动新时代医院生物安全管理的新助力。2018 年 4 月,国家卫生健康委员会印发了《全国医院信息化建设标准与规范(试行)》,强调了信息平台作为三级医院建设的重要指标之一。推动医院信息平台逐渐形成以电子病历系统为核心,贯穿医疗全程的临床信息系统,整合临床数据中心、科研数据中心以及管理数据中心,实现数据共享、辅助决策、智慧医疗等应用。如果发生数据泄露、遗传信息泄露,将侵害患者隐私,甚至会被不法分子利用,对人民健康甚至国家安全产生严重威胁。医院的信

息化建设为新时代医疗赋能，先进的信息技术是有效预防、控制突发生物安全事件的重要支撑和保障。互联网医疗、大数据、人工智能、机器学习等高新技术对提高医院对新发突发传染病的监测预警、防控救治能力具有深远意义。新兴信息技术的应用，提高了医院传染病主动监测策略的有效性，实现了多元数据的实时采集和汇总，并对大量的异构信息快速识别、分析和预警，能够解决医院传染病预警的准确性低、可持续性弱、实时性差等问题。然而，医院向互联网提供更多医疗数据与服务的同时，也可能招致黑客等不法分子的攻击，医院信息安全面临着新的安全威胁和挑战。

在信息化建设的同时，应该加强医院信息安全防护体系建设，坚持信息化与提升医院信息安全防护能力同推进、共实施。建设全面的信息安全管理制度，建立管理人员日常工作的操作规程，完善管理制度并落实制度的运行。严格执行《互联网医院基本标准（试行）》的管理要求，健全信息安全防护技术，严格限制数据库访问权限，配置边界防火墙，加强防病毒工作，感知平台监控网络风险，分级并加密传输数据，实施第三级信息安全等级保护。加强信息安全教育，提升所有相关人员的安全意识，从根本上保障医院的信息安全。

第三节　国内外医院生物安全管理现状

一、国外医院生物安全管理现状

医院生物安全管理是全球医疗领域关注的重要问题。不同国家因其医疗体系、政策法规和文化背景等差异，在医院生物安全管理方面呈现出各自的特点。美国、日本和新加坡等国家在医院生物安全管理方面具有一定的代表性，这些国家在应对生物安全事件、构建应急管理体系等方面积累了丰富的经验，同时也在新冠疫情等重大公共卫生事件中暴露出一些问题和挑战。对这些国家的医院生物安全管理现状进行分析和比较，有助于我们更好地认识和借鉴国际经验，为加强我国医院生物安全管理提供有益的启示。

（一）美国医院的生物安全管理现状

美国国立卫生研究院（National Institutes of Health，NIH）隶属于卫生和公众服务部（Department of Health and Human Services，HHS），是美国资助和开展生物医学研究的重要机构，NIH 资助的生物防御科研项目涵盖基础研究、新型药物及疫苗、生物安全基础建设（王盼盼，2021）。美国生物医学高级研究与发展管理局（BARDA）的生物安全防御计划在 193 个期刊均有资助论文发表，其资助发表的论文涉及 59 个研究方向（研究方向之间有交叉）。自 2006 年成立以来，BARDA 致力于投资科研项目，其中主要围绕大流行性流感和新发传染性疾病威胁的应对，以支持医学应对措施的高级研发。近年来，BARDA 项目在微生物学和感染性疾病等研究方向发表的论文数不断上升，说明 BARDA 项目的应对领域虽然涉及化学、生物、放射与核威胁，但发表论文较多的领域主要为生物防御领域（黄日涵和高恩泽，2022）。据 BARDA 官网数据，截至 2018 年 9 月，BARDA 与各企业和科研所签署的合同高达 433 项，其中生物威胁应对相关合同 337 项，占比达

78%。自从新冠疫情暴发后，BARDA 还支持了一系列疫情预防方面的研究，截至 2020 年 10 月，BARDA 已在新冠疫情中投入约 160 亿美元，其中疫苗相关经费约 125 亿美元，治疗相关经费约 20 亿美元（黄日涵和高恩泽，2022）。

美国自从经历"9·11"和炭疽袭击等生物安全事件后（黄翠等，2021），开始对生物安全管理实施高度管控，着力改变松散的生物安全体系，将以"国家-州-地方"一体化的生物安全模式为核心，建设全方位、立体化、多层次的生物安全事件应急管理体系。该体系包括三级部门：国家疾病控制与预防中心（CDC）、地区或州的卫生资源和服务部（HRSA）和地方的城市医疗应对系统（MMRS），通过垂直管理模式对三级部门进行管控，实现上下联动的高效运作。该架构包括流行病监测、生物安全事件预警、实验室诊断、科学研究、应急处置、物资保障等 6 部分，强调"预防为主、防治结合"的管理理念。

美国地区或州的卫生资源和服务部（HRSA）在地区或州级别实行分区管理，该举措推动了区域内医疗机构的相互协调，同时规划了各项专项措施应对区域内的生物安全事件，大幅度提升了各州医院、门诊中心和相关卫生部门的应急救援能力。该机构为提高区域内的生物安全事件应对能力，引入了全天应急系统运转机制，确保各社区的高效协调和配合。城市医疗应对系统（MMRS）与民生密切相关，是地方应对生物安全事件的应急系统，也是在生物安全管理中发挥主要作用的执行机构。因此，加强地方执法部门、消防部门、医院和公共卫生机构之间的协作，确保当地方突发生物安全事件时，能够第一时间采取初步保障措施，最大程度地限制生物安全事件的发生与发展。生物安全实验室共分为 4 级。四级生物安全实验室（BSL-4 实验室/P4 实验室），是生物安全等级最高的实验室，通常用于埃博拉病毒、马尔堡病毒等高危险性、致命性的病原体研究，造价昂贵，数量稀少，是病毒学研究领域的"航空母舰"。世界上已建成及在建的 P4 实验室遍布五大洲，其中美国最多。据不完全统计，美国至少有 15 处 BSL-4 实验室设施（facility），每处具有 1 个或多个独立的 BSL-4 实验室单间（room），目前已知共有 26 个 BSL-4 实验室单间。

然而，在新冠疫情防控期间，美国医院仍将盈利作为首要任务，导致医院医疗资源匮乏的现象频发（张迪，2020）。美国医疗机构的体系中，80%属于私营机构，这些私营医疗机构是美国医疗服务的主要部分，为民众提供初级医疗保健服务和医疗救助。但当国家处于非紧急状态时，美国政府无法直接调动私营医疗机构的医疗资源，以应对新冠病毒感染疫情。根据美国非盈利机构特鲁姆研究所发布的一项调查，在 2020 年美国暴发新冠病毒感染的第一个月内，大量医院为减少运营成本而进行大规模的裁员，被解雇的医护人员数量超过 4.3 万，医护人员的失业数创近 30 年新高。在大量新冠病毒感染患者无法得到及时检测、救治的同时，美国医院进行了大规模的裁员，反映了医院的高度利益化导致大量的医疗资源无法得到有效合理的利用，这是美国疫情早期无法得到有效控制的重要原因。

床位是医疗卫生服务体系的核心资源。美国的医院床位无法满足新冠病毒感染患者的需求。截至 2021 年 12 月 31 日，美国大约有 1300 万的新冠病毒肺炎感染者，按照 3.5% 的新冠病毒肺炎患者需要重症监护，大约需要 45 万张重症监护病房床位。美国医院协会（AHA）的数据显示，美国重症监护病房的床位不足 10 万张。世界银行的数据显示，2015 年美国的每千人床位数仅为 2.9 张，远低于其他发达国家的水平，约为日本的 1/5。美国每 10 万人拥有 34.7 张重症监护病房（ICU）床位，美国在该项数据上居于世界领先地位，但仍无法满足美国众多新冠病毒感染患者的需求。此外，美国医院面临呼吸机短缺的问题尤为显著。2020 年 3 月，美国重症医学会估计新冠病毒肺炎疫情期间大约有 96 万名新冠病毒肺炎患者需要使用呼吸机，但美国医院仅有 16 万台呼吸机，国家战略储备大约有 1.7 万台，依旧无法填补呼吸机短缺的短板。

尽管美国建立了完善的生物安全战略体系，但是面对新冠病毒感染的全球大流行，美国应对疫情的表现欠佳。美国曾一度被认为是全球卫生安全指数最高的国家，其医院的生物安全能力暴露了医疗卫生管理制度的缺陷，以及无法应对严峻大规模疫情的现状。

（二）日本医院的生物安全管理现状

日本成立行政机构和管理系统应对生物安全事件，构建"三级政府两大系统"管理模式，其中行政机构由厚生劳动省、都道府县、市町村三级组成，管理系统可分为国家和地方层面，由此构成生物安全管理应急体系。

厚生劳动省、检疫所、国立大学及其附属医院、国立医院、国立疗养所、国立研究所等，均属于日本国家生物安全事件应急管理系统。厚生劳动省由医政局、健康局、劳动基准局等 11 个部门组成，该机构是日本国家生物安全事件应急管理系统的核心机构，主要职能是制定、修改和实施生物安全的应急管理基本方针。当生物安全事件突发时，日本通过设立"灾害对策本部"作为临时指挥部来协调应急应对工作。当发生情节严重、显著异常且大规模扩散的突发生物安全事件时，日本通过内阁会议决议可设立"紧急灾害对策本部"来应对突发生物安全事件。检疫所等其余机构负责在生物安全事件应急管理中提供技术支持、执行应急方案、检测和研究病原体等（陈方和张志强，2020）。

地方生物安全事件应急管理系统包括：都道府县的卫生健康局、卫生试验所、保健所、县立医院，以及市町村的保健中心。其中，保健所是日本地方生物安全事件应急管理系统的中枢机构，也是专职管理生物安全的行政机构，在日本各都道府县、政令指定都市、中核市及其他城市和特别区依据法令设置，其职责是为医疗保健、传染病预防、信息动态统计、食品营养与食品卫生监督、地方生物安全维护等服务。一旦地方突发生物安全事件，保健所和厚生劳动省就会协调配合建立应急指挥中心，保健所在厚生劳动省的指导下开展当地的监测与应急处置工作。

在新冠病毒感染疫情暴发期间，日本实现了及时有效的信息管理。厚生劳动省、国立传染病研究所、检疫所等部门迅速从世界卫生组织的全球疫情警报和反应网络获取信息，国家传染病监测系统根据国内外疫情相关机构的报道搜集新冠病毒感染信息，并将信息实时上报至"厚生劳动省行政综合系统"。厚生劳动省收到信息后进行研判，对新冠疫情的严重程度和防控能力进行评估，将分析报告和预警建议发送给主管大臣与内阁首相。

日本为了合理化医疗资源，根据人口、地理、交通等多种因素设立了功能协同的三级医疗圈，即一级医疗圈、二级医疗圈、三级医疗圈，以促进医疗资源的合理配置。一级医疗圈为患者提供门诊服务，针对的主要人群为市町村内的患者；二级医疗圈为患者提供住院服务；三级医疗圈以都道府县为单位，提供高精尖的住院服务，针对的主要人群为转诊患者。新冠疫情期间，日本医疗机构的分诊限制导致防疫措施滞后。除急诊患者以外，其余患者要先在一级医疗圈的私人诊所进行初次诊疗，由医生进行诊断，在评估后若有必要则会推荐到保健所，再由保健所开出介绍信，最后患者携带介绍信到设有"归国者及接触者门诊"的医疗机构进行核酸检测以及进一步就诊。由于分诊限制和高门槛的就诊检测，部分患者在持有介绍信的情况下，仍然有被设有"归国者及接触者门诊"的医疗机构拒绝收治的风险，造成新冠病毒无症状感染者和轻症患者无法得到及时的救治，使得新冠病毒不能得到有效控制。日本通过控制检测数量来保持确诊人数的缓慢上升，这无异于掩耳盗铃。日本采取的一系列措施无法做到对新冠病毒感染疑似病例的"应检尽检"，增加了疫情扩散的风险，拉长了疫情防控的战线。

日本作为灾难频发国之一，建立了全面、高效、便捷的应急物资储备体系，且将物资储备计划设定为5年，每年更换下来的物资为训练演习所用。但是，日本未合理配置医疗资源，造成资源浪费现象，导致疫情防控过程中医疗资源使用不当。尽管日本有三级诊疗机制和庞大的私立医院补充医疗资源，但是这并不能满足整个日本的需求。大部分医疗机构仍然缺乏专业防疫设备，医疗人员缺乏传染病防控知识，使得大部分医疗机构在面对疫情冲击时，无法做到"应收尽收，应检尽检"。虽然日本的生物安全事件应急管理系统以充足的应急物资储备为特色，但缺乏物资的合理使用机制，且尚未建立高效的物资调配与运转体系，使得新冠疫情期间暴露出诸多问题，如检测能力不足、医疗资源匮乏、人员调配有限、医院运转机制濒临极限以及缺乏合理化使用资源和物资的运转机制与有效调配机制等现象，这一系列问题仍是日本在生物安全事件救治过程中需解决的难题。

（三）新加坡医院的生物安全管理现状

新加坡医院生物安全应急管理系统由家园危机管理系统（HCMS）、危机管理工作组（CMG）、特别行动小组（SAG）三大类机构构成。

家园危机管理系统可对国家对策进行协调，将资源合理配置，其职能是为突发生物安全事件制定政策和提供战略性决策。家园危机执行小组（HCEG）包括核心执行小组（CEG）和部际行动委员会（IMOC）。家园危机执行小组涉及多个政府部门和机构的协作，包括但不限于内政部、卫生部、国防部等，其中内政部常务秘书负责主持家园危机管理系统，其成员包括各部委和其他政府机构的高层政策决策者。核心执行小组由卫生部、国防部、外交部组成，其职能是在发生突发生物安全事件期间对资源进行合理调配，包括人力调动、物资调配、信息整合等。部际行动委员会的职能是协调卫生部与所有的卫生保健机构，执行部际委员会发布的防控措施。危机管理工作组涉及内政部、卫生部、外交部、国防部等多个部门，其职能是在突发生物安全事件期间为相关机构提供政策指导，如提供医疗服务保障、制定疾病暴发反应系统（DORS）等以应急处置突发事件。疾病暴发反应系统根据不同警报的级别可以分为绿、黄、橙、红4个等级，依据各等级采取对应的措施。特别行动小组由关键决策者、生物安全从业人员、临床医生和传染病专家组成，卫生部承担特别行动小组的主要工作，其主要职能是执行生物安全管制措施。

除设立生物安全应急管理系统外，新加坡还建立了公共卫生防范诊所（PHPC）系统。该系统由众多社区全科诊所组成，旨在满足群众的基本医疗保健需求，同时在疫情暴发期间该系统内的诊所提供个人防护物资、预防病毒药物及疫苗等。新加坡医疗体系为两级医疗分诊系统，由医院、社区医院和社区诊所组成，实行严格的双向转诊制度。有效的双向转诊制度提高了诊疗机构的质量，避免了突发生物安全事件期间医疗资源的挤兑现象。

在新冠疫情期间，社区诊所在新加坡生物安全应急管理中发挥重要的作用，其中80%的医疗服务由社区诊所承担，这整体减轻了新加坡的防控压力，实现了基层防控的全覆盖。在就诊时，患者仅需经过医生评估，便可在指定的生物安全事件防范诊所或综合诊所接受新冠病毒检测。新加坡针对生物安全事件的监测预警，设置了"传染病监测哨点"，广泛分布于社区的诊所之中，对社区范围内的急性呼吸道传染病进行监测。为有效掌握疫情动态，各级医疗机构和社区卫生服务机构需每天上报疫情相关信息，并在平时编写周报分析疫情情况。该监测工作的监测范围涵盖医疗机构内的医务人员和患者的呼吸道传染病的综合征。在疫情防控的预警期和控制期，社区诊所对疑似病例进行集中筛查，必要时将患者转运至上级医院。随着疫情的进展，如果阻止疫情传播的措施失效，社区诊所则为患者提供门诊管理服务。通过PHPC系统，新加坡众多的社区全科诊所能够在卫生部门的指导下，按照统一的标准进行诊断、上报、转诊和隔离，实现了对疑似病例的快速准确诊断，避免了对卫生资源的挤兑。此外，PHPC系统还实现了医疗信息共享，提高了对传染病密切接触者的追踪能力。

新加坡凭借其基层医疗机构出色的防控能力，被世界卫生组织多次表扬，其完善的分级诊疗制度和监测预警体系值得我们认真思考与借鉴。随着新冠疫情的全球大流行，新加坡由早期实行的"佛系抗疫"策略转变为"强力抗疫"策略。作为一个经济对外严重依赖的城市国家，其口罩等医疗物资的采购窘迫以及后期检测能力不足，暴露了其医疗资源的供应不足，缺乏一个稳定的应急医疗资源供应链。

二、国内医院生物安全管理现状

近年来，随着国家对生物安全战略的重视，国内医院生物安全管理呈现出逐步规范、科学有序和趋于完善的特点。

目前，我国建立的是国家、省、市、县一体化医疗服务体系，着眼于进一步完善生物安全事件医疗服务资源的区域布局，建立传染病救治国家和区域医疗中心，增加传染病专科医院等专科疾病防治机构的床位、设备和人员配置，加强综合性医院感染科建设和对各临床科室感染防护技能的培训，进一步完善四级一体化医疗服务体系。改善基层医疗卫生机构应急救治和应对条件，强化基础设施建设、人员和资源配备，满足重大疫情防控要求。完善应急状态下医疗卫生机构动员响应、区域联动和人员调集机制，明确突发新发生物安全事件时的应急腾空机制和流程，建立健全分级、分层、分流的传染病等重大疫情救治机制。截至2020年底，我国的医院体系中，公立医院11 870个，民营医院 23 524 个。医院按等级分为：三级医院 2996 个（其中三级甲等医院 1580 个），二级医院 10 404 个，一级医院 12 252 个，未定级医院 9742 个（国家卫生健康委员会，2021）。

我国医院在生物安全管理特别是传染病防治方面积累了一定的经验，取得了一定的成绩。一是规章制度和应急预案不断健全。《突发公共卫生事件应急条例》《中华人民共和国突发事件应对法》《全国医疗机构卫生应急工作规范（试行）》《生物安全法》等法规条例的先后出台，为医院的生物安全管理提供了制度保障，保证了监测预警、风险评估、信息共享等流程的规范运行，并建立了突发生物安全事件的应急管理制度体系框架。二是防御体系不断完善。我国致力于完善公共卫生医疗服务资源的区域布局，建立了以医院为主要力量的国家和区域传染病救治中心，进一步完善四级一体化医疗服务体系，推进应急状态下医疗卫生机构动员响应、区域联动和人员调集机制，建立健全分级、分层、分流的传染病等重大疫情救治机制。三是防御能力不断增强。围绕各类生物安全事件的监测预警、信息报送、应急响应、应急处置、恢复重建等环节，积极推进医院防御能力建设，在生物威胁的监测预警、诊断治疗、救治护理等方面积累了一定的技术基础。针对新发突发传染病等的生物病原体威胁，在疫苗和试验性药物研发上取得了良好进展。四是平台条件不断完善。目前，我国部分三级甲等医院拥有国家重点实验室、临床医学研究中心、国家医学中心等大批平台，将科技资源按照有关规定向社会开放共享。

此外，医院感染的防控也成为早期疫情防控的一个重要内容。我国的医院感染管理事业经过三十多年的发展，实现了从无到有、从小到大的变革，在法规政策、组织管理、队伍建设、学科发展等方面取得了显著成效（姜蕾，2016）。医院感染管理法规的发布，明确了医院在预防和控制感染方面的责任与义务，建立了重点环节的技术规范和标准，推动了医院感染管理学的发展。随着我国从事医院感染管理的人员的专业素质不断提升，医院感染现患率也呈现逐年下降的趋势，取得了令人瞩目的成绩。然而，我国医院感染管理事业仍然面临严峻的形势，很多医疗机构，尤其是基层医疗机构仍未健全相关的组织制度，未设立医院感染管理部门，存在医院感染专职人员知识缺乏或能力不足的现状，严重制约了我国医院感染事业的发展。

医院生物安全管理在对抗生素的管理方面，体现在不断出台相关法规、制度，如加强抗菌药物分类管理制度，明确规定抗菌药物的审核要求，利用由国家卫生健康委员会组织专家制定的专家共识和指南，指导医院科学开展抗菌药物的临床应用。越来越多的医院参与抗菌药物和细菌耐药监测平台的构建，建立起全国范围的抗菌药物和细菌耐药的监测网，大部分临床常见耐药菌的检出率呈下降趋势（杜玮，2020）。近年来，我国医院的抗菌药物临床应用和细菌耐药总体呈现良好的局面，但仍然存在一些问题，主要包括抗菌药物临床应用和耐药形势控制地区间发展不平衡、临床应用技术支撑体系不健全、抗菌药物使用结构不合理等。

生物安全实验室是疫情监测的基础设施。P2、P3 实验室是防控疫情的必要条件，相较于 SARS 时期，我国的生物安全实验室数量虽然有了大幅的增长，但目前全国仅有少数医院拥有 P3 实验室，甚至一些基层医院不具备 P2 实验室。生物安全实验室的不足严重限制了对疾病的及时发现、诊断和治疗。

2022 年 6 月 7 日，国家药品监督管理局药品审评中心（以下简称国家药监局药审中心）发布《中国新药注册临床试验进展年度报告（2021 年）》，报告显示登记的临床试验总量已突破 3000 余项，但目前医院在遗传资源和两用技术管理上普遍存在"重申请、轻管理"的现象。首先，大部分医院的科研人员对相关知识掌握不足，医院对相关人员的知识培训和政策宣贯不足。科研人员缺乏对政策的动态学习，对科研项目的上报审批意识薄弱。其次，医院尚未形成对科研项目的全流程管理，仅重点关注研究的申报审批和结题文稿，无法做到对相关科研项目的开展情况进行实时评估，加大了科研项目进行过程中人类的遗传资源流失和两用技术滥用的风险。最后，医院的临床试验风险管理体系不健全，许多医院在开展临床试验过程中不同程度地存在侵犯受试者的知情同意权、隐瞒试验风险、药物管理不规范等问题（李见明，2014）。

总体上，我国医院正在逐步加快生物安全应急能力、生物安全治理能力的建设，但也存在一些不足亟待改善，如在医院组织管理、网络体系、预案方案、物资装备储备、技术能力、人才队伍建设、信息化建设等方面，尚未与我国严峻复杂的生物威胁事件的形势相适应（World Health Organization，2020）。例如，在新冠疫情早期，由于对疾病的认识有限，部分医疗机构尚无预案方案及救护流程标准。面对疫情，我国大部分医疗机构都存在缺乏专业救护设备、特异性治疗药物、防护物资（如医用口罩、防护服）等困境，我国医院的生物安全信息化建设还需继续完善，监测预警力度还需加强，需尽早实现对新发突发传染病的早期发现等。

参 考 文 献

蔡畅. 2014. 我国现代生物技术伦理问题研究. 锦州: 渤海大学硕士学位论文.

陈方, 张志强. 2020. 日本生物安全战略规划与法律法规体系简析. 世界科技研究与发展, 42(3): 276-287.

陈凤秋, 汪雪玲, 许锋, 等. 2020. 新型冠状病毒肺炎疫情期间生物样本库工作流程管理实践. 中国医药生物技术, 15(2): 117-120.

陈思静, 吴茂锋, 李佩娟. 2019. 生物样本库的建设与发展. 生物化工, 5(4): 164-166.

陈秀英, 雷永良, 庄启俭, 等. 2015. 侵华日军鼠疫细菌战幸存者 F1 抗体血清调查. 疾病监测, 30(1): 38-41.

陈胤忠, 唐才昌. 2003. 医护人员 SARS 感染率高原因与我国医院感染管理对策探讨. 中华医院感染学杂志, (11): 51-53.

陈致远. 2017. 论侵华日军的细菌武器及武器水平. 求索, (10): 170-180.

狄佳, 李雪梅, 张丽伟, 等. 2021. 某地区医疗机构发热门诊建设规划与思考. 中国医院建筑与装备, 22(6): 45-48.

杜玮. 2020-02-18. 亲历者讲述: 武汉市中心医院医护人员被感染始末. https://user.guancha.cn/main/content?id=245276[2020-10-24].

冯毓璇. 2020-04-02. 抗疫中的西电科技|负压隔离仓智能监测物联网系统. https://news.xidian.edu.cn/info/2106/208352.htm[2024-02-20].

龚杰, 韩卫全. 2014. 三级医院临床实验室人员生物安全管理探讨. 现代预防医学, 41(24): 4463-4464.

国家卫生健康委员会. 2021-07-13. 2020 年我国卫生健康事业发展统计公报. http://www.nhc.gov.cn/guihuaxxs/s10743/202107/af8a9c98453c4d9593e07895ae0493c8.shtml[2021-12-30].

韩磊, 张宏雁, 吴昊, 等. 2013. 医疗机构: 生物安全的责任与挑战. 中国卫生质量管理, 20(5): 129-131.

黄翠, 汤华山, 梁慧刚, 等. 2021. 全球生物安全与生物安全实验室的起源和发展. 中国家禽, 43(9):

84-90.

黄丕铂. 2019. 基因编辑婴儿事件及其对科技创新管理的影响. 科技中国, (2): 35-38.

黄日涵, 高恩泽. 2022. 新冠肺炎疫情下美国生物安全战略的失灵与修复. 太平洋学报, 30(1): 51-65.

姜蕾. 2016-09-08. 医院感染管理 30 年实现跨越式发展. https://zqb.cyol.com/html/2016-09/08/nw.
    D110000zgqnb_20160908_1-07.htm[2024-02-20].

蒋小娟, 赵孝英, 何海燕. 2020. 军队首批援鄂医护人员在救护 COVID-19 患者中临床一线安全防护监
    控系统的应用研究. 现代医药卫生, 36(23): 3748-3751.

李见明. 2014. 我国创新药物临床试验现状及风险管理评价体系研究. 长沙: 中南大学博士学位论文.

刘剑飞, 黄磊, 张昕, 等. 2020. 新时代军队医院面临的生物安全形势及对策. 军事医学, 44(05):
    321-326.

刘秋华. 2004. 管理学. 北京: 高等教育出版社: 27-48.

刘思娣, 李春辉, 李六亿, 等. 2016. 中国医院感染管理组织建设 30 年调查. 中国感染控制杂志, 15(9):
    648-653.

秘从从. 2019-08-22. 在长寿抗衰的战场上, "生物黑客"们都实现了什么? https://new.qq.com/rain/a/
    20190822A0MMRT00[2020-07-24].

南京医科大学公共卫生突发事件咨询服务与研究中心. 2003-08-17. 世卫最新数据: 累计非典病例 8422
    例病死率 11%. https://eph.njmu.edu.cn/2003/0817/c9772a116999/page.htm[2024-02-20].

彭耀进. 2020. 合成生物学时代: 生物安全、生物安保与治理. 国际安全研究, 38(5): 29-57, 157-158.

秦世强. 2021. 侵华日军第 100 细菌部队历史考察. 长春: 吉林大学博士学位论文.

尚军. 2005-04-14. 预防致命流感扩散 世卫组织要求看好实验室. http://zqb.cyol.com/content/
    2005-04/14/content_1069024.htm[2020-07-24].

宋馨宇, 刁进进, 张卫文. 2018. 对两用生物技术发展现状与生物安全的思考. 微生物与感染, 13(6):
    323-329.

苏琪茹, 徐爱强, Strebel P, 等. 2014. 中国消除麻疹的关键技术问题: 专家解读共识. 中国疫苗和免疫,
    20(3): 264-270, 283.

王春灵, 潘文彦, 郑吉莉, 等. 2020. 新型冠状病毒肺炎重型/危重型患者护理专家共识. 中国临床医学,
    27(2): 161-166.

王盼盼. 2021. 美国生物防御科研项目梳理与分析. 北京: 中国人民解放军军事科学院硕士学位论文.

王平, 乔冬梅. 2007. 提高认识加强检验科生物安全的管理. 实用医技杂志, (12): 1611-1612.

温占波, 赵建军, 王洁, 等. 2008. 生物安全柜的使用选择和生物防护性能检测及评价. 医疗卫生装备,
    (4): 14-16, 24.

文志林, 高洁, 许明磊, 等. 2020. 疫情应急下医疗机构个人防护用品动态管理实践. 生物医学工程学
    进展, 41(3): 172-175.

肖流. 2003. 透过窗口看软肋——医院与 SARS"遭遇战"引发的思考. 医院管理论坛, (8): 5-10.

解晓谜, 黄洁娜, 凌枫盛, 等. 2014. 负压隔离保护装置及其研究进展. 现代预防医学, 41(5): 902-904,
    915.

叶秋萍, 冯靖祎, 吕颖莹, 等. 2020. 医疗机构新冠肺炎疫情防控医学装备配置探讨. 中国医院建筑与
    装备, 21(9): 84-87.

张迪. 2020-04-22. 美国新冠病毒感染病例超过 82 万. https://news.sina.com.cn/w/2020-04-22-doc-
    iircuyvh9119525.shtml[2020-07-24]

张敏娜, 陈威巍. 2016. 立足临床、紧跟前沿: "生物安全医疗救治及重要传染病临床诊治新进展"研讨会
    纪要. 传染病信息, 29(6): 381-383.

赵鲁. 2014-07-25. 实验室 SARS 病毒泄漏事故回顾. https://news.sciencenet.cn/htmlnews/2014/7/
    299630.shtm[2020-10-24].

浙江省卫生和计划生育委员会. 2017-02-09. 浙江省卫计委通报一起重大医疗事故. https://news.medlive.
    cn/all/info-news/show-123975_97.html[2020-10-24].

中华医学会检验医学分会. 2019. 新型冠状病毒肺炎临床实验室生物安全防护专家共识. 中华检验医学杂志, 43(3): 203-206.

钟宁. 2022-04-11. 海口美兰国际机场负压发热隔离方舱正式投用. https://www.cnr.cn/hn/hksbs/20220411/t20220411_525791938.shtml[2024-02-20].

Diwan V, Lundborg C S, Tamhankar A J. 2013. Seasonal and temporal variation in release of antibiotics in hospital wastewater: Estimation using continuous and grab sampling. PLoS One, 8(7): e68715.

Kupferschmid K. 2017-07-06. How Canadian researchers reconstituted an extinct poxvirus for $100 000 using mail-order DNA. https://www.science.org/content/article/how-canadian-researchers-reconstituted-extinct-poxvirus-100000-using-mail-order-dna[2020-10-23].

Levy S, Breithaupt H. 2014. Tackling resistence: Bacteria, humans, animals and the environment: An interview with Stuart Levy, professor at Tufts University School of Medicine and president of the Alliance for the Prudent Use of Antibiotics. EMBO Reports, 15(2): 127-130.

Marion G. 2016-10-08. OSHO/RAJNEESH timeline. WRSP. https://wrldrels.org/zh-CN/2016/10/08/oshorajneesh/[2024-02-20].

Nozaki K, Tanoue R, Kunisue T, et al. 2023. Pharmaceuticals and personal care products(PPCPs)in surface water and fish from three Asian countries: Species-specific bioaccumulation and potential ecological risks. Science of The Total Environment, 866: 161258.

Tandukar S, Sthapit N, Thakali O, et al. 2022. Detection of SARS-CoV-2 RNA in wastewater, river water, and hospital wastewater of Nepal. The Science of the Total Environment, 824: 153816.

World Health Organization. 2020-03-19. Laboratory testing for 2019 novel coronavirus(2019-nCoV)in suspected human cases. https://www.who.int/publications-detail-redirect/10665-331501[2020-10-24].

World Health Organization. 2021-05-04a. Ebola virus disease-Democratic Republic of the Congo. https://www.who.int/zh/emergencies/disease-outbreak-news/item/2021-DON325[2021-10-24].

World Health Organization. 2021-08-09b. 2019-nCoV-surveillance-variants. https://iris.who.int/bitstream/handle/10665/343775/WHO-2019-nCoV-surveillance-variants-2021.1-chi.pdf[2021-09-13].

Wu F, Xiao A, Zhang J, et al. 2020. SARS-CoV-2 titers in wastewater are higher than expected from clinically confirmed case. MSystems, 5(4): e00614-20.

Xia H, Yuan Z. 2022. High-containment facilities and the role they play in global health security. Journal of Biosafety and Biosecurity, 4(1): 1-4.

Zhang D, Ling H, Huang X, et al. 2020. Potential spreading risks and disinfection challenges of medical wastewater by the presence of severe acute respiratory syndrome coronavirus 2(SARS-CoV-2)viral RNA in septic tanks of Fangcang Hospital. Science of the Total Environment, 741: 140445.

第二章　医院生物安全管理流程及措施

第一节　医院生物安全管理组织机构的设置及体系管理

医院生物安全管理组织机构设置的主要依据是医院的任务、规模、技术力量、部门/科室设置以及医学发展等情况。在新生物安全形势下，医院组织机构的设置除满足传统医疗、预防、保健、教学、科研工作的要求以外，还应保证其在国家生物安全防御体系中履行的职责和发挥的作用。《中华人民共和国生物安全法》中明确规定医疗机构的责任和义务，包括建立传染病监测网络，尽早发现、控制重大新发突发传染病；加强对合理用药的监督，防止抗微生物药物的不合理使用；规范生物技术的研究、开发与应用活动，禁止从事损害公众健康的生物技术研究活动；加强病原微生物实验室的管理，严格遵守有关国家标准和实验室技术规范、操作规程，建立完善的安全保卫制度；加强人类遗传资源的管理和监测，确保保藏、使用安全；开展对生物恐怖、生物袭击后人员的救治活动等。

医院的一切活动都需要有条不紊的组织形式。加强医院生物安全管理，需要通过完善医院组织机构及管理体系，优化医院组织运行机制以及人、财、物资源的合理配置，来不断支撑医院的生物安全防护能力。医院的生物安全管理组织机构是医院的重要组成部分，是维持医院生物安全防护能力的组织保证。随着国内外生物安全威胁的加剧，医院生物安全管理的组织架构也应该从实际出发，不断完善与新形势相适应的医院组织机构设置。医院应建立统一的生物安全管理委员会，其组织架构应包括行政职能部门、诊疗部门、辅助诊疗部门、护理部门等。

一、诊疗部门

诊疗部门包括内科、外科、妇产科、儿科等各专业或亚专业医疗科室及门诊、急诊科等（何莎莎，2009）。诊疗部门作为患者聚散频繁的流动区域，是医院生物安全事件的高发地。其中，传染科、呼吸科、老年科是生物安全风险最高的科室之一。发热门诊和肠道门诊作为医院传染病防治的前沿哨点，承担着诊断和治疗传染病的重要任务，是医院生物安全防护体系的主要组成部分。

二、辅助诊疗部门

辅助诊疗部门包括药剂科、医学影像科、检验科、病理科、麻醉手术科、消毒供应科等。医院的辅助诊疗部门以利用专门技术和设备辅助诊疗工作为主，能为医院生物安全管理提供坚实的保障。检验科和病理科作为医院的临床实验室，为医生和患者提供全面的实验室支持，具备合格的病原体检测能力和病理分析能力，是生物安全高危因子的聚集地，因此医院需要关注上述科室的生物安全问题。

三、护理部门

护理部门是医院医疗业务开展的重要组织部门。其中，护理人员作为医疗机构的临床一线工作人员，是医务人员中人数最多的群体，与患者接触最为频繁，承担了大量的传染病风险监测预警、临床救护、健康宣教以及防护培训等职能，在医院生物安全防御体系中扮演重要的角色。

四、行政职能部门

医院生物安全管理的职能部门主要包括行政管理部门、医务部、科研处、设备管理处、感染管理部门和疾病预防控制部门等，发挥着牵头组织、统筹管理和技术指导医院生物安全工作的关键作用，包括指挥调度、建章立制、预设应急预案、协调物资筹备、统筹人力调配和完善设施条件等，能有效维持医院日常生物安全工作的正常运行，提高医院的生物安全防御和应对能力。

五、医院生物安全管理委员会

过去，由于医院生物安全未受到重视，医院生物安全管理委员会可以是常设或非常设机构，其职能多以辅助诊疗部门的生物安全管理为重点，如检验科生物安全管理、实验室生物安全管理。然而，随着国内外生物安全内涵和范畴的丰富，医院生物安全管理愈来愈受到重视。为加强医院的科学管理，配合协调各系统、各部门的工作，建议二级及以上医院设置医院生物安全管理委员会。医院生物安全管理委员应由院长或分管副院长担任主任委员，各诊疗部门、辅助诊疗部门、护理部门、职能部门负责人及专家担任委员，并明确规范各自的工作职责，共同履行医院生物安全管理职能。该委员会的目标是保证医院诊疗活动的生物安全，提高医院生物安全威胁的应对能力，保障实验室生物安全，改善医院感染和微生物耐药的现状。由主任委员组织委员会委员每月定期召开一次会议，对医院内的医院感染、耐药菌流行趋势等生物安全风险进行评估、监督、指导等。医院生物安全管理委员会应负责建立医院生物安全二级或三级管理体系，保证医院生物安全防御体系的正常运行。各部门、科室负责人担任生物安全组长，根据生物安全管理相关法律法规及标准操作规范制定相关规章制度和操作流程，并由生物安全管理委员会审核，各项规章制度需以生物安全为核心，保证生物安全管理有章可循。各项规章制度和操作流程需切合医院的实际情况，收集执行人员对不符合项的意见，及时修订存在的问题，使得规章制度更加规范化、合理化。

医院生物安全管理委员会的主要任务包括：制定生物安全相关规章制度并定期评价、修订，建立健全生物安全操作规程和管理规范；完善生物安全管理队伍培训，监督医院工作开展过程中的生物安全情况；制定生物安全事件应急预案，定期对医院科室进行生物安全风险评估；指导生物安全事件的应急处理，提供生物安全事件的紧急救助和保健治疗措施；指导医院生物安全相关设施设备和基础科学的研发与更新，定期审查医院的物资储备情况，加强医院生物安全防护体系的建设。

六、医院生物安全管理体系中的临床医疗管理

临床医疗是医院的核心功能，包括所有与医疗有关的活动，涉及医疗、护理、药剂、检验、影像等多个环节。保障医疗活动的生物安全是保障医院正常运转的基础，管理诊疗技术以及诊疗流程的生物安全是诊疗生物安全管理的主要内容，以临床医生为中心的诊疗工作的生物安全管理是医疗工作生物安全管理的中心。以医生为中心，以保障诊疗的生物安全为目的，进行计划、组织与干预，保证医院的医疗保健功能正常运行。

护理生物安全管理是对护理工作进行科学的计划、组织领导与协调，提供优质的护理服务，同时做好护理人员的自身生物安全防护。以提高生物安全防护为导向，完善护理实践、护理教育、护理科研及护理理论。

药事生物安全管理是在临床药学的基础上，做好患者的医疗与健康保健工作，以及保障药事工作人员的自身生物安全，促进临床科学、合理用药的药学技术服务和相关药品管理工作。医院药事生物安全管理可分为药事管理组织和药学部门的生物安全管理，包含对医院药事的组织、技术、物资设备、质量和信息等多个方面的管理。提升医疗机构药事管理水平，保障药物和消毒制剂的供应，有序开展药学服务，提高医院用药、制剂的生物安全。

临床实验室生物安全管理在满足临床需求的同时，还保护临床实验室环境与工作人员的生物安全。以国家颁布的法律法规为原则，整合利用临床实验室的人力、设备与资金，达到提升病原体检测能力和实验室生物安全防护水平的目的。

七、医院生物安全管理体系中的科研教学管理

医院的科研与教学是医院发展的"三驾马车"之二，作为医院的基本职能，与医院的医疗服务相辅相成。现代科学技术的高速发展推动医学学科的发展进步，新的医学学科不断产生，医疗手段不断更迭，医院的预防与医疗水平不断提升。医院的科研教学已经成为生物安全管理体系的组成部分，医院科研教学的生物安全管理至关重要。根据医院临床实际需求开展应用性研究，将提升医院生物安全管理能力作为科研目标之一，严格对引用和应用新技术与新疗法的医学伦理进行审查，加强研究人员的伦理道德要求，以严肃的科学态度对待研究，根据医院生物安全防护需求，培养重点学科的高层次人才，加强学科之间的交叉联系。

八、医院生物安全管理体系中的信息管理

医院信息系统的信息化为医院运营提供了必不可少的技术支撑。随着大数据时代的到来，在对信息的收集、加工和决策过程中，医院的医疗、预防和科研管理水平得到了

极大的提升，使医院能够及时、迅速、有效地预防和控制生物安全事件（郑树军和周波，2022）。医院通过收集诊疗信息实现对突发生物安全事件的监测预警；利用样本库的遗传信息资源帮助研究人员对人类基因开展科学研究；医院拥有大量的生物信息，一旦泄露，将会造成生物安全事件；提升医院信息管理的应用效果需要电子信息技术设备作为支撑。收集、储存、利用信息是医院信息安全的重要环节，医院通过建立相应的规章制度，采取系统安全措施，重视对最新计算机技术的引进和软硬件设备的更新，完善系统的管理、监督和运行，促进医院信息管理的可持续发展。

九、医院生物安全管理体系中的人力资源管理

医院人力资源管理贯穿于医院人力资源运转的全过程，是应急处置医院生物安全事件时充分发挥人力作用的管理活动。医院人力资源管理是对人力资源的规划、协调配合、合理配置和使用，包括对人员的教育培训、提高人员的科学文化素养以及思想道德觉悟等。医院人力资源不仅包括医生、护士、技师等医疗技术人员，还包括行政、后勤等管理人员和服务人员。医院的卫生人力大部分都属于人才资源，除完成日常生物安全事件的病原体诊断的工作以外，还进行生物安全科研、教学等活动，推动医院生物安全管理工作。在发生生物安全事件时，医院的人力资源管理通过协调人才资源，调动人员的积极性和创造性，发挥卫生人才在生物安全预警、处置、救护、恢复中的作用。同时，针对突发生物安全事件应急状态下卫生人才的心理特点，应该采取积极的人文关怀和心理干预措施，避免长期的心理困扰和疾病的发生，确保生物安全管理工作的质量。

十、医院生物安全管理体系中的后勤保障管理

医院的后勤为医院在生物安全事件中的临床医疗、预防、保健、科研、教学工作提供保障，在维持医院日常运转中起到重要作用，是医院生物安全管理体系中必不可少的一环。后勤保障管理运用现代化管理理论、技术和方法，管理医院内的生物安全设备设施和物资器材。根据医院实际的生物安全形势，对医院的防护物资、医学装备和设施的流通分配加以计划、组织、指导、协调、监督管理，实现医院内资源的最大化利用。为医院的医疗、科研、教学提供先进的技术和物资设备，提升医院对疾病的监测、预防、诊断与治疗水平。以保障医院生物安全为目的，紧密结合临床，为各部门、科室提供安全、有效、经济的防护物资和医学装备。

第二节　医院行政职能部门及相关科室的生物安全管理职责

一、医务管理部门的生物安全管理职责

（1）在院长、主管副院长的领导下，根据医疗行政法规、法令、政策的规定和医院工作计划，制订生物安全管理工作方案并组织实施。

（2）制订或修改生物安全相关的医疗规章制度、技术操作规范、医技人员岗位责任，并进行督促、检查、落实、考核，制订发生生物安全事件收治患者时的医疗质量管理方案标准和评价检查办法。

（3）组织、协调生物安全事件发生后科室之间的医疗工作，保证医疗工作正常运转。改进门诊、急诊工作，满足应对生物安全事件的要求。

（4）组织、协调生物安全事件中的危重患者抢救、院内外会诊、疑难病例讨论、重大手术讨论和审批。

（5）组织、协调突发公共卫生事件、重大疫情、生物恐怖袭击或生物战时的医疗救治工作并向上级报告。

（6）根据技术准入制度要求，对涉及生物安全事件的新技术、新项目、科研立项进行安全和伦理学论证；协调、组织生物安全新技术、新项目的引进与应用。

（7）根据医院生物安全管理工作需要，对医务人员外出学习、学术交流、外出进修进行审批。

（8）重视生物安全事件中的医疗安全和院内感染，发现医疗安全隐患时及时采取措施，对医疗差错、缺陷、事故及其他医疗问题，及时调查处理并及时补救（李桂玲，2021）。

二、疾病预防控制科的生物安全管理职责

（1）制订医疗机构生物安全事件预防控制工作管理相关制度，并督促落实。

（2）制订医疗机构应对生物安全事件的预防控制工作计划、方案，并组织实施、督导和考评。

（3）制订完善的传染病预警机制、早期预警响应标准及应对方案，提高医务人员的传染病预警能力和上报传染病的主动性，建立预警评价体系和评价指标，确保预警机制的实施。

（4）对医务人员开展传染病、生物恐怖袭击等生物安全事件预防控制的法律法规、工作规范及疾病预防控制的相关知识和技能培训。

（5）组织开展对传染病宣传日、生物安全相关知识的宣传和健康教育，普及生物安全防御知识。

（6）承担医疗机构传染病等生物安全事件的监测、信息收集、审核、报告和统计工作，协助属地疾控机构开展流行病学调查、样本采集、采取控制措施等工作。

（7）承担禽流感、新型冠状病毒感染等呼吸道重大传染病的疫情监测、信息收集、审核、报告、转诊、汇总分析以及减免政策落实情况等工作。

（8）负责传染病监测的管理，督促科室人员做好传染病的上报工作。

（9）负责医疗机构生物安全事件的报告管理工作，协助属地疾控机构做好调查、样本采集及转诊工作。

（10）承担院内呼吸道、消化道及其他传染病和生物恐怖袭击等生物安全事件的死亡信息监测、报告与管理工作。

（11）承担呼吸道、消化道及其他传染病和生物恐怖袭击等生物安全事件的诊疗、

监测等信息的收集、报告与管理工作。

（12）协调、督促院内感染预防措施的落实，发生院内感染事故时协助医院感染科督检相关控制措施。

（13）承担有关法律法规规定的生物安全事件的疾病预防控制工作，完成属地卫生健康行政部门和疾病预防控制机构交办的其他疾病预防控制任务。

三、医院感染管理委员会的生物安全管理职责

（1）认真贯彻医院生物安全事件可能导致的医院感染管理方面的法律法规以及技术规范、标准，制订本医院预防和控制医院感染的规章制度，并监督实施；负责对院内感染监测工作以及各项感染管理制度、指标落实情况进行监督。及时发现问题，提出对策，考核并评价管理效果，研究改进措施。

（2）根据生物安全事件防治、医院感染预防和卫生学要求，对本医院的建筑设计、基本设施、重点科室建设的基本标准和工作流程进行审查并提出意见。

（3）研究并确定本医院应对生物安全事件的医院感染管理工作计划，并对计划的实施情况进行考核和评价。

（4）研究并确定本医院应对生物安全事件的医院感染重点部门、重点流程、重点环节、重点部位、危险因素以及可采取的干预措施，明确预防和控制生物安全事件的医院感染工作中有关部门、人员的责任。

（5）研究并制订本医院在发生医院感染暴发、出现不明原因传染性疾病或者特殊病原体感染病例等生物安全事件时的控制预案，这是保障医院生物安全的重要举措。加强卫生宣传工作、建立健全防控体系、加强对医护人员的培训以及对医护人员普及消毒、隔离、无菌技术等工作对健康的重要性，提高医护人员贯彻各项感控工作制度的自觉性。

（6）建立会议制度，定期研究、协调和解决有关医院生物安全事件发生时可能导致的医院感染管理方面的问题，定期了解院内感染情况，在医院发生疑似医院感染暴发或者医院感染暴发时，应采取及时有效的处理措施，组织协调专职人员调查医院感染的传染源，切断传播途径，及时实施医疗救治，保障医疗安全。

（7）定期召开医院感染管理工作会议，汇报院内感染控制情况，研究并解决控制医院生物安全事件医院感染工作中存在的问题，提出改进措施，使院内感染率控制在最低限度。根据本医院病原体特点和耐药现状，配合药事管理委员会提出合理使用抗菌药物的指导意见。

（8）其他有关医院生物安全事件感染管理的重要事宜（吴安华和李春辉，2012）。

四、检验科的生物安全管理职责

（1）快速、准确地完成临床常规检验、生物化学检验、免疫学检验、微生物学检验、配血等任务，强化生物安全管理，满足生物安全应急状况下的检测需要。

（2）加强人员的生物安全防护，正确使用生物安全设施和设备，牢固树立安全意识，操作严格按照无菌操作规程执行，保证相关人员在完成安全防护技能培训后，持相关生物安全培训证上岗。

（3）严格按照实验室生物安全管理标准操作规程完成标本采集、运送过程，做好人员的防护和标本的密闭包装。制订标本溢洒的处理流程，配备紧急处理用品，并对人员进行相关培训。

（4）规范意外事故处置流程，不得随意丢弃破裂试剂瓶，出现锐器割伤、黏膜暴露等意外事故时，严格遵循生物安全管理规范和职业暴露处理程序。

（5）定期对检验科工作人员进行生物安全管理培训，根据工种采取针对性专业培训，加强对医源性感染的认知，定期开展生物安全知识考核。

（6）检验科实验室的整体布局需按照生物安全管理规定，清洁区与污染区划分明确，配备合适通风设施。对应位置配备生物危害标志，配备二级以上生物安全柜及非接触式吸收装置，防护用具配置齐全，及时更换超负荷生物安全设备。

（7）严格按照生物安全管理规范做好菌种标本的分类保存和记录工作，执行双人双锁和专室存放制度。经批准向上级机构上送菌株应符合相应的安全规定，并遵守国家关于道路、铁路和水路运输生物安全材料的有关要求。

（8）检验科应配备相应的消毒剂、消毒器材、消毒设备和实验室高压灭菌器。定期进行清洁和消毒（中华医学会检验医学分会临床微生物学组，2021；徐晶，2020；汪金辉，2020）。

五、病理科的生物安全管理职责

（1）每月召开一次科内生物安全知识培训，每季度召开一次生物安全会议，提高工作人员识别潜在的毒性、易燃易爆和感染性物质等生物安全隐患以及应急处置的能力。

（2）根据《病理科建设与管理指南（试行）》相关要求建设病理科室，科室具备对未知生物安全事件的病理诊断能力，开展合理的尸体病理检查。

（3）对易燃、易爆、易制的毒化学品统一管理，设置专职生物安全管理人员负责毒化学品的申请、领用、使用登记、保管、报废等工作。建立专门登记台账，如实记录进出的毒化学品的品种、数量、用途、领用日期、领用人、保管人等情况。

（4）对病理科工作人员进行岗前体检、定期体检，在发生生物安全事故后还应进行针对性体检，体检指标应包括常规项目以及与工作相关的特异性抗体、抗原检测，并建立健康档案。

（5）做好工作人员的防护工作，严格执行工作流程，按生物安全管理有关规定防护，制订被污染后的防护措施。

（6）做好科室环境、物表、器械、人员的消毒隔离工作，不定期对消毒环境进行检测，记录消毒频次、消毒方式、消毒剂浓度。

（7）每周对病理科的甲醛、二甲苯等生物安全威胁因素进行浓度检测，每年生成一次院外检测报告。

（8）做好病理科的损伤性废物、感染性废物、病理性废物、药物性废物和化学性废物的分类工作，根据生物安全风险程度密闭保存、运送。针对医疗废弃物流失、泄漏、扩散制订应急预案，采取应急控制措施防止污染扩散（阎红琳等，2017）。

六、信息科的生物安全管理职责

（1）根据医院的生物安全管理发展与需求，规划和设计符合医院实际需要的应用系统架构与基础设施架构。测试、评估和考虑使用最新的信息及通信技术，管理应用子系统之间的接口和标准，提出有助于医院生物安全管理体系信息化建设的项目建议。

（2）负责医院信息安全的宣传工作，通过办公自动化（office automation，OA）系统、医院官网、微视频、宣传手册等方式宣传医院信息安全管理，确保医院数据安全，不泄漏医院、患者、生物资源等任何信息。

（3）制订措施加强系统安全管理，避免系统受到任何攻击和入侵行为的损害。制订医院数据使用制度，确保数据安全，防止医院人、药、物的信息泄露，维护医院生物信息完整。

（4）保障网络安全，通过网络管理软件对医院生物安全进行监督和管理，畅通医院内生物安全信息前端数据资源管控渠道。

（5）组织建设医院生物信息数据仓库，增强各系统数据整合与共享强度，提高医院信息反馈效率，为医院的生物安全管理及决策提供信息化支持和服务（林滨，2022；何启红和曾理，2018）。

七、其他科室的生物安全管理职责

（一）药剂科的生物安全管理职责

（1）严格执行国家药政工作的政策和法规，其是医院药事管理工作必须遵循的法则。在管理过程中必须严格执行国家的各项方针政策，结合本部门实际，建立健全医院药品管理制度和药品监督检查制度，坚持依法治院、依法治药，确保医院药事管理工作有法可依、有章可循。

（2）定期组织药学专业人员及相关的临床人员进行生物安全业务培训，不断提高其专业技术水平。对临床用药的安全性进行监测，对临床用药的效果进行评价，为感染科制定感染性疾病的治疗方案提供科学依据。

（3）结合医院医疗工作需要与生物安全储备规范，制订药品采购计划，做好药品的采购、保管及供应工作，以确保生物安全事件应急状态下临床医疗工作与生物安全事件救治工作能正常开展；严格执行《中华人民共和国药品管理法》中的规定，做好特殊药品管理，防止发生意外事故，保证患者安全用药。

（4）院内制剂的配制工作应突出医院专科专病特色，加强院内生物安全药用制剂的研制开发，按有关规定配制院内制剂，不断扩大制剂范围，改进剂型品种，为医院生物安全提供更多的制剂品种，提高传染病、生物恐怖事件以及生物战感染者的临床治疗效果和医院临床治疗水平。

（5）积极开展科研工作，做好新药临床研究试验和药品疗效再评价工作，注意收集药品的毒、副反应情况，降低因用药不当出现的院内微生物耐药，并提出需要改进和淘汰的药品品种的意见。

（6）积极宣传用药知识，及时介绍药品供应情况，根据科室用药及微生物耐药情况做好临床用药咨询工作，检查、监督和指导临床科学用药、合理用药，确保临床安全、科学、合理用药（马勤燕等，2021）。

（二）感染科的生物安全管理职责

（1）对科室工作人员进行有关传染病、生物恐怖、生物损伤患者防治知识的培训，使其能甄别生物感染因素，并采取及时、正确的救治措施，对其定期考核，考核合格后方可上岗。

（2）执行消毒隔离制度，保证科室布局、分区合理和人流、物流合理，所有物品和区域都应该配有清晰、明确的标识，便于工作人员快速识别出物品和区域的用途与性质，减少混淆和错误发生。保持室内清洁卫生，清洁、污染物品分开放置，以防止交叉污染的风险。

（3）按照《医院感染管理规范（试行）》和《消毒技术规范》规定对感染性疾病科的设施、设备、医用物品等进行消毒，工作人员在感染科的工作区域内采取标准预防措施。医务人员每诊疗、护理一个患者和每次接触污染物品后，应严格按照手卫生规范及时进行手的清洗消毒，必要时戴手套。感染性疾病科工作人员应为就诊的呼吸道发热患者提供口罩，做好呼吸道、消化道等传染病患者以及生物战、生物恐怖事件感染者的隔离工作，杜绝院内感染。

（4）执行《医疗废弃物管理条例》，认真做好医疗废弃物的分类收集、登记、转运、处理等工作。

（5）执行《中华人民共和国传染病防治法》（以下简称《传染病防治法》）和《突发公共卫生事件应急条例》，指定专人负责传染病、生物战、生物恐怖事件报告工作。感染性疾病科工作人员必须了解并掌握传染病病种、分类以及不同传染病的报告时限、要求，及时、准确地将《传染病报告卡》和传染病信息报告给疾病预防控制科或医院总值班室，并与医院感染管理科进行沟通，必要时可直接向所在地卫生行政部门和疾病预防控制机构报告，并及时修订排除传染病的报告。

（6）与医院疾病预防控制科、所在地疾病预防控制机构密切合作，向医院其他科室开展有关传染病、生物战、生物恐怖等相关知识的宣传教育。

（三）消毒供应中心的生物安全管理职责

（1）严格执行《医院消毒供应中心 第1部分：管理规范》（WS 310.1—2016）等6项卫生行业标准。健全岗位职责、工作流程、消毒隔离、质量管理、监测、设备管理、器械管理及职业安全防护等管理制度和突发事件的应急预案（谢淑侠，2018）。

（2）根据各科室专业特点、常见医院感染及其原因做好物品交接，保证物品消毒质量，保障供应。根据生物安全风险程度掌握专用器械、用品处理的要点。

（3）根据感染管理科对消毒供应中心清洗、消毒、灭菌工作和质量监测的指导与监督，组织、协调消毒供应中心提出改进措施，降低医院内的生物安全风险。

（4）消毒供应中心应协同感染管理科对消毒质量进行定期监测，每年对消毒设备进行一次监测，器械和物品的清洗质量监测包括日常监测、定期抽查、清洗效果评价；每年监测一次消毒质量的主要性能参数，根据消毒剂的种类对化学物品消毒定期监测（邵亚燕和承雅，2020）。

（5）规范污水、污物的处置措施，对医疗废水进行严格消毒以及无害化处理，达到国家规定的排放标准后，方可排入污水处理系统。对转运传染病患者及其污染物品的车辆、工具进行全面消毒处理后，方可继续投入使用，杜绝医院对周边环境造成生物安全威胁（谭昊和陈昭斌，2020）。

（6）构建医院卫生消毒应急预案，对院内外突发生物安全事件的场所、物品及医疗废弃物进行消毒和无害化处置，储备应急消毒队伍，更新消毒技术，促进医院消毒质量的改进，保障医院生物安全（刘婷和孔子月，2021）。

第三节　医院对生物安全事件防范的训练

生物安全事件是指细菌、病毒等微生物危险病原体以及现代生物技术所带来的生物危害或污染后果的事件，包括传统生物安全事件、新兴生物安全事件。传统生物安全事件包括传染病、生物恐怖事件、生物战、实验室感染事故等；新兴生物安全事件包括生物技术的谬用、人类遗传资源流失、外来物种入侵等。但无论是哪种类型的事件，基于医院的性质、特点和职能，医院都要不断地通过演训，提高防范生物安全事件的能力和水平。

随着国内外生物安全形势的日益严峻，病原体未知、传染源不详、传播途径不明的新发突发传染病暴发频次增加，医护人员感染时有发生，实验室感染事件层出不穷。医院作为第一时间接触到此类患者的机构，是否能够有效应对生物安全事件显得尤为重要。目前，医院普遍存在重视诊疗工作而忽视培训和演练的现象，诊疗是医院的主要业务，但不够重视生物安全事件的培训和演练，造成医院缺乏防范和应对生物安全事件的能力（严彩霞等，2018）。针对生物安全事件的培训和演练，是检验医院应急预案是否符合实际、提高应急救治能力、积累实战经验的最有效的方式和途径。

一、演训人员和演训方式

医院应该定期对医务人员开展培训，提高医务人员对生物安全事件的应对能力，进而提高医院应对生物安全事件的管理水平。根据具体生物安全事件制订培训计划，可结合实际情况采取主题讲座、线上线下培训、知识竞赛、院内外交流等多种培训方式开展对医院生物安全事件的理论培训。开展全院医务人员的生物安全专题知识培训，保证医务人员在通过培训后，可提升对突发生物安全事件的反应性和及时性，使医务人员具备应对具体生物安全事件的能力。针对急诊与发热门诊等临床操作性较强科室的医务人员，可采取理论与实践等多种方式结合的形式开展培训工作。

培训人员应覆盖医生、护理人员、医技人员、行政人员、信息科人员、安保人员以及保洁人员。统筹规划整体人员的培训，第一梯队包括急诊、发热门诊、传染科的医护人员和后勤人员；第二梯队为各生物安全风险高危因素科室如重症监护室、呼吸科、血透室、新生儿科、检验科的工作人员；第三梯队普及到其他所有临床科室的医护人员和行政科室人员。医院人员构成复杂、学历水平不一，不同人员对生物安全事件防控知识的掌握和学习能力具有较大的差距，因此，培训内容和方法需要根据医院人员的水平与具体责任开展针对性培训，无论是医生的诊疗水平还是后勤人员的保障能力，都影响着医院生物安全事件的防控能力。因此，无论是医疗岗位还是其他岗位的工作人员，都应重视生物安全事件防控知识的学习，提高生物安全意识。医院应制订培训考核制度，对培训结果进行统一具体的考核，将考核结果与绩效工资挂钩，提高培训人员的积极性，保障培训人员对培训工作的参与程度和对培训内容的掌握程度。

医院演训可分为讨论型演训和实操型演训，讨论型演训的目的在于探讨生物安全事件应对策略和应急预案的制订，实操型演训能及时发现应急处置过程中的流程漏洞和操作问题。讨论型演训可分为小型研讨会、专题研讨会和桌面演训。小型研讨会是一种非正式讨论，旨在介绍、展示和研讨演训策略、方法与预案等，较少进行互动和交流，如为某应急预案制定的培训班。小型研讨会可通过讲授、讲座、演示、专题讨论等方式与演训人员探讨演训方案和流程。专题研讨会相比小型研讨会更为正式，需要进行更多的交流、互动和集体讨论。利用专题研讨会讨论来构建具体的演训策略，通常在设计大规模的演训方案时采用。小型研讨会和专题研讨会的应用范围广泛，易于准备和实施，一般只需要两周准备时间，不需要提前培训参演人员。桌面演训具有形式灵活、省时省力、成本低、可分析多种决策结果等优点，是医院采取的主要演训方式。桌面演训包括情境开发法和单一情景法。情境开发法是对生物安全事件演训情节进行分阶段讨论，由全体参与者共同解决每个情境阶段的各个问题，最终整合所有阶段的讨论结果。单一情景法则是分小组在预设的单一情景下逐个解决问题。利用讨论型演训提高院内各科室组织解决生物安全事件的能力，划分组织的职责，促进组织间的相互协调。桌面演训可通过数学建模、计算机模拟仿真技术，模拟不同生物安全事件在不同社会与环境背景下的发生发展，预先计算所需的应急人员、防护用品、检验试剂和设备、交通与通信等应急资源种类及数量，讨论并推演应急现场处理过程，从而使相关人员增强指挥决策与协同配合的能力，提高应对生物安全事件的综合处理水平。

实操型演训的方式更加多样，主要包括操练、功能演训、全面演训等。操练是对卫生应急工作涉及的各项技能的训练，使用与应对真实生物安全事件时相同的仪器和设备，可利用医院应急物资储备库的临期医疗物资，动员医院人员，通过实践操练来检验医院处置生物安全事件环节的具体操作。操练应用于应急指挥中心、突发事件现场或某些固定场所的常规应急工作，其有效性往往局限于整个应急管理系统中相对单一、特定的部分。功能演训不需要动用真实的人员和装备到突发生物安全事件现场，但要求最大限度地对事件进行模拟。功能演训相较操练的规模更大、参训人员更多、涉及部门更广。

"功能"同时也指"有序、按时"地完成应急工作的能力。专题研讨会、桌面演训和模拟操练均无时限要求，属于"静态测试"，而功能演训属于"动态测试"，旨在检验应急体系的响应能力和工作人员应对突发生物安全事件的能力，以及检验医院的应急指挥、控制功能。全面演训是针对生物安全事件应急预案的模拟演训，是全面检测和评价应急组织运行能力的演训活动。全面演训力求塑造真实演训情境，尽可能调动真实事件时的院内人员、设备和医疗资源展开实战性演训，是对整个应急管理系统进行考核，测试和评估其运转能力。全面演训因花费较多的经费和时间，通常用于最高优先等级的危害及相关职能的演练，是对应急事件相关职能的最终检验。

传统演训只能以事先制定的脚本模拟方式进行，训练深度不够，无法模拟生物安全事件的演变过程。随着虚拟现实（virtual reality，VR）技术的发展，将其应用于生物安全演训和应急管理成为现实，借助于 VR 技术，一系列扁平化的数据被还原成真实的生物安全事件场景，模拟生物安全事件的实时变化情况，参训者能够沉浸式地感受生物安全事件场景，并进行应急响应演训。

美军的 MediSim 和英军的 Chinook 演训模型中，融入了数字化的战场分布交互仿真以模拟战场环境，在还原对空间的感知、场景的变化、三维行为的交互下完成人机、人人之间的协同交互。MediSim 演训模型扩展了虚拟环境技术，使医务人员能够与模拟伤员互动，进行针对性伤亡培训。伤亡模型采用三维动画人体，其对受伤和/或治疗表现出适当的身体和行为反应。制订医务人员行为规范，使模拟医务人员的行动在患者评估和稳定期间符合军事惯例与医疗规程。可以通过鼠标和菜单界面启动医疗操作。英军的训练课程使用战术医疗队（tactical medical wing，TMW）的地面"Chinook"训练器进行，每次训练结束后都要将模拟的伤亡人员转移到军用车辆上。每场训练均安排两组受训护理人员参与，以功能受限的成人和儿童人体模型为载体，重点模拟人工搬运与医疗干预程序等操作流程。培训课程持续 15~20min，包括 3 个基本阶段：将伤员从现场搬运到直升机上、飞行中的护理以及将伤员转移到地面医疗队并进行交接。VR 技术在完成构建一个交互式生物安全事件的虚拟世界的基础上，通过计算机仿真软件模拟出生物安全事件的演变过程，计算生物安全事件的波及范围，以此为依据制定生物安全事件的应急响应脚本，在虚拟世界中模拟生物安全事件的应急响应流程，涵盖各种状态下的应急行动演训。

参训人员可利用如万向跑步机等装置，在小空间内能完成虚拟场景里的大范围、多种方式的位移。根据参训人员的定位和分工不同，管理者在虚拟场景内设定指挥、医护、后勤人员等多种角色，在虚拟场景中进行团队联机演训。管理者可根据演训目的，利用多台虚拟现实设备实现多角色协同，在同一生物安全事件场景下，不同工种的人员能协作完成演训操作。

目前，受制于场地和成本，很多医院只能采取桌面演训的方法，演训深度不够、效果有限。VR 技术具有沉浸性、交互性、真实性等特点，将 VR 技术与医院生物安全演训的要求和目标结合起来，能有效增强应急演训的效果，尤其是对那些在现实中很难重现的生物安全事件的演训。然而，作为一种现实演训的补充方法，VR 技术也存在前期研发费用高、事件重构门槛高、相似性评价及定量评价难、还原维度不全面等缺点。但无论如何，

VR 技术的应用具有广阔的前景,将其引入医院生物安全事件演训是重要的发展方向。

自 2003 年严重急性呼吸综合征疫情后,国家对生物安全日益重视,各政府部门、组织机构陆续开展了各具针对性的生物安全事件应急演训,这对我国生物防御能力体系建设起到了积极的促进作用。但是,当前我国开展的生物安全事件应急演训还存在以下不足:①演训形式单一。我国生物安全事件应急演训主要是对应急队伍的操练,以实装演训为主,缺乏基于模拟仿真技术的全要素技战综合演训。尽管实操型演训具有相应的优点,但是生物安全事件具有高度情景依赖性以及表现形式的多样性,使实装演训难以实现全面覆盖。另外,实装演训开展难度大,需要投入大量的人员、经费和时间,导致其通常只能对特定的小规模生物安全事件进行演训,难以大范围进行生物安全事件的实装演训。②演训支撑技术落后。我国近年来才开始加速开展生物防御能力的建设,基于计算实验相关技术的生物安全事件研究基础十分薄弱,与美国等发达国家存在较大的差距,还没有建立将生物安全事件发生发展机制、风险与损失评估体系以及辅助决策支持集于一体的生物安全事件决策支持平台,很难像国外一样实现基于计算机推演系统的全方位演训。③模拟训练装备器材缺乏。目前,我国现有训练装备器材和模拟训练装备器材存在品种不全、可靠性低、集成性不够和真实性不高等问题(崔澂等,2021),导致各类受训人员的特殊心理和生理、环境适应性及综合救治能力没有得到充分锻炼。且大中型装备器材研发过程中缺乏整体体系的设计和框架的构建,在研制大中型装备器材的过程中,鲜少参照模拟训练装备器材体系进行同步规划,导致实装演训与模拟训练装备器材的研制和配备不同步,无法满足新技术的需要。

二、演训组织和演训内容

在当地卫生部门的指挥协调下,根据医院自身特色,以应急预案为基础,参照应急演训指南,制订演训方案,组织医院的应急演训工作。2009 年,国务院应急管理办公室制定的《突发事件应急演练指南》,详细阐述了应急演训的组织机构、准备、实施、评估与总结,为各级组织机构组织突发事件应急演训提供了参考依据,促进我国应急演训工作规范地开展。中国疾病预防控制中心卫生应急中心在《突发事件应急演练指南》的框架下编写了《卫生应急演练技术指南(2013 版)》,该指南结合卫生应急工作和演训的特点,提出了操作层面和技术层面的指导意见。2017 年,国家卫生和计划生育委员会印发的《突发事件卫生应急预案管理办法》中规定,医疗机构定期开展卫生应急预案演训,专项、部门卫生应急预案至少每 3 年进行一次应急演训,将我国医疗机构的应急演训工作纳入了常态化管理。

生物安全事件的演训内容包括传染病疫情应对演训、生物恐怖袭击事件演训、院内感染暴发应急处置演训、医院信息系统应急演训等。设定演训目标是保证演训效果的重要环节,美国国土安全部和联邦紧急事务管理署为此共同界定了 37 种目标能力,医院演训的目标能力包括优化组织指挥机制、有效风险监测预警、及时信息报告、改善应急处置流程、保障物资调动等。开展演训前根据医院的评估需求,选择合适的演训目标,全方位提升医院的生物安全能力。

医院内全方位演训多以融合医院的多部门、多科室、多学科的方式开展，动员各个层级人员，包括卫生技术人员、工程技术人员、党政管理人员、信息管理人员与工勤人员。面对突发生物安全事件时，多数医院由于缺乏固定的生物安全组织，根据生物安全事件类型临时抽调人员组建应急组织，科室之间的不熟悉也影响一系列工作的开展，通过反复的演训可有效提高多科室的协作能力。

仅以医院为主体的医疗保障系统无法适应复杂多变的生物安全事件，医院还需联动其他区域、其他部门、其他医疗机构开展演训合作。医院与疾控机构、消防部门、公安部门等机构之间相互独立，应急预案缺乏兼容性，不同医院之间的应急资源也无法得到及时共享，区域内机构的联动性差。利用多部门联合演训，根据演训结果修订预案，磨合多机构之间的协作，在突发生物安全事件的第一时间确定医疗保障系统的联动主体，避免信息的错误或重复传递，保障整体救援工作的迅速推进。

三、演训的评价

医院生物安全事件的演训旨在提高医院的应急管理能力，经过对医院物资保障、人员管理、指挥能力等一系列因素评价，发现医院的管理缺陷，从而改进医院的管理。以一套客观性、一致性和可比性的指标评价医院演训前、中、后的各个环节，是医院通过演训提升管理水平的关键所在。美国约翰斯•霍普金斯大学循证实践中心在医疗保健研究与质量局（The Agency for Healthcare Research and Quality，AHRQ）的支持下，开发了一种用于医院灾难演习的绩效评估工具，于 2004 年 4 月发布。该工具根据演习过程中的 9 个部分进行医院应急演训的评价。第一，演训前需具备明确的演训目标，演训人员需经过足够的知识培训，医院具有足够的演训物资储备。第二，医院的生物安全指挥中心需具备完善的指挥结构、充足的人员以及信息的全面收集与及时下传。第三，净化区内需具备足够的个人防护设备和净化设备。第四，分流区内需具备充足的物理空间和有关应急人员，以实现对患者的高效合理转运。第五，治疗区内需具备充足的医疗资源，能对患者及时开展治疗。第六，团队在应急演训后能及时汇报评价指标中并未覆盖的问题。第七，发生生物安全事件时，能联系到专家指挥人员，保障患者和医院工作人员的生命安全。第八，演训观测者之间对演训评价的结果的差异不宜过大，观测者需经过相关培训，减少信度差异。第九，需有协调员对演训过程的各个环节进行协调。只有具备合理的演训评价指标，才能有效评价医院对生物安全事件的应急处置理论和实践能力，充分暴露医院、部门、科室以及个人应对生物安全事件的薄弱环节，通过采取持续改进措施，及时补短板，提升医院应对生物安全事件的应急能力。

各级医院应在地方卫生部门的指导下，按照相关部门颁布的演训规定，根据医院现有的应急响应能力，选择与地区生物安全事件管理的需求和医疗资源相适应的演训方法。

第四节　医院生物安全管理流程

从生物安全事件的演变过程来看，医院生物安全管理流程划分为监测预警、风险评估、紧急处置、临床救治、恢复重建等 5 个阶段。

一、监测预警

监测预警是指对各种潜在的生物危险因子进行动态观测和监控，科学评估生物危险因子的危害程度，及时报告有关风险信息，防止其对人类健康和环境产生危害。及早识别和快速、高效应对生物危险，是建设国家生物安全核心能力的重要内容。

我国目前的传染病监测系统主要包括法定传染病监测系统、突发公共卫生事件监测系统、传染病预警系统、专项监测系统、实验室监测系统和综合疾病监测系统等。基于特异的临床诊断和实验室诊断的传统疾病监测系统，从患者症状报告到医生下达疾病诊断的期间，存在滞后和漏报少报的现象，疾病监测已不能满足处理突发生物安全事件的需求（陆剑云和李铁钢，2018）。症状监测作为弥补传统疾病监测敏感性和及时性不足的机制，具有重要的意义和广阔的发展前景，是一种以早期察觉和调查疾病发生为主，对可能出现的突发生物安全事件进行察觉、评估、报告的机制（梅琳等，2022）。症状群监测依靠临床症状、患者主诉、特定药物处方的消费情况和入院患者数等特异或非特异性综合征。医院的症状监测通过长期、持续、系统地监测人群中特定临床综合征的发生频率，以早期探查突发生物安全事件的暴发，并做出及时预警和快速反应。医院的发热门诊和肠道门诊拥有丰富的疾病信息资源，是医院发现生物安全事件的前沿哨点，通过对非特异性症候群的监测，能扩大病原体的监测预警范围，且不受临床医生的临床水平限制。症状监测是生物监测体系的重要组成部分，具有及时性和高敏感性的特性，可比传统疾病监测提前几天或几小时监测出生物安全事件的暴发。涵盖症状监测、病例监测、实验室网络监测的医院生物监测体系，可实现对早期生物安全事件的预警、态势感知，帮助生物安全系统实时决策防控措施（Ansaldi et al.，2008）。

影响传染病暴发预警的因素包括监测的数据质量、监测系统的本身因素、传染病的暴发特征。医院传染病监测首先应该考虑拓宽预警数据的源头，实现预警数据的多元化、集成化，除包括个案预警的综合征数据外，应涵盖传染病暴发流行的其他群体异动数据，如发热门诊就诊量、病死率、社会关系型就诊、院内传播型就诊、医护人员就诊等。新加坡中央医院为将疫情遏制在暴发早期关头，为防止部分早期无发热症状的新型冠状病毒感染患者在院内就诊引起院内感染，设置了呼吸道监测病房，收纳所有具有呼吸道症状的患者（Wee et al.，2020）。这种方法允许在有限的隔离设施中优先管理肺炎高危人群，同时通过管理指定区域的潜在高危患者来控制院内传播的风险。严重急性呼吸综合征、中东呼吸综合征等新发突发传染病感染在暴发早期均出现了院内交叉传播的医护人员感染，因此在新发突发传染病暴发早期预警中应特别关注院内传播型就诊（Fu and Wang，2016）。

随着大数据时代的开启，非结构化和半结构化数据量呈几何级数增长，给传统预警信息技术带来了巨大的挑战。在配备成熟的健康医疗大数据平台的发达国家中，美国作为先行者，已建成覆盖 12 个区域的电子病历数据中心、9 个医疗知识中心、8 个影像与生物信息数据中心，其在多次传染病预测预警中得到应用（王志勇等，2021）。波士顿儿童医院的自动健康地图利用大数据能够提前 1～4 周量化疾病传播的风险，该系统通过扫描临床信息网络、媒体新闻、政府官方报告等渠道对可能暴发的传染病发出预警，并将预警程度分为 5 级。2019 年 12 月 30 日，该医院的预警系统发布的新型冠状病毒警报，是中国境外首个有关新型冠状病毒的公共警报，提供了新发突发传染病的早期发现信息，具有预测未来暴发轨迹的潜力。

目前，我国在大数据分析挖掘和传染病预测预警技术方面的研究薄弱，特别是医院基于多元异构数据的传染病等生物安全事件监测预警技术还处于空白。传染病监测信息上报的权限、方式和流程的相关规定不够严谨，风险研判制度不够健全，预警分级标准不够明确。大部分地区的医院无法实现与其他医院的数据共享，同一区域的医院没有统一的预警分析系统，单个医院的传染病预警数据流无法达到有效的早期预警效果（杜明梅和刘运喜，2022）。

二、风险评估

风险评估是指在生物安全事件发生前、中、后，对该事件引发的安全风险可能性及影响严重性进行评估，旨在提供基于证据的信息和分析以进行有效的风险应对。医院风险评估包括评估重要传染性疾病疫情、生物恐怖事件、食物中毒、化学中毒等突发生物安全事件，以及实验室生物安全等可能存在或引发生物安全风险的其他事件。根据风险评估周期，可将生物安全事件风险评估分为日常风险评估和专题风险评估。日常风险评估可分为情报筛检评估和阶段性趋势评估，专题风险评估分为传染病疫情风险评估和其他突发生物安全事件风险评估。日常风险评估从生物安全事件发生的可能性、危害的严重程度和应对能力的评估等多个方面对事件进行分析，根据评估结果制订下一步措施，必要时进行专题风险评估。

风险评估包括风险识别、风险分析和风险评价三部分。常用的风险评估技术包括头脑风暴法、专家商谈法、德尔菲法、失效模式法、效应分析法和风险指数法等 31 种方法。失效模式法和效应分析法是目前医疗领域应用最广泛、最受推崇的风险评估方法。风险识别是风险评估的重要环节，准确详尽的相关生物风险要素为风险分析提供可靠信息。传染病疫情的风险要素主要有传染病的临床症状、病原学和流行病学特点等。风险分析通过整合风险识别结果为风险评价提供关键参考指标，根据风险评估提供的生物风险要素分析生物安全事件发生的可能性大小和影响的严重程度。基于风险分析的结果，风险评价通过风险矩阵法、分析流程图法等确定生物安全事件的相关风险等级，对生物安全事件的风险做出合理评价。

2020 年初，全球不断新增的新型冠状病毒感染患者以及国内反复暴发的疫情提醒现有风险程度日益加剧，针对生物安全事件开展风险评估具有重要性。新型冠状病毒在全球蔓延，并变异出能感染人的低致病性冠状病毒，如 HCoV-NL63、HCoV-229E、HCoV-HKU1 和 HCoV-OC43 等，未来可能在人群中逐步适应并长期共存。尽管国内疫情逐步趋于平稳，但是境外输入风险持续存在。根据国家卫生健康委员会和中国民用航空局的数据，通过计算每月入境（包括港澳台）客流量以及相应确诊患者数，获得境外输入的一个风险指数，即每万名旅客中的新型冠状病毒患者数，这个比值为 7.5 人/万人。由于全球疫情发展形势严峻，2022 年我国境外输入疫情的风险依然很高。此外，自然宿主和感染动物的传播风险也不容忽视。北美地区出现了野生动物感染新型冠状病毒的现象，甚至感染了多种变异株（Hale et al.，2022），一旦新型冠状病毒在动物中广泛传播，可能出现难以控制的局面。

现有生物安全风险评估往往只针对医院感染管理，少有研究涉及医院层面的生物安全事件防控风险评估。但新冠疫情表明，当严重新发突发传染病暴发时，首先考验的是医院的应对能力，尤其是综合医院的防控能力。因此，如何建立医院层面的生物安全事件的风险评估体系，尽早评估医院内的风险因素是当下迫切需要解决的难题。

三、紧急处置

面对生物安全事件，平时有生物安全管理委员会，战时要建立专门的应急组织机构，成立应急领导小组，全面负责突发生物安全事件的组织领导和协调指挥，协调医院多部门的运作。医院紧急事件指挥系统（hospital emergency incident command system，HICS）是医院应对各种生物安全事件的一种组织管理模式，在美国境内，已有 6000 多家医院注册并使用了 HICS。战时通过启动 HICS 建立包括指挥、行动、计划、财力、后勤在内的 5 个功能模块，颠覆平时各部门之间"条块分割"的管理模式，打通应对生物安全事件的管理链条。

医院面临的生物安全事件种类繁多，一项应急预案无法适应所有的生物安全事件的处置，面对突发生物安全事件应灵活处置，结合实际情况做出科学研判。医院应根据生物安全事件的突发性、场所特性等特点，科学合理地制定应急预案，这不仅能减少应急时间，还能提高应急处置效率，制订包括但不限于新发突发传染病应急预案、不明原因疾病应急预案、实验室生物安全应急预案、物资设备紧急调配预案和紧急疏散患者预案等在内的多套预案。

筹建多学科交叉的应急处置队伍是医院实施应急处置工作的必要举措，应对不可预见的生物安全事件需要这支队伍能在生物安全事件发生后听从统一指挥、迅速响应、采取有效的应急处置工作。应急处置队伍应包括医疗救治组、消杀组、保卫组、后勤组、信息组，除了开展应急救治，还应进行消杀隔离、现场保卫、人员控制、信息发布等工作。医疗救治组发挥消灭传染源、切断传播途径和救治易感人群的作用，平时作为医院与公共卫生管理部门的沟通桥梁，参与医院日常的疫情分析工作，协调各科室开展生物安全工作。

如果不能合理开展消杀，作为战疫一线人员的医护人员以及医疗工作都将面临安全威胁。消杀组应将消杀环境分为事发隔离点、诊室和病房、院区 3 种类型，根据环境类型特点采取三级消杀措施，在资源紧张的条件下，最大限度地提高对环境的消杀水平。防止感染者在治疗或转运过程中污染医院及医院环境，在转运前对人员进行全面净化，或在院内发现感染者后及时对院区采取封闭全面消杀措施。

　　健全的应急医疗物资储备体系保障应急处置工作的顺利进行，信息化、智能化的应急管理系统提高物资储备和现代化管理水平。根据突发事件的评估风险建立应对突发事件的物品清单，配备种类齐全的应急药品、设施设备等物资。利用实体储备、合同储备、生产储备等多种储备方式，动员企业或其他单位在生物安全事件发生的第一时间内为医院紧急调用、生产、研制紧急医疗物资。

　　医疗物资影响生物安全事件的处置效率，进而影响生物安全事件的发展态势，反之生物安全发展态势的改变也会影响医疗物资的分配策略。2020 年，伴随新冠疫情在全球暴发，各地区医院医疗物资的需求量陡增，地区、全国乃至全球都出现了医疗物资短缺的现象，特别是医用口罩、防护服、护目镜等需求量陡增，一度出现防护物资的供需失调，增加了医护人员面对新型冠状病毒的感染风险。

　　在新冠疫情期间，各地政府和医院均已建立了应急物资储备管理制度，但由于双方缺乏信息联通制度，无法实现及时沟通，加重了医疗物资的供应不足。为响应联合国项目事务署保障应急物资供应的号召，国际信息发展组织国际紧急救援中心（IERC）通过其数据库体系，帮助 135 个国家采购了关键医疗设备。医疗耗材信息化是医疗机构医疗耗材供应链建设的基础，完善的信息系统、全面的数据推动医疗耗材管理学科的不断精细化。为了解决在需求不确定背景下物资储备浪费或不足的问题，美国海军医学研究中心研制出预计医疗物资类别、数量及配置的算法，开发了医疗物资供应预估程序（estimating supplies program，ESP），对医疗物资供应进行准确预估并提供了可视化的分析报告，从而提高了医疗物资供应和管理水平（胡鹏伟等，2016）。近年来，有学者通过构建模型研究生物安全事件下医疗资源的供给与配置，进一步优化医疗物资的配置（Büyüktahtakın et al.，2018）。在突发生物安全事件这一需求不确定的背景下，结合事件发生前确定的医疗物资储备量和事件发生的物资最优分配方案，降低物资储备费用和事件发生后的预期损失（Torabi et al.，2018）。未来，在互联网背景下医疗资源优化、多种医疗储备方式的组合优化、应用生物安全事件演化下的物资供应相关模型等手段，可能是应对生物安全事件下物资储备不足的重要途径。

　　在生物安全事件发生后，公众普遍存在恐慌情绪，医院信息组应利用媒体及时发布准确信息以避免公众陷入恐慌。在疫情防控过程中，医院应利用媒体承担一定的知识科普功能，填补公众在疫情防控方面的知识空缺，包括日常环境消毒、个人防护等日常具体防护操作。通过政府、医院、公众等多方的公共信息交流平台，医院也可在发生重大生物安全事件时，及时发布如医疗资源缺乏的求助信息，为社会力量参与防控生物安全事件提供多方渠道。

四、临床救治

　　在发生生物安全事件后，医院应第一时间成立临床救治小组以开展临床救治工作，整合感染性疾病科、呼吸科、重症医学科、急诊科、放射科等的医疗资源以制订生物安全事件救治方案，指导全院生物安全事件中患者的救治工作，组织参与危重症患者的救治。根据生物安全事件波及范围，对全院人员开展生物安全事件防护救治知识和技能培训，对重点科室的医护人员进行专题培训，在医院内甚至区域内调配人力资源，补充临床救治人员。突发生物安全事件时，为提高救治与接收能力，应加强建设发热门诊和肠道门诊与隔离病区，充分利用医院弹性空间来提升医疗空间。床位是医院应对生物安全事件时维持临床救治能力的基础，应对烈性传染病等生物安全事件时通过及时改建或应急转换来提供充足负压隔离病房，保证床位能满足患者增长速度的需求。对危重症患者的临床救治是临床救治的重点，重点建设重症医学科，扩大重症医学科规模，提升技术水平，补充特殊设备配置。为确保所有生物安全事件患者得到规范的诊治，在生物安全事件发生期间医院可整合专家力量根据国家发布的最新诊疗和防控方案，修订临床路径，实现集中患者、集中专家、集中资源、集中救治的"四个集中"原则。建立临床救治专家组会诊制度，定期开展专家会诊讨论，为患者制订个性化诊疗方案。此外，联合上下级医院形成联动机制，利用互联网技术进行远程会诊、技术指导，保证基层医院诊疗规范，重症患者能及时转诊救治，提高救治成功率。

在新型冠状病毒 Omicron 变异株袭击我国香港之前，香港通过出台一系列的防疫措施确保了新型冠状病毒的低感染率（Kwan，2022）。为迅速构建人群的免疫屏障，全球多国纷纷按下疫苗研发的"加速键"，投入大量资源用于疫苗研发。2020 年末，各国陆续推出的新型冠状病毒疫苗标志着抗击全球新冠疫情大流行的关键转折点到来，我国的疫苗研发进度处于全球的第一方阵。我国部署了灭活疫苗、重组蛋白疫苗、腺病毒载体疫苗、核酸疫苗、减毒流感病毒载体疫苗 5 条技术路线，同步推进新冠疫苗的研发，实现 5 条技术路线临床试验的全覆盖（李恒和徐鹏航，2022）。截至 2021 年 12 月 21 日，我国已经有 7 款新型冠状病毒疫苗获批附条件上市或紧急使用，包括 5 款灭活疫苗、1 款腺病毒载体疫苗、1 款基因工程疫苗（倪浩，2021）。其中，中国北京生物制品研究所有限责任公司和科兴生物制品有限公司研发的两款新冠灭活疫苗已经得到世界卫生组织紧急使用清单（emergency use listing，EUL）的授权（贾兴旺，2021）。中国人民解放军军事科学院军事医学研究院陈薇院士团队和康希诺生物股份公司联合研发出重组新型冠状病毒疫苗（Ad5-nCoV），这是全球首个在人体中进行测试的新冠疫苗，已经获得中国国家药品监督管理局批准在国内附条件上市（马文英，2021）。2021 年 7 月 26 日，《柳叶刀》杂志发表了军事科学院军事医学研究院与武汉大学中南医院共同研究的一项报告，报告内容是全球首个新冠疫苗黏膜免疫临床试验结果。该报告表明，与肌内注射相比，雾化重组新型冠状病毒疫苗在成人体内耐受性更好、安全性更高，证明了激发黏膜免疫的新疫苗策略具有巨大的治疗潜力，为后续疫苗的研发提供了宝贵的经验。

由于药物的研制周期长，在针对新型冠状病毒的特效药物应用之前，新冠治疗主要依靠"老药新用"，如地塞米松、羟氯喹、瑞德西韦等。随着临床试验的开展，部分药物暴露出毒性较高、耐药性等问题。国家卫生健康委员会发布的《新型冠状病毒肺炎诊疗方案（试行第九版）》中对治疗药物的使用规定，不推荐单独使用洛匹那韦/利托那韦和利巴韦林，不推荐使用羟氯喹或联合使用阿奇霉素。除新型疫苗的应用以外，另一个重要的里程碑是特异性抗新型冠状病毒药物的成功研制。辉瑞公司的报告称，与安慰剂相比，其口服抗病毒药物利托那韦片显著降低了存在严重基础疾病的新型冠状病毒感染患者的住院和死亡人数，有效率高达 89%。我国首个自主研发的新型冠状病毒中和抗体治疗药物安巴韦单抗/罗米司韦单抗也通过了国家药品监督管理局的应急审批，历时20个月实现了从实验室研究到国际III期临床试验。III期临床试验结果表明，相比于安慰剂，安巴韦单抗/罗米司韦单抗联合疗法使高风险新冠门诊患者的住院死亡风险降低80%。利托那韦片和国产单克隆抗体(安巴韦单抗/罗米司韦单抗注射液)已被写入诊疗方案中，有望减少新型冠状病毒感染患者的住院和死亡人数（彭丹萍等，2022）。

在应对已知病原体的新发疫情时，我们首先应实施适当的隔离措施以防止病毒或细菌的进一步传播，并根据现有的医学知识和临床指南给予患者标准化治疗，若效果不佳可以根据患者的具体情况调整个性化治疗方案。同时，对易感人群提供免疫接种和其他预防性措施来降低感染风险。而对于未知病原体引发的新发疫情，则应迅速识别疑似病例并执行隔离措施，同时收集患者样本进行病原体鉴定，为后续的治疗和防疫策略提供指导。结合多学科专家力量，共同应对疫情，协同研究疫苗和特效药的开发，并根据疫情发展和科学研究的最新成果灵活调整治疗与防控策略。

五、恢复重建

在生物安全事件恢复重建阶段，应吸取事件的经验与教训，恢复、改建、继续完善医院的生物安全防护体系（Binkley and Kemp，2020）。处理生物安全事件后，尽快恢复医院的组织机构，协调各部门工作，恢复医院正常的诊疗秩序，实行基本医疗责任制，减少生物安全事件对医疗体系的冲击。医院应该构建一套科学完备的应急评估体系，对生物安全事件应急处置的结果进行评价。评估生物安全事件处置的及时性、有效性和科学性，以及生物安全事件带来的负面效应，提升医院处理生物安全事件的应急处置能力，改善管理中的重要措施。此外，分析医院的应急制度、人员培训、物资储备、日常演训，建立持续改进机制，健全医院应急管理体系，提高应急管理能力。针对医院的生物安全防护，强化临床治疗、科学研究、疾病防控的协同，推动医院的基础研究和合作攻关。同时，医院需要筹备生物安全事件后的心理重建工作。新型冠状病毒感染流行期间，我国国家卫生健康委员会发文要求，在疫情防控整体部署中纳入心理危机干预。在生物安全事件处理后，医院应高度重视医务人员的身心健康，建立突发事件后的心理干预和帮扶制度。评估医务人员的心理健康，采取联动、整体性的解决方案，对医务人员的心理进行长期的跟踪和干预，减轻突发生物安全事件所致的心理伤害。

参 考 文 献

崔澂, 唐坚, 徐世伟, 等. 2021. 我军卫生装备与战救模拟训练现状及发展建议. 医疗卫生装备, 42(1): 71-74.

杜明梅, 刘运喜. 2022. 我国传染病监测预警系统的发展与应用. 中华医院感染学杂志, 6: 801-804.

何启红, 曾理. 2018. 如何确保医院信息安全. 中国卫生质量管理, 25(6): 80-82.

何莎莎. 2009. 公立医院组织绩效内涵及其对绩效评价的启示研究. 武汉: 华中科技大学硕士学位论文.

胡鹏伟, 安志萍, 余燕燕, 等. 2016. 美国医疗物资供应预估程序分析与启示. 医疗卫生装备, 37(11): 123-126.

湖北省医学会心血管病学分会, 湖北省急性心血管疾病医疗救治中心. 2020. 新型冠状病毒感染防疫期间急性心血管疾病救治专家建议. 临床内科杂志, 37(3): 211-214.

贾兴旺. 2021. 新型冠状病毒肺炎疫情带来的挑战与警示. 标记免疫分析与临床, 28(5): 721-723.

李桂玲. 2021. 大型综合医院医疗质量与安全的医务管理要点研究. 中国卫生标准管理, 12(13): 19-22.

李恒, 徐鹏航. 2022-03-19. 新冠疫苗最新进展来了! 部分奥密克戎变异株疫苗已完成临床前研究. https://www.gov.cn/xinwen/2022-03/19/content_5679981.htm[2023-03-19].

林滨. 2022. 探析计算机数据库技术在医院数据管理中的应用. 互联网周刊, 6: 44-46.

刘婷, 孔子月. 2021. 国家生物安全实验室的法律规制——基于生物安全的双重含义. 实验室研究与探索, 40(8): 297-303.

陆剑云, 李铁钢. 2018. 传染病症状学监测发展趋势. 热带医学杂志, 18(11): 1537-1539.

马勤燕, 浦杰, 顾薇, 等. 2021. 药剂科药事管理在医院管理中的应用效果. 名医, 24: 189-190.

马文英. 2021-03-01. 我国首个单针接种新冠疫苗获批上市. https://language.chinadaily.com.cn/a/202103/01/WS603c5c57a31024ad0baabcae.html[2023-11-14].

梅琳, 张彧, 胡弘, 等. 2022. 基于医疗机构的突发呼吸道传染病症状监测预警机制研究. 中国医院管理, 42(2): 54-56, 68.

倪浩. 2021-03-23. "明年初达成群体免疫"意味着什么? 覆盖七成人口, 接种十亿人次. https://www.163.com/dy/article/G5OV9GB605504DLJ.html[2023-11-14].

彭丹萍, 邢翔宇, 汪杨, 等. 2022. 新型冠状病毒奥密克戎变异株的流行病学和临床特点. 中国病毒病杂志, 12(5): 385-389.

邵亚燕, 承雅. 2020. 综合管理模式在消毒供应中心集中化管理的应用效果研究. 实用临床护理学电子杂志, 5(19): 170-171.

谭昊, 陈昭斌. 2020. 我国医疗机构消毒监督管理的现状、重点及难点. 中国消毒学杂志, 37(12): 961-964.

汪金辉. 2020. 加强检验科标本生物安全控制和全程管理. 中医药管理杂志, 28(23): 132-133.

王志勇, 吴骋, 王立鹏, 等. 2021. 医疗大数据背景下的数据治理与质量监管. 中国数字医学, 16(4): 92-96.

吴安华, 李春辉. 2012. 医院感染的管理. 中国执业药师, 9(6): 42-48.

谢淑侠. 2018. 新规范下我院消毒供应中心外来医疗器械管理措施的改进. 中国现代医药杂志, 20(1): 92-94.

徐晶. 2020. 加强生物安全管理　降低检验科医源性感染. 中医药管理杂志, 28(16): 196-198.

严彩霞, 郭程, 吕雯倩. 2018. 三级医院突发公共卫生事件应急培训调查与分析. 中国卫生质量管理, 25(5): 10-12.

阎红琳, 袁静萍, 吴昊, 等. 2017. 病理科生物安全管理体系的建立. 诊断病理学杂志, 24(10): 799-801.

杨彦帆. 2022-03-20. 奥密克戎变异株疫苗研发取得积极进展. https://www.gov.cn/xinwen/2022-03/20/content_5680003.htm[2023-11-14].

郑树军, 周波. 2022. 医院管理信息系统中电子信息技术的应用. 长江信息通信, 35(3): 176-178.

中华医学会检验医学分会临床微生物学组. 2021. 临床微生物学检验过程的生物安全风险管理专家共识. 中华检验医学杂志, 44(9): 808-813.

Ansaldi F, Orsi A, Altomonte F, et al. 2008. Emergency department syndromic surveillance system for early detection of 5 syndromes: A pilot project in a reference teaching hospital in Genoa, Italy. Prev Med Hyg, 49(4): 131-135.

Binkley C E, Kemp D S. 2020. Ethical rationing of personal protective equipment to minimize moral residue during the COVID-19 pandemic. Journal of the American College of Surgeons, 230(6): 1111-1113.

Büyüktahtakın İ E, Des-Bordes E, Kıbış E Y. 2018. A new epidemics–logistics model: Insights into controlling the Ebola virus disease in West Africa. European Journal of Operational Research, 265(3): 1046-1063.

Fu C, Wang S. 2016. Nosocomial infection control in healthcare settings: Protection against emerging infectious diseases. Infectious Diseases of Poverty, 5(1): 30.

Hale V L, Dennis P M, McBride D S, et al. 2022. SARS-CoV-2 infection in free-ranging white-tailed deer. Nature, 602(7897): 481-486.

Kara E O, Elliot A J, Bagnall H, et al. 2012. Absenteeism in schools during the 2009 influenza A(H1N1)pandemic: A useful tool for early detection of influenza activity in the community? Epidemiol Infect, 140(7): 1328-1336.

Kwan R. 2022. How Hong Kong's vaccination missteps led to the world's highest COVID-19 death rate. British Medical Journal, 377: o1127.

Li L X, Benton W C. 1996. Performance measurement criteria in health care organizations: Review and future research directions. European Journal of Operational Research, 93(3): 449-468.

Torabi S A, Shokr I, Tofighi S, et al. 2018. Integrated relief pre-positioning and procurement planning in humanitarian supply chains. Transportation Research Part E: Logistics and Transportation Review, 113: 123-146.

Wee L E, Hsieh J Y C, Phua G C, et al. 2020. Respiratory surveillance wards as a strategy to reduce nosocomial transmission of COVID-19 through early detection: The experience of a tertiary-care hospital in Singapore. Infection Control and Hospital Epidemiology, 41(7): 820-825.

第三章 医院新发传染病管理

近年来，由新发传染病引发的突发公共卫生事件，日益成为全球突发公共卫生事件的主要原因。新发传染病是指由新种或新型病原微生物引起的传染病，具有传染源种类繁多、传播途径复杂多变、人群普遍易感等特点（李兰娟和李刚，2014）。由于新发传染病潜伏期不确定、传染性较强，在发病初期监测困难，防控和治疗难度较大，死亡率难以控制，一旦暴发，往往会对人类经济、社会造成巨大的损失。医院作为传染病防控体系的重要组成部分，在新发重大传染病防控工作中一直发挥着举足轻重、不可替代的重要作用。在新发重大传染病疫情暴发后，医院主要承担对传染病患者的医疗救治、传染源隔离、现场感染控制、事件报告和及时协助流行病学调查的各项技术任务，是有效预防传染病发生和控制传染病持续扩散的重要中坚力量（薛俊军等，2021）。中国卫生健康统计年鉴的公开数据显示，我国法定传染病的发病数呈现持续增长态势，然而截至2019年底，我国传染病专科医院不足200家，综合医院承担着全国近80%的医疗服务工作，更是危急重症患者的首选医疗机构，是传染病诊疗和防控的前沿阵地（王玲等，2021）。相较于传染病专科医院，综合医院日常业务工作量大、人员密度高、病种复杂、感染防控级别相对较低，传染病防治管理工作面临着更为严峻的挑战。目前在国内，患者治病就医首选综合医院，如非典型肺炎、甲型流感及新冠病毒感染的首例病例报告均来自综合医院。所以，综合医院是传染病早诊断、早报告、早治疗、控播散的首要关卡，必定始终处于传染病防控和救护的第一线（何权瀛，2005）。

第一节 新发传染病防控的法律法规

防控重大新发突发传染病疫情需要系统完善的法律体系予以支撑，目前，我国针对重大新发突发传染病疫情防控的法律法规主要以《生物安全法》《传染病防治法》等为主，辅以《传染病信息报告管理规范（2015年版）》、《中华人民共和国传染病防治法实施办法》（以下简称《传染病防治法实施办法》）、《突发公共卫生事件应急条例》、《突发公共卫生事件与传染病疫情监测信息报告管理办法》等行政法规和部门规章（刘子钰和周成超，2022）。对于医疗机构而言，需要在医疗活动中，依据相关法律和规章制度开展传染病监测、报告、救治、防控等相关工作。

一、《生物安全法》

《生物安全法》于2020年10月17日由第十三届全国人民代表大会常务委员会第二十二次会议通过，自2021年4月15日起施行，于2024年4月26日第十四届全国人民代表大会常务委员会第九次会议修改。对于防控重大新发突发传染病以及动植物疫情的内容主要集中在第三章，要求各级单位建立监测预警、报告、防控机制并承担相应工作职责。其中规定医疗机构、专业机构及其工作人员发现传染病、动植物疫病或者不明原因的聚集性疾病的，应当及时报告，并采取保护性措施。依法应当报告的，任何单位和个人不得瞒报、谎报、缓报、漏报，不得授意他人瞒报、谎报、缓报，不得阻碍他人报告。

二、《传染病防治法》

《传染病防治法》于 1989 年 2 月 21 日在第七届全国人民代表大会常务委员会第六次会议上通过，2004 年 8 月进行第一次修订，2013 年 6 月进行修正，2025 年 4 月进行第二次修订并公布，将于 2025 年 9 月 1 日起施行。其内容包括总则、预防、监测报告和预警、疫情控制、医疗救治、保障措施、监督管理、法律责任和附则。总则中对于传染病进行了定义和分类，分为甲类传染病、乙类传染病、丙类传染病，以及突发原因不明的传染病等其他传染病。甲类传染病，是指对人体健康和生命安全危害特别严重，可能造成重大经济损失和社会影响，需要特别严格管理、控制疫情蔓延的传染病，包括鼠疫、霍乱。乙类传染病，是指对人体健康和生命安全危害严重，可能造成较大经济损失和社会影响，需要严格管理、降低发病率、减少危害的传染病，包括新型冠状病毒感染、传染性非典型肺炎、艾滋病、病毒性肝炎、脊髓灰质炎、人感染新亚型流感、麻疹、流行性出血热、狂犬病、流行性乙型脑炎、登革热、猴痘、炭疽、细菌性和阿米巴性痢疾、肺结核、伤寒和副伤寒、流行性脑脊髓膜炎、百日咳、白喉、新生儿破伤风、猩红热、布鲁氏菌病、淋病、梅毒、钩端螺旋体病、血吸虫病、疟疾。丙类传染病，是指常见多发，对人体健康和生命安全造成危害，可能造成一定程度的经济损失和社会影响，需要关注流行趋势、控制暴发和流行的传染病，包括流行性感冒、流行性腮腺炎、风疹、急性出血性结膜炎、麻风病、流行性和地方性斑疹伤寒、黑热病、包虫病、丝虫病、手足口病，以及除霍乱、细菌性和阿米巴性痢疾、伤寒和副伤寒以外的感染性腹泻病。

《传染病防治法》是医疗机构对于传染病防控管理的执行依据和具体要求，内容包括：医疗机构必须严格执行国务院卫生行政部门规定的管理制度、操作规范，防止传染病的医源性感染和医院感染。医疗机构应当确定专门的部门或者人员，承担传染病疫情报告、本单位的传染病预防、控制以及责任区域内的传染病预防工作；医疗机构的基本标准、建筑设计和服务流程应当符合预防医疗机构感染的要求，降低传染病在医疗机构内传播的风险；医疗机构应当严格执行国家规定的管理制度、操作规范，加强与医疗机构感染有关的危险因素监测、安全防护、消毒、隔离和医疗废弃物、医疗污水处置工作，防止传染病在医疗机构内的传播；医疗机构应当按照规定对使用的医疗器械进行消毒或者灭菌；对按照规定一次性使用的医疗器械，应当在使用后予以销毁；医疗卫生机构应当制定本单位传染病预防控制应急预案，并根据实际需要和形势变化及时修订；医疗卫生机构应当根据本单位传染病预防控制应急预案开展演练。

医疗机构及其执行职务的人员发现甲类传染病患者、病原携带者、疑似患者或者新发传染病、突发原因不明的传染病，以及其他传染病暴发、流行时，应当于 2 小时内进行网络直报；发现乙类传染病患者、疑似患者或者国务院疾病预防控制部门规定需要报告的乙类传染病病原携带者时，应当于 24 小时内进行网络直报；发现丙类传染病患者时，应当于 24 小时内进行网络直报。医疗机构应当建立健全传染病疫情报告管理制度，加强传染病疫情和相关信息报告的培训、日常管理和质量控制，定期对本机构报告的传染病疫情和相关信息以及报告质量进行分析、汇总和通报。

医疗机构发现甲类传染病时，应当立即采取下列措施，并向县级以上地方人民政府疾病预防控制部门报告：①对甲类传染病患者、病原携带者，予以隔离治疗、医学观察；②对甲类传染病疑似患者，确诊前单独隔离治疗；③对甲类传染病患者、病原携带者、疑似患者的密切接触者，予以医学观察，并采取其他必要的预防措施。医疗机构对甲类传染病患者、病原携带者、疑似患者以及上述人员的密切接触者采取隔离治疗、医学观察措施，应当根据国家有关规定和医学检查结果科学合理确定具体人员范围和期限，并根据情况变化及时调整。采取隔离治疗、医学观察措施，不得超出规定的范围和期限。医疗机构、疾病预防控制机构应当向甲类传染病患者、病原携带者、疑似患者以及上述人员的密切接触者书面告知诊断或者判定结果和依法应当采取的措施。甲类传染病患者、病原携带者、疑似患者以及上述人员的密切接触者应当主动接受和配合医学检查、隔离治疗、医学观察等措施。拒绝隔离治疗、医学观察或者隔离治疗、医学观察的期限未满擅自脱离的，由公安机关协助医疗机构、疾病预防控制机构采取强制隔离治疗、医学观察措施。

医疗机构发现乙类或者丙类传染病患者时，应当根据病情采取必要的治疗和控制传播措施。医疗机构对本机构内被传染病病原体污染的场所、物品以及医疗废弃物、医疗污水，应当依照有关法律、行政法规的规定实施消毒和无害化处置。

医疗机构应当对传染病患者、疑似患者提供医疗救护、现场救援和接诊治疗，按照规定填写并妥善保管病历记录以及其他有关资料。医疗机构应当按照国务院卫生健康主管部门的规定设置发热门诊，加强发热门诊标准化建设，优化服务流程，提高服务能力。医疗机构应当实行传染病预检、分诊制度；对传染病患者、疑似患者，应当引导至相对隔离的分诊点进行初诊。医疗机构不具备相应救治能力的，应当将传染病患者、疑似患者及其病历记录一并转至具备相应救治能力的医疗机构。转诊过程中，对传染病患者、疑似患者应当采取必要的防护措施。医疗机构应当按照传染病诊断标准和治疗要求采取相应措施，充分发挥中西医各自优势，加强中西医结合，提高传染病诊断和救治能力。

医疗机构违反本法规定，有下列情形之一的，由县级以上人民政府疾病预防控制部门责令改正，给予警告或者通报批评，可以并处十万元以下罚款；情节严重的，可以由原发证部门或者原备案部门依法吊销医疗机构执业许可证或者责令停止执业活动，对直接负责的主管人员和其他直接责任人员依法给予处分，并可以由原发证部门责令有关责任人员暂停六个月以上一年以下执业活动直至依法吊销执业证书；未按照规定承担本机构的传染病预防、控制工作，医疗机构感染控制任务或者责任区域内的传染病预防工作；未按照规定报告传染病疫情，隐瞒、谎报、缓报、漏报传染病疫情，或者干预传染病疫情报告；未按照规定对本机构内被传染病病原体污染的场所、物品以及医疗废弃物、医疗污水实施消毒或者无害化处置。医疗机构违反本法规定，有下列情形之一的，由县级以上人民政府卫生健康主管部门依照前款规定给予行政处罚，对直接负责的主管人员和其他直接责任人员依法给予处分；发现传染病疫情时，未按照规定对传染病患者、疑似患者提供医疗救护、现场救援、接诊治疗、转诊，或者拒绝接受转诊；未遵守国家有关规定，导致因输入血液、使用血液制品引起经血液传播疾病的发生。医疗机构未按照规定对使用的医疗器械进行消毒或者灭菌，或者对按照规定一次性使用的医疗器械使用后未予以销毁、再次使用的，依照有关医疗器械管理的法律、行政法规规定追究法律责任。

三、《传染病信息报告管理规范（2015 年版）》

为加强传染病信息报告管理，提高报告质量，为预防控制传染病的暴发、流行提供及时、准确的信息，卫生部于 2006 年印发了《传染病信息报告管理规范》。为适应传染病防控工作新形势的需要，该规范于 2015 年重新制定，即《传染病信息报告管理规范（2015 年版）》，自 2016 年 1 月 1 日起执行。该规范明确规定，医疗机构执行首诊负责制，依法依规及时报告法定传染病，负责传染病信息报告管理要求的落实。制定传染病报告工作程序，明确各相关科室在传染病信息报告管理工作中的职责。建立健全传染病诊断、登记、报告、培训、质量管理和自查等制度。确立或指定具体部门和专（兼）职人员负责传染病信息报告管理工作。二级及以上医疗机构必须配备 2 名或以上专（兼）职人员，二级以下医疗机构至少配备 1 名专（兼）职人员。一级及以上医疗机构应配备传染病信息报告专用计算机和相关网络设备，保障疫情报告及其管理工作。负责对本单位相关医务人员进行传染病诊断标准和信息报告管理技术等内容的培训。负责传染病信息报告的日常管理、审核检查、网络报告（数据交换）和质量控制，定期对本单位报告的传染病情况及报告质量进行分析汇总和通报。协助疾病预防控制机构开展传染病疫情调查和信息报告质量考核与评估。

各级各类医疗卫生机构为责任报告单位；其执行职务的人员和乡村医生、个体开业医生均为责任疫情报告人。

报告病种包括如下几种。

1. 法定传染病

（1）甲类传染病。

（2）乙类传染病。

（3）丙类传染病。

（4）国家卫生计生委（现国家卫生健康委员会）决定列入乙类、丙类传染病管理的其他传染病和按照甲类管理开展应急监测报告的其他传染病。

2. 其他传染病

省级人民政府决定按照乙类、丙类管理的其他地方性传染病和其他暴发、流行或原因不明的传染病。

3. 不明原因肺炎病例和不明原因死亡病例等重点监测疾病

责任报告人应按照传染病诊断标准（卫生计生行业标准）及时对传染病病人或疑似病人进行诊断。根据不同传染病诊断分类，分为疑似病例、临床诊断病例、确诊病例和病原携带者四类。其中，需报告病原携带者的病种包括霍乱、脊髓灰质炎以及国家卫生计生委规定的其他传染病。

责任报告单位或责任报告人在诊疗过程中应规范填写或由电子病历、电子健康档案自动生成规范的门诊日志、入/出院登记、检测检验和放射登记。首诊医生在诊疗过程中发现传染病病人、疑似病人和规定报告的病原携带者后应按照要求填写《中华人民共和国传染病报告卡》（以下简称《传染病报告卡》）或通过电子病历、电子健康档案自动抽取符合交换文档标准的电子《传染病报告卡》。

《传染病报告卡》统一格式，可采用纸质或电子形式填报，内容完整、准确，填报人签名。纸质报告卡要求用 A4 纸印刷，使用钢笔或签字笔填写，字迹清楚。电子交换文档应当使用符合国家统一认证标准的电子签名和时间戳。

《传染病报告卡》中须填报患者有效证件或居民健康卡、社会保障卡、新农合医疗卡等身份识别号码；患者为学生或幼托儿童须填报其所在学校/幼托机构全称及班级名称。

传染病报告实行属地化管理，首诊负责制。《传染病报告卡》由首诊医生或其他执行职务的人员负责填写。现场调查时发现的传染病病例，由属地医疗机构诊断并报告。传染病疫情信息实行网络直报或直接数据交换。不具备网络直报条件的医疗机构，在规定的时限内将传染病报告中的信息报告属地乡镇卫生院、城市社区卫生服务中心或县级疾病预防控制机构进行网络报告，同时传真或寄送《传染病报告卡》至代报单位。区域信息平台或医疗机构的电子健康档案、电子病历系统应当具备传染病信息报告管理功能，已具备传染病信息报告管理功能的要逐步实现与传染病报告信息管理系统的数据自动交换功能。军队医疗卫生机构向社会公众提供医疗服务时，发现传染病疫情，应当按照本规定进行传染病网络报告或数据交换。

责任报告单位和责任疫情报告人发现甲类传染病和乙类传染病中的肺炭疽、传染性非典型肺炎等按照甲类管理的传染病人或疑似病人时，或发现其他传染病和不明原因疾病暴发时，应于 2 小时内将《传染病报告卡》通过网络报告。对其他乙、丙类传染病病人、疑似病人和规定报告的传染病病原携带者在诊断后，应于 24 小时内进行网络报告。不具备网络直报条件的医疗机构及时向属地乡镇卫生院、城市社区卫生服务中心或县级疾病预防控制机构报告，并于 24 小时内寄送出《传染病报告卡》至代报单位。

医疗机构传染病报告管理人员须对收到的纸质《传染病报告卡》或电子病历、电子健康档案系统中抽取的电子《传染病报告卡》的信息进行错项、漏项、逻辑错误等检查，对有疑问的报告卡必须及时向填卡人核实。

医疗卫生机构发生报告病例诊断变更、已报告病例因该病死亡或填卡错误时，应由该医疗卫生机构及时进行订正报告，并重新填写《传染病报告卡》或抽取电子《传染病报告卡》，卡片类别选择订正项，并注明原报告病名。对报告的疑似病例，应及时进行排除或确诊。

责任报告单位发现本年度内漏报的传染病病例，应及时补报。

各级各类医疗卫生机构的纸质《传染病报告卡》及传染病报告记录保存 3 年。不具备网络直报条件的医疗机构，其《传染病报告卡》由代报单位保存，原报告单位必须进行登记备案。符合《中华人民共和国电子签名法》的电子《传染病报告卡》视为与纸质文本具有同等法律效力，须做好备份工作，备份保存时间至少与纸质《传染病报告卡》一致；暂不符合的须打印成纸质卡片由首诊医生签名后进行保存备案。

医疗机构的电子病历系统实施传染病报告功能时，应通过身份鉴别和授权控制加强用户管理，做到其行为可管理、可控制、可追溯。

各级各类医疗机构应将传染病信息报告管理工作纳入工作考核范围，定期进行自查。

四、《传染病防治法实施办法》

《传染病防治法实施办法》于 1991 年 10 月 4 日由国务院批准，1991 年 12 月 6 日卫生部令第 17 号发布施行。全文共分 7 章。该实施办法要求各级各类医疗保健机构的预防保健组织或者人员，在本单位及责任地段内承担下列工作：传染病疫情报告和管理；传染病预防和控制工作；卫生行政部门指定的卫生防疫机构交付的传染病防治和监测任务。医疗保健机构必须按照国务院卫生行政部门的有关规定，严格执行消毒隔离制度，防止医院内感染和医源性感染。对患有下列传染病的病人或者病原携带者予以必要的隔离治疗，直至医疗保健机构证明其不具有传染性时，方可恢复工作：鼠疫、霍乱；艾滋病、病毒性肝炎、细菌性和阿米巴痢疾、伤寒和副伤寒、炭疽、斑疹伤寒、麻疹、百日咳、白喉、脊髓灰质炎、流行性脑脊髓膜炎、猩红热、流行性出血热、登革热、淋病、梅毒；肺结核、麻风病、流行性腮腺炎、风疹、急性出血性结膜炎。

被甲类传染病病原体污染的污水、污物、粪便，有关单位和个人必须在卫生防疫人员的指导监督下，按照下列要求进行处理：①被鼠疫病原体污染：被污染的室内空气、地面、四壁必须进行严格消毒，被污染的物品必须严格消毒或者焚烧处理；彻底消除鼠疫疫区内的鼠类、蚤类；发现病鼠、死鼠应当送检；解剖检验后的鼠尸必须焚化；疫区内啮齿类动物的皮毛不能就地进行有效的消毒处理时，必须在卫生防疫机构的监督下焚烧。②被霍乱病原体污染：被污染的饮用水，必须进行严格消毒处理；污水经消毒处理后排放；被污染的食物要就地封存，消毒处理；粪便消毒处理达到无害化；被污染的物品，必须进行严格消毒或者焚烧处理。③被伤寒和副伤寒、细菌性痢疾、脊髓灰质炎、病毒性肝炎病原体污染的水、物品、粪便，应当按照下列要求进行处理：被污染的饮用水，应当进行严格消毒处理；污水经消毒处理后排放；被污染的物品，应当进行严格消毒处理或者焚烧处理；粪便消毒处理达到无害化。④死于炭疽的动物尸体必须就地焚化，被污染的用具必须消毒处理，被污染的土地、草皮消毒后，必须将 10 厘米厚的表层土铲除，并在远离水源及河流的地方深埋。

执行职务的医疗保健人员、卫生防疫人员为责任疫情报告人。责任疫情报告人应当按照规定的时限向卫生行政部门指定的卫生防疫机构报告疫情，并做疫情登记。

医疗保健机构、卫生防疫机构经县级以上政府卫生行政部门的批准可以对传染病人尸体或者疑似传染病病人的尸体进行解剖查验。

该实施办法于 2007 年启动修订工作，目前修订版尚未正式发布。

五、《突发公共卫生事件应急条例》

《突发公共卫生事件应急条例》于 2003 年 5 月 9 日公布，2011 年进行了修订，自发布之日起施行。本条例所称突发公共卫生事件（以下简称突发事件），是指突然发生，造成或者可能造成社会公众健康严重损害的重大传染病疫情、群体性不明原因疾病、重大食物和职业中毒以及其他严重影响公众健康的事件。突发事件应急工作，应当遵循预防为主、常备不懈的方针，贯彻统一领导、分级负责、反应及时、措施果断、依靠科学、加强合作的原则。

突发事件监测机构、医疗卫生机构和有关单位发现有下列情形之一的，应当在 2 小时内向所在地县级人民政府卫生行政主管部门报告：发生或者可能发生传染病暴发、流行的；发生或者发现不明原因的群体性疾病的；发生传染病菌种、毒种丢失的；发生或者可能发生重大食物和职业中毒事件的。

医疗卫生机构应当对因突发事件致病的人员提供医疗救护和现场救援，对就诊病人必须接诊治疗，并书写详细、完整的病历记录；对需要转送的病人，应当按照规定将病人及其病历记录的复印件转送至接诊的或者指定的医疗机构。

医疗卫生机构内应当采取卫生防护措施，防止交叉感染和污染。医疗卫生机构应当对传染病病人密切接触者采取医学观察措施，传染病病人密切接触者应当予以配合。医疗机构收治传染病病人、疑似传染病病人，应当依法报告所在地的疾病预防控制机构。接到报告的疾病预防控制机构应当立即对可能受到危害的人员进行调查，根据需要采取必要的控制措施。有关部门、医疗卫生机构应当对传染病做到早发现、早报告、早隔离、早治疗，切断传播途径，防止扩散。

在突发事件中需要接受隔离治疗、医学观察措施的病人、疑似病人和传染病病人密切接触者在卫生行政主管部门或者有关机构采取医学措施时应当予以配合；拒绝配合的，由公安机关依法协助强制执行。

医疗卫生机构有下列行为之一的，由卫生行政主管部门责令改正、通报批评、给予警告；情节严重的，吊销《医疗机构执业许可证》；对主要负责人、负有责任的主管人员和其他直接责任人员依法给予降级或者撤职的纪律处分；造成传染病传播、流行或者对社会公众健康造成其他严重危害后果，构成犯罪的，依法追究刑事责任：未依照本条例的规定履行报告职责，隐瞒、缓报或者谎报的；未依照本条例的规定及时采取控制措施的；未依照本条例的规定履行突发事件监测职责的；拒绝接诊病人的；拒不服从突发事件应急处理指挥部调度的。

六、《突发公共卫生事件与传染病疫情监测信息报告管理办法》

《突发公共卫生事件与传染病疫情监测信息报告管理办法》于 2003 年 11 月 7 日发

布，自发布之日起施行，2006 年 8 月修订。该管理办法规定如下。

各级各类医疗机构承担责任范围内突发公共卫生事件和传染病疫情监测信息报告任务，具体职责为：建立突发公共卫生事件和传染病疫情信息监测报告制度，包括报告卡和总登记簿、疫情收报、核对、自查、奖惩。执行首诊负责制，严格门诊工作日志制度以及突发公共卫生事件和疫情报告制度，负责突发公共卫生事件和疫情监测信息报告工作。建立或指定专门的部门和人员，配备必要的设备，保证突发公共卫生事件和疫情监测信息的网络直接报告。门诊部、诊所、卫生所（室）等应按照规定时限，以最快通讯方式向发病地疾病预防控制机构进行报告，并同时报出《传染病报告卡》。报告卡片邮寄信封应当印有明显的"突发公共卫生事件或疫情"标志及写明××疾病预防控制机构收的字样。对医生和实习生进行有关突发公共卫生事件和传染病疫情监测信息报告工作的培训。配合疾病预防控制机构开展流行病学调查和标本采样。

流动人员中发生的突发公共卫生事件和传染病病人、病原携带者和疑似传染病病人的报告、处理、疫情登记、统计，由诊治地负责。铁路、交通、民航、厂（场）矿所属的医疗卫生机构发现突发公共卫生事件和传染病疫情，应按属地管理原则向所在地县级疾病预防控制机构报告。军队内的突发公共卫生事件和军人中的传染病疫情监测信息，由中国人民解放军卫生主管部门根据有关规定向国务院卫生行政部门直接报告。军队所属医疗卫生机构发现地方就诊的传染病病人、病原携带者、疑似传染病病人时，应按属地管理原则向所在地疾病预防控制机构报告。

医疗卫生人员未经当事人同意，不得将传染病病人及其家属的姓名、住址和个人病史以任何形式向社会公开。

各级各类医疗机构、疾病预防控制机构、采供血机构均为责任报告单位；其执行职务的人员和乡村医生、个体开业医生均为责任疫情报告人，必须按照传染病防治法的规定进行疫情报告，履行法律规定的义务。责任报告人在首次诊断传染病病人后，应立即填写《传染病报告卡》。《传染病报告卡》由录卡单位保留三年。

责任报告单位和责任疫情报告人发现甲类传染病和乙类传染病中的肺炭疽、传染性非典型肺炎、脊髓灰质炎、人感染高致病性禽流感病人或疑似病人时，或发现其他传染病和不明原因疾病暴发时，应于 2 小时内将《传染病报告卡》通过网络报告；未实行网络直报的责任报告单位应于 2 小时内以最快的通讯方式（电话、传真）向当地县级疾病预防控制机构报告，并于 2 小时内寄送出《传染病报告卡》。对其他乙、丙类传染病病人、疑似病人和规定报告的传染病病原携带者在诊断后，实行网络直报的责任报告单位应于 24 小时内进行网络报告；未实行网络直报的责任报告单位应于 24 小时内寄送出《传染病报告卡》。

获得突发公共卫生事件相关信息的责任报告单位和责任报告人，应当在 2 小时内以电话或传真等方式向属地卫生行政部门指定的专业机构报告，具备网络直报条件的要同时进行网络直报，直报的信息由指定的专业机构审核后进入国家数据库。不具备网络直报条件的责任报告单位和责任报告人，应采用最快的通讯方式将《突发公共卫生事件相关信息报告卡》报送属地卫生行政部门指定的专业机构，接到《突发公共卫生事件相关信息报告卡》的专业机构，应对信息进行审核，确定真实性，2 小时内进行网络直报，同时以电话或传真等方式报告同级卫生行政部门。

突发公共卫生事件与传染病疫情现场调查应包括以下工作内容：流行病学个案调查、密切接触者追踪调查和传染病发病原因、发病情况、疾病流行的可能因素等调查；相关标本或样品的采样、技术分析、检验；突发公共卫生事件的确证；卫生监测，包括生活资源受污染范围和严重程度，必要时应在突发事件发生地及相邻省市同时进行。各级各类医疗机构应积极配合疾病预防控制机构专业人员进行突发公共卫生事件和传染病疫情调查、采样与处理。

各级各类医疗机构所设与诊治传染病有关的科室应当建立门诊日志、住院登记簿和传染病疫情登记簿。各级各类医疗机构指定的部门和人员，负责本单位突发公共卫生事件和传染病疫情报告卡的收发和核对，设立传染病报告登记簿，统一填报有关报表。各级各类医疗卫生机构在卫生行政部门的领导下，积极开展突发公共卫生事件与传染病疫情监测信息报告管理工作。

医疗机构有下列行为之一的，由县级以上地方卫生行政部门责令改正、通报批评、给予警告；情节严重的，会同有关部门对主要负责人、负有责任的主管人员和其他责任人员依法给予降级、撤职的行政处分；造成传染病传播、流行或者对社会公众健康造成其他严重危害后果，构成犯罪的，依据刑法追究刑事责任：未建立传染病疫情报告制度的；未指定相关部门和人员负责传染病疫情报告管理工作的；瞒报、缓报、谎报发现的传染病病人、病原携带者、疑似病人的。

执行职务的医疗卫生人员瞒报、缓报、谎报传染病疫情的，由县级以上卫生行政部门给予警告，情节严重的，责令暂停六个月以上一年以下执业活动，或者吊销其执业证书。责任报告单位和事件发生单位瞒报、缓报、谎报或授意他人不报告突发性公共卫生事件或传染病疫情的，对其主要领导、主管人员和直接责任人由其单位或上级主管机关给予行政处分，造成疫情播散或事态恶化等严重后果的，由司法机关追究其刑事责任。

七、《医疗机构传染病防控责任清单》

2023 年 10 月 20 日，国家疾病预防控制局、国家卫生健康委员会、国家中医药管理局联合印发《医疗机构传染病防控责任清单》，目的在于进一步强化医疗机构公共卫生职责，推动医疗机构落实传染病预防控制责任。该责任清单分为 7 个部分共 33 条具体任务。从传染病预防控制组织管理要求、传染病监测与信息报告管理、传染病流调与疫情控制、传染病救治防控、预防接种、传染病防控能力提升等方面对基层医疗卫生机构承担传染病防控职责进行了规定，并对其他传染病防控工作提出了要求。

（一）传染病预防控制组织管理要求

（1）传染病防控工作机制。医疗机构应当成立由主要负责同志或分管负责同志任组长的传染病预防控制工作领导小组，制定工作方案，明确岗位职责。医疗机构接受疾病预防控制部门组织的对传染病预防控制工作的技术指导、检查考核和业务培训等。

（2）传染病防控工作考核。医疗机构应当建立机构内传染病预防控制工作考核机制，定期进行考核评估，并纳入机构内绩效管理。

（3）传染病防控科室设置和人员配备。二级以上医疗机构应当有专门的科室并指定专门的人员承担传染病预防控制工作。基层医疗卫生机构应当有专门的科室或指定专（兼）职人员负责传染病预防控制工作。

（4）传染病防控信息共享。医疗机构应当配合疾病预防控制部门逐步建立传染病信息互联互通机制，建立健全机构间传染病监测、诊断和病原体检测等数据交换、资源共享制度。

（5）传染病防控应急管理。医疗机构应当建立健全卫生应急组织体系，制定传染病预防控制应急预案、做好传染病疫情处置物资储备，并根据实际需要和形势变化适时调整，定期组织开展演练。

（二）传染病监测与信息报告管理

（1）传染病报告首诊负责。医疗机构应当建立传染病疫情信息监测报告管理制度，执行首诊负责，首先接诊传染病患者、疑似患者和规定报告的病原携带者的医师或其他承担相应职责的医务人员为传染病责任报告人。

（2）传染病报卡资料管理。医疗机构的首诊医师或其他承担相应职责的医务人员在诊疗过程中发现传染病患者、疑似患者和规定报告的病原携带者后应当按照规定填写和保存《传染病报告卡》或通过电子病历、电子健康档案自动抽取符合交换文档标准的电子《传染病报告卡》。

（3）传染病报告要求。医疗机构发现甲类和需按照甲类管理的乙类传染病患者、病原携带者、疑似患者和突发原因不明传染病、新发传染病以及其他传染病暴发、流行时，应当于2小时内进行网络直报；发现乙类传染病患者、疑似患者以及国务院疾病预防控制部门规定需要报告的乙类传染病病原携带者时，应当于24小时内进行网络直报；发现丙类传染病患者时，应当于24小时内进行网络直报。

（4）传染病报告质量管理。医疗机构负责本机构传染病信息报告的日常管理、审核检查、网络报告（数据交换）和质量控制，定期对机构内报告的传染病情况及报告质量进行分析汇总和通报。

（5）传染病哨点监测。承担哨点监测任务的医疗机构，对发现符合监测传染病定义的病例，按要求采集标本进行检测或将标本送至指定的实验室检测。

（6）传染病预警反馈机制。医疗机构应当将疾病预防控制机构发布的传染病预警信息，及时传达到相关科室和医务人员。

（三）传染病流调与疫情控制

（1）传染病疫情流调和处置。发生需开展流调和处置的传染病疫情时，医疗机构应当协助疾病预防控制机构规范开展传染病相关的流行病学调查、样本采集和转运、检验检测、病原学鉴定等工作。

（2）机构内传染病疫情控制。医疗机构发现甲类传染病、需按照甲类传染病管理的乙类传染病和突发原因不明的传染病时，应当对传染病患者、疑似患者、病原携带者进行流行病史采集并依法采取相应的隔离治疗和医学观察措施，对陪同人员和其他密切接触者予以医学观察和其他必要的预防措施。

（3）突发原因不明传染病会商。医疗机构发现突发原因不明的传染病时应当依法及时报告，并配合疾病预防控制部门建立会商、研判和实验室检测联动协同机制。

（四）传染病救治防控

（1）传染病预检分诊。医疗机构应当规范开展预检分诊工作。

（2）发热门诊管理。设置发热门诊的医疗机构，发热门诊应当符合有关规定，原则上应当配备固定的感染性疾病科（传染性疾病科）专业医师和护士，非感染性疾病科（传染性疾病科）专业的医师和护士上岗前应当经过传染病诊治知识和相关法律法规的培训，同时应当按照要求报送相关信息。

（3）传染病患者救治。医疗机构应当按照传染病相关诊疗方案或指南要求，在采取相应级别防护措施的基础上规范开展医疗救治工作。

（4）传染病患者转诊。医疗机构不具备相应救治能力的，应当将传染病患者、疑似患者及其病历记录复印件一并转至具备相应救治能力的医疗机构。转诊过程中，对传染病患者、疑似患者采取必要的隔离防护措施。

（5）心理健康服务。鼓励医疗机构专业人员参与心理援助培训和演练，对经历重大疫情后的患者、接受医学观察的人员、病亡者家属、相关工作人员等重点人群以及社会公众进行心理疏导和心理干预服务。

（6）重点传染病防控。诊治结核病、病毒性肝炎、艾滋病、鼠疫、霍乱、血吸虫病等重点传染病及地方性、季节性重点传染病的医疗机构应当建立治疗与防控管理体系，提供筛查检测咨询服务，对检测发现的感染者进行告知，做好感染者的接诊、转诊和相关处置工作。

（7）母婴传播阻断。医疗机构应当对孕妇提供预防艾滋病、梅毒、乙肝等母婴传播传染病的干预服务，加强母婴阻断和新生儿筛查与随访工作。

（8）传染病死因登记管理。医疗机构应当建立传染病相关死因登记管理制度，组织做好《居民死亡医学证明（推断）书》的发放、填写、报告、编码、核对、订正、查漏补报以及死亡个案资料收集与保存等工作。

（五）预防接种

（1）疫苗预防接种。承担疫苗接种服务的医疗机构应当依法如实记录疫苗流通、预防接种等情况，并按照规定向全国疫苗电子追溯协同平台提供追溯信息。承担辖区免疫规划疫苗接种服务的医疗机构，依法依规设置预防接种门诊，按照规定做好预防接种工作。

（2）预防接种资料管理。承担疫苗接种服务的医疗机构应当按照规定建立真实、准确、完整的疫苗购进、接收、储存、使用等记录，并保存至疫苗有效期满后不少于五年备查。

（3）预防接种医学建议。承担疫苗接种服务的医疗机构应当对因有接种禁忌而不能接种的受种者或者其监护人提出医学建议，并如实记录提出医学建议情况。

（4）新生儿疫苗接种。具有助产资质的医疗机构应当按照预防接种工作要求组织做好新生儿的乙肝疫苗第一针和卡介苗等接种、建卡及数据信息报告等相关工作。

（5）疑似预防接种异常反应报告。医疗机构等发现疑似预防接种异常反应的，应当按照规定向疾病预防控制机构报告。

（六）传染病防控能力提升

（1）传染病防治培训。医疗机构应当对全院医务人员和新上岗人员定期开展传染病防治相关知识、法律法规和临床技能培训，并组织开展传染病防治应急演练，介绍和推广传染病防治先进技术。

（2）公共卫生技能培训。医疗机构应当加强临床医师公共卫生技能培训，鼓励公共卫生医师参加公共卫生医师规范化培训。

（3）机构间人员交流协作。医疗机构应当配合疾病预防控制部门加强与疾病预防控制机构人员沟通交流，建立并完善人员交流及交叉培训等工作制度，开展原因不明传染病会商、流调和现场处置等工作。

（4）传染病防治研究。鼓励医疗机构持续开展对重点、少见罕见传染病的基础性和应用性研究；开展传染病防治药品、诊断试剂、器械设备等研究和转化。支持医疗机构联合疾病预防控制机构开展公共卫生领域研究工作。

（七）其他

（1）基本公共卫生服务。基层医疗卫生机构按照国家基本公共卫生服务规范承担传染病防控相关职责。

（2）其他传染病防控工作。医疗机构应当依法依规完成卫生健康部门和疾病预防控制部门交付的其他传染病防控工作。

第二节　新发传染病的预警上报

新发传染病由于传染来源复杂、病原体复杂、传播方式多样、感染谱复杂等因素，具有极强的复杂性，给防治工作带来了极大的难度（杨维中和张婷，2022）。对新发传染病的认识，应遵循循序渐进的规律。新发传染病具有传染病的四大基本特征：有病原体、有传染性、有流行病学特征、有感染后免疫，但又有一定的特殊性，其病原体既有新发生的，又有新变异的，还有新传入的，其传染性高低取决于其传播途径的特殊性以及病原体的毒力（李兰娟和李刚，2014）。人们在疾病初期，往往很难把握其流行病学特征，在突发的新的传染病发生前，人群普遍没有免疫力，这些不确定性、突发性和盲目性造成社会危害大、传播范围广、难以控制。

2019 年 12 月，湖北省武汉市部分医院陆续发现了多例不明原因肺炎病例，后被证实是由新型冠状病毒感染引起的急性呼吸道传染病。2020 年 1 月 20 日，国家卫生健康委员会发布公告，将该疾病纳入《中华人民共和国传染病防治法》规定的乙类传染病，并采取甲类传染病的预防、控制措施。2020 年 2 月 8 日，国家卫生健康委员会将该疾病命名为"新型冠状病毒肺炎"，简称"新冠肺炎"。随着对新冠肺炎的不断认识，国家卫生健康委员会适时调整新冠肺炎防控方案和诊疗方案，指导全国上下抗击新冠肺炎。同时，在该病大流行过程中，新型冠状病毒不断进行变异，其引发疾病的症状也发生改变。2022 年 12 月 26 日，国家卫生健康委员会宣布将"新型冠状病毒肺炎"更名为"新型冠状病毒感染"，并于 2023 年 1 月 8 日解除"乙类甲管"，实施"乙类乙管"。从新型冠状病毒肺炎到新型冠状病毒感染，历时 3 年的"乙类甲管"到"乙类乙管"，人们对这种新发传染病的认识和对该病的防控工作，充分展示了新发传染病的复杂性和其给人类健康带来的严重危害，也充分展示了全社会参与的全面抗击新发传染病的完整过程和丰富经验，因此本章节的部分内容基于我国对新型冠状病毒感染的防控工作进行阐述。

在新冠病毒感染疫情初期，传染病专科医院和综合性医院在应对疫情挑战时都暴露出基础设施应急转换难、医疗防护物资储备不足、预警机制不完善、传染病应对能力和个人防护能力待提升等短板（刘杨正等，2020；季汉珍等，2020）。疫情暴发后，面对患者激增，医疗机构检测能力、收治能力严重不足，患者诊断难、入院难，原有传染病专科医院不能满足需要，后来定点收治医院和方舱医院的投入使用，才进一步缓解了医疗挤兑的局面。其中，综合性医院由于综合救治能力较强，在疑难危急重症患者的救治中发挥重要作用。2022 年 11～12 月新冠病毒感染高峰时段，由于患者大量激增，在定点收治医院和方舱医院大量收治的基础上，综合性医院仍然是危重患者救治的主力军，承担了大量的救治任务。因此，无论是传染病专科医院还是综合性医院，在应对新发传染病时，都必须基于平战结合原则进行建设和管理，也就是医疗运行在平时满足群众日常就医需求的同时，业务流程、操作规程均按照可能会接触到传染病的模式进行，并为疫情暴发等战时状态做好设施设备、人才队伍、应急物资、反应机制及管理体系等各项准备，平时充分利用为战时准备的各项要素，战时能实现快速转换（刘杨正等，2020）。

一是在医院发展层面，建立和完善医疗救治与处置的平战结合、平战转换制度和机制，加强综合医院的传染病救治能力建设。应当以急性呼吸道传染病为导向，在医院新建、改扩建过程中要为发生重大突发公共卫生事件预留空间，优化诊疗分区布局和诊疗流程，建设适宜数量的负压病房和负压手术室，提前预埋用于应急转换的水、电、气等管路，完善重点科室配套设施、设备，科学规划应急救治床位数量及医疗设施设备，提前做好突发公共卫生事件期间医疗需求激增的评估和准备（刘杨正等，2020）。

二是在卫生应急方面，提升医疗机构应急能力的建设，从组织架构、应急响应、防护物资、人员组成等多个方面提升应急能力。制订和完善新发传染病防控预案，考虑新发传染病防控的各种情况，制订各部门、各单位的防控、救治预案，对新发传染病应对的组织管理、职责分工、应急准备、监测预警、响应措施与应急保障等内容进行规范。由多学科、多部门人员组成专家组，定期研判形势，动态调整应急响应级别，定期组织专项应急演练。遵循依法、科学、分类指导、分级负责和动态管理的原则，根据突发事件的应对和日常演练中发现的问题，对应急预案及时修订和完善（王玲等，2021）。建立防疫物资应急保障机制，确定应急医药物资储备需求和目录清单，做好应急储备动态调整,拓宽应急采购渠道,运筹规划各种应急医药物资的储备和调整,争取有备无患(杨维中等,2020;李海燕,2020)。

三是在门诊管理层面,充分发挥医疗机构的"哨点"作用,有效落实"四早"要求,实现及时发现、快速处置、精准管控、有效救治。医疗机构要全面落实预检分诊制,对有发热、咳嗽、乏力等症状的患者,在做好防护下由专人陪同按规定路径前往发热门诊就医。发热门诊不得拒绝接收发热患者。严格落实首诊负责制,医务人员要做好"守门人",发现发热等可疑病例时,要详细登记相关信息,并按相关程序及时报告、收治和转运。对所有到发热门诊就诊的患者,医务人员必须做好登记并进行病原学检测。对于待排查和疑似病例要第一时间进行隔离医学观察,提供基本医疗服务。从关口处做到早发现、早隔离、早诊疗,做好患者分流管理(杨晋如等,2020)。

四是在医院人才队伍建设方面,建立传染病和重症诊疗常态化培训机制,加强新发传染病救治和处置的培训与演练,增加感染性疾病、呼吸与危重症、公共卫生和感染控制等学科的人才储备,提升紧急救援和疫情综合处置能力。要遵循底线思维,设计各种类型、多种场景的传染病处置演练。所有涉及传染病处置的机构,都应当定期组织针对新发传染病救治和处置的培训与演练,在医务人员的"三基"培训和定期考核中加大传染病相关知识与个人防护技能的比重,提升医务人员对新发传染病的识别和诊疗能力(王玲等,2021)。

五是在医院感染控制层面,应积极强化传染病知识宣传教育,建立有效的传染病管理运行机制,优化医疗布局,进一步优化并规范门急诊就诊、住院、检查等流程,增加隔离设施,强化医务人员标准预防意识,强化行为屏障和管理屏障,拟定完善的消毒隔离措施等,做好环境清洁、消毒和医疗废弃物处理,从而不断提升医院传染病防治管理工作的质量。

六是在信息化建设方面,医院要进一步完善传染病监测预警机制,整合门诊和住院电子病历、放射、检验等信息系统,充分利用大数据、人工智能、云计算等技术建立基于症状监测的感染性疾病预警机制,实现对新发传染病的早发现、早报告。同时,以信息化建设为支撑,实施预约就诊、预约视频面诊等新型诊疗技术,进一步提升应急状态下的医疗服务水平(杨晋如等,2020)。

一、完善传染病监测预警机制

医疗机构作为诊治传染病的哨点单位,其传染病监测预警与防控能力反映了一个国家传染病监测预警与防控水平。医疗机构的大部分传染病监测预警系统是对门诊系统中已知传染病个案实时监测并预警,主要的预警策略涉及门诊诊断名称、检验结果、检查结果、特定用药等。符合预警策略的已知传染病个案预警实时或延时推送给接诊医生,医生上报传染病报告。这类传染病监测预警系统很好地解决了已知传染病的漏报和迟报问题,简化了医生填写的《传染病报告卡》内容,实现了报卡电子化,减少了交叉感染的风险(杜明梅和刘运喜,2022)。

对于新发传染病,由于人们对其病原学、流行病学和临床诊治的认识需要一个过程,医生识别新发或突发传染病的能力有限，新发传染病的早期发现与识别通常需要临床、实验室和流行病学共同确定，患者就诊时通常已出现某些非特异性的症状，因此症状监测预警可以早期察觉和调查疾病发生，在一定程度上可以缩短应对时间，实验室检查、影像学检查等指标可以进一步辅助诊断。目前，主要的新发传染病预警模型是基于传染病症候群的监测预警，其方法是提取卫生信息系统中传染病相关的症状体征、检查检验数据、影像数据、费用数据、用药数据等，归纳传染病症候群，建立新发传染病个案预警模型。大多数综合医院已建立了信息化系统，可开发包括症状预警指标和预警规则的诊前问诊系统，结合患者暴露史（住址、活动区域、接触人员等方面）进行诊前一级预警。另外，将实验室检查、影像学检查的预警指标、预警规则分别嵌入医院实验室信息管理系统（laboratory information management system，LIS）和医学影像存储与传输系统（picture archiving and communication system，PACS），实现诊间二级预警。同时，将两级预警系统嵌入医院信息系统（hospital information system，HIS），当疑似病例触发预警系统时，将传播途径和预警级别推送至接诊医师及医院感染控制部门，启动院内应急预案（杨维中等，2020；聂静雨等，2020）。

二、传染病信息系统建立与及时准确上报

在非典疫情之后，在卫生部（现国家卫生健康委员会）的直接领导下，按照"横向到边、纵向到底"的建设原则，2004 年国家传染病和突发公共卫生事件监测信息系统开始使用，在我国首次实现了传染病及突发公共卫生事件的"个案、实时、在线"报告（黄淑琼等，2020）。按照国家《传染病信息报告管理规范（2015 年版）》要求，医疗机构传染病管理需制定传染病报告工作程序，明确各相关科室在传染病信息报告管理工作中的职责。建立健全传染病诊断、登记、报告、培训、质量管理和自查等制度。确立或指定具体部门和专（兼）职人员负责传染病信息报告管理工作，二级及以上医疗机构必须配备 2 名或以上专（兼）职人员，二级以下医疗机构至少配备 1 名专（兼）职人员。一级及以上医疗机构应配备传染病信息报告专用计算机和相关网络设备，保障疫情报告及其管理工作。

传染病报告执行首诊负责制，各级各类医疗卫生机构为责任报告单位；其执行职务的人员和乡村医生、个体开业医生均为责任疫情报告人。责任报告人应按照传染病诊断标准（卫生计生行业标准）及时对传染病病人或疑似病人进行诊断。根据不同传染病诊断分类，分为疑似病例、临床诊断病例、确诊病例和病原携带者四类。其中，需报告病原携带者的病种包括霍乱、脊髓灰质炎以及国家卫生计生委规定的其他传染病。

报告病种包括《传染病防治法》中明确的法定传染病，国家卫生健康委员会决定列入乙类、丙类传染病管理的其他传染病和按照甲类管理开展应急监测报告的其他传染病，省级人民政府决定按照乙类、丙类管理的其他地方性传染病和其他暴发、流行或原因不明的传染病、不明原因肺炎病例和不明原因死亡病例等重点监测疾病。

责任报告单位或责任报告人在诊疗过程中应规范填写或由电子病历、电子健康档案自动生成规范的门诊日志、入/出院登记、检测检验和放射登记。首诊医生在诊疗过程中

发现传染病病人、疑似病人和规定报告的病原携带者后应按照要求填写《中华人民共和国传染病报告卡》（以下简称《传染病报告卡》）或通过电子病历、电子健康档案自动抽取符合交换文档标准的电子《传染病报告卡》。省级人民政府决定按照乙类、丙类管理的其他地方性传染病和其他暴发、流行或原因不明的传染病也应填报（或抽取）《传染病报告卡》信息。

传染病报告实行属地化管理，首诊负责制。《传染病报告卡》由首诊医生或其他执行职务的人员负责填写。现场调查时发现的传染病病例，由属地医疗机构诊断并报告。采供血机构发现阳性病例也应填写报告卡。传染病疫情信息实行网络直报或直接数据交换。

责任报告单位和责任疫情报告人发现甲类传染病和乙类传染病中的肺炭疽、传染性非典型肺炎等按照甲类管理的传染病人或疑似病人时，或发现其他传染病和不明原因疾病暴发时，应于 2 小时内将《传染病报告卡》通过网络报告。对其他乙、丙类传染病病人、疑似病人和规定报告的传染病病原携带者在诊断后，应于 24 小时内进行网络报告。不具备网络直报条件的医疗机构及时向属地乡镇卫生院、城市社区卫生服务中心或县级疾病预防控制机构报告，并于 24 小时内寄送出《传染病报告卡》至代报单位。

医疗卫生机构发生报告病例诊断变更、已报告病例因该病死亡或填卡错误时，应由该医疗卫生机构及时进行订正报告，并重新填写《传染病报告卡》或抽取电子《传染病报告卡》，卡片类别选择订正项，并注明原报告病名。对报告的疑似病例，应及时进行排除或确诊。

实行专病报告管理的传染病，由相应的专病管理机构或部门对报告的病例进行追踪调查，发现《传染病报告卡》信息有误或排除病例时应当在 24 小时内订正。已具备电子病历、电子健康档案数据自动抽取交换功能时，以唯一身份标识实现传染病个案报告与专病的数据动态管理。暂不具备条件的，应及时在传染病报告信息管理系统中完成相关信息的动态订正，保证数据的一致性。

责任报告单位发现本年度内漏报的传染病病例，应及时补报。

第三节 新发传染病功能单元的设置与管理

一、综合医院"平疫结合"可转换病区的建筑要求

各级卫生健康行政部门应当结合当地医疗资源布局，在制订呼吸道传染病应急预案的基础上，明确各级医疗机构的功能定位，以"平战结合、分层分类、高效协作"为原则，构建分级分层分流的城市传染病救治网络。

综合医院"平疫结合"建设应当选择独立院区或现有院区内相对独立的区域、建筑，作为"平疫结合"区承担重大疫情应急救治任务。"平疫结合"区应当兼顾平时与疫情时的医疗服务内容，充分利用发热门诊、感染疾病科病房等建筑设施。

新建"平疫结合"区应当从总体规划、建筑设计、机电系统配置上做到"平疫结合"，满足结构、消防、环保、节能等方面的规范、标准要求。在符合平时医疗服务要求的前提下，满足疫情时快速转换、开展疫情救治的需要。改造建设的"平疫结合"区应当按

照"完善功能、补齐短板"的原则,在对现有院区功能流程合理整合的前提下,结合实际情况,因地制宜,合理确定平时及疫情时的功能设置,开展针对性建筑设施改造,以及疫情时快速转换方案。

"平疫结合"区应当严格按照医疗流程要求,做好洁污分流、医患分流规划,确保合理组织气流,避免流线交叉。预留功能转化基础条件,制订转化方案。转化方案应当施工方便、快捷,宜选择可拼装的板材等材料快速完成由平时功能向疫情时功能的调整。应当充分利用信息化、智慧化手段,提升综合医院"平疫结合"的智慧化运行管理水平,加快推进医院信息与疾病预防控制机构数据共享、业务协同,加强智慧型医院建设。

在规划布局方面,"平疫结合"区应当相对独立,其住院救治功能区域应当与其他建筑保持必要的安全距离,并符合现行国家标准《传染病医院建筑设计规范》(GB 50849—2014)的有关规定。同时其与医院其他功能区域保持必要、便捷的联系。"平疫结合"区疫情期间宜设置独立的出入口,便于区域封闭管理。出入口附近宜设置救护车辆洗消场地,满足疫情时车辆、人员的清洗、消毒等需要。"平疫结合"区附近预留用地,并预留机电系统管线接口,满足疫情时快速扩展的需要。

医疗垃圾、生活垃圾暂存用房等设施应当设置在常年主导风向下风向,与医疗业务用房保持必要的安全距离。

在建筑设计方面,"平疫结合"区应当结合实际,合理配置与所承担任务匹配的门急诊、检验、检查、手术、重症监护、住院等医疗功能,兼顾平时使用。部分功能可采取移动设施或通过临时搭建的方式实现。"平疫结合"区应当合理划分清洁区、半污染区及污染区,合理规划医护人员、患者、清洁物品、污染物品流线。

1. 急诊部

急诊部宜与"平疫结合"区保持便捷的交通联系。主入口附近宜设置必要场地,满足疫情时人流分诊、筛查需要。入口附近应当设置预检和隔离诊室,隔离诊室直接对外开门,便于患者转运。

2. 门诊部

门诊部主入口附近宜设置必要场地,满足疫情时人流分诊、筛查需要。门诊部主入口处应当预留预检、筛查区域。"平疫结合"区的门诊功能区应当与发热门诊有机组合,建设应当符合国家有关发热门诊的建设要求。

3. 医技科室

"平疫结合"区影像、检验、手术、重症监护等医技科室的设置与建设在满足疫情时救治功能的同时,应当充分提高平时利用效率。"平疫结合"区的医技科室应当与其门诊、住院部保持便捷联系,可统筹安排清洁区、半污染区、污染区,统一组织人流、物流流线。

4. 住院部

"平疫结合"区的住院部平时宜作为感染疾病科病房,有效提高平时利用效率。其应当相对独立、设单独出入口。其采用"三区两通道"的布局方式，可统筹安排清洁区、半污染区、污染区，各病房宜设置卫生间和医护缓冲间。

5. 后勤保障

新建综合医院设备机房应当预留设备容量和空间，疫情时可以增加设备、扩大容量，满足应急医疗设施建设等需求。"平疫结合"区宜设置独立的设备机房和设施，满足疫情期间独立运转需要。其应当根据承担职责设置必要的库房，满足防疫物资储存的需求。其应当设置独立的医疗垃圾和生活垃圾暂存区域，并预留疫情时相对独立的传染性医疗垃圾暂存间。其宜预留相对独立的太平间空间，疫情时可独立使用。

"平疫结合"区的给水排水系统宜独立设置，以满足独立运行的要求。其应当根据现行国家标准《建筑与工业给水排水系统安全评价标准》（GB/T 51188—2016）进行安全评价，给水排水管道穿越楼板、墙处应当采取密封措施，防止不同空间的空气相互渗透，连通清洁区、半污染区及污染区墙上的开孔应当采用强化密封措施，并符合相关规定。

"平疫结合"区应当根据医院在区域重大疫情救治规划中的定位，相应采取符合平疫转换要求的通风空调措施。其应当设置机械通风系统。机械送风（新风）、排风系统宜按清洁区、半污染区、污染区分区设置独立系统。当系统分三区设置有困难时，清洁区应当独立设置，污染区和半污染区可合用系统，但应单独设置分支管，并在两个区总分支管上设置与送、排风机连锁的电动密闭风阀。"平疫结合"区的通风、空调风管应当按疫情时的风量设计布置。"平疫结合"区的通风、空调设备机房布置应当满足疫情时设备安装、检修的空间要求；通风、空调设备按平时使用设置。疫情时通风系统应当控制各区域空气压力梯度，使空气从清洁区向半污染区、污染区单向流动。

"平疫结合"区的重症监护病房、负压手术室、护理单元的医疗设备、照明、通风系统用电应当按一级特别重要负荷设计；检验室、生物安全实验室、PCR实验室的实验设备、照明、通风系统用电应当按一级特别重要负荷设计。新建项目应当设置柴油发电机组供电，改造项目可根据实际情况采用院区内现有柴油发电机组供电或预留市政发电车的接口。"平疫结合"区的护理单元应当设置固定或移动紫外线灯等消毒设施，其控制开关应当采取防护措施，避免误操作。

依据现行国家、行业标准《综合医院建筑设计规范》（GB 51039—2014）、《传染病医院建筑设计规范》（GB 50849—2014）等现行设计规范，"平疫结合"区的智能化设计重点为护理单元、重症监护病房、负压手术室、生物安全实验室等特殊功能区域的信息设施系统、信息化应用系统、建筑设备监控系统、公共安全系统和医院整体的智能化集成系统，以及物联网、人工智能助力疫情救治的技术应用。应当根据"平疫结合"医疗流程特点，采用非接触方式，对"平疫结合"区出入口独立控制，实现清洁区、半污染区、污染区间人流、物流的有效控制。紧急情况下，应当能控制相应区域出入口处于开启状态。在负压病房和重症监护病房设置患者视频监控系统，实现语音或视频双向通信，便于护士站远程监控，减少被感染风险。应当设置并充分利用远程会诊系统，提升危重症患者的治疗效果。应当充分利用物联网和人工智能，宜在发热门诊区采用智能化体温测量，实现智能化预检分诊和筛查；宜在污染区采用智能机器人配送药品、医疗器械、餐食等工作，减少感染风险。

供"平疫结合"区使用的医用氧气、医用空气可与医院其他区域合用气体站房，气体站房应当有扩建端，预留疫情时的扩建余地。医用氧气、医用空气气源站房应当远离医院污染区域。

承担疫情救治任务的综合医院应当结合基础设施条件和日常使用情况，及时完善疫情转化方案，并制订平时及疫情时的运行管理方案。承担疫情救治任务的医院应当根据需要统筹储备必要的设备及物资，满足疫情时运行的基本要求。承担疫情救治任务的医院应当定期检查相应系统、设备的状态，并定期开展必要的演习，保证各系统、设备及应急处置体系处于正常状态。

二、发热门诊设置管理规范

发热门诊设置的管理规范具体如下。

（一）设置原则

二级及以上综合医院、所有儿童专科医院都要在医院独立区域规范设置发热门诊和留观室，有条件的乡镇卫生院和社区卫生服务中心可在医疗机构独立区域设置发热门诊（或诊室）和留观室。相关医疗机构要按照当地卫生健康行政部门的要求，规范设置发热门诊，做到应设尽设、应开尽开，不得自行取消设置或擅自关闭发热门诊。

（二）设置要求

1. 选址

发热门诊应设置于医疗机构独立区域的独立建筑，标识醒目，具备独立出入口。医院门口、门诊大厅和院区内相关区域要设立醒目的指示标识，内容包括发热门诊方位、行走线路、接诊范围及注意事项等。发热门诊硬件设施要符合呼吸道传染病的防控要求，与普通门（急）诊及医院其他区域间设置严密的硬隔离设施，不共用通道，通道之间不交叉，人流、物流、空气流严格物理隔离。新建发热门诊外墙与周围建筑或公共活动场所的间距不小于20m。

2. 发热门诊布局

（1）发热门诊内要规范设置污染区和清洁区，并在污染区和清洁区之间设置缓冲间。各区和通道出入口应设有醒目标识。各区之间要有严密的物理隔断，相互无交叉。患者专用通道、出入口设在污染区一端，医务人员专用通道、出入口设在清洁区一端。

（2）分区设置具体如下。

a. 污染区

污染区主要包括患者专用通道、预检分诊区（台）、候诊区、诊室（含备用诊室）、留观室、污物间、患者卫生间；挂号、收费、药房、护士站、治疗室、抢救室、输液观察室、检验及CT检查室、辅助功能检查室、标本采集室、污物保洁和医疗废弃物暂存间等,其中挂号与取药可启用智能挂号付费及自动取药机等来替代。

候诊区:候诊区应独立设置,按照候诊人员间距不小于 1m 的标准设置较为宽敞的空间,三级医院应可容纳不少于 30 人同时候诊,二级医院应可容纳不少于 20 人同时候诊,发热门诊患者入口外的预留空间用于搭建临时候诊区,以满足疫情防控的需要。

诊室:每间诊室均应为单人诊室,并至少设有 1 间备用诊室,诊室面积应尽可能宽敞,至少可以摆放 1 张工作台、1 张诊查床、1 个非手触式流动水洗手设施,每间诊室安装至少 1 个 X 光灯箱,配备可与外界联系的通讯工具。新建的发热门诊应至少设置 3 间诊室和 1 间备用诊室,每间诊室的净使用面积不少于 $8m^2$。

留观室:三级医院留观室应不少于 10~15 间,二级医院留观室不少于 5~10 间,其他设置发热门诊的医疗机构也应设置一定数量的留观室。留观室应按单人单间收治患者,每间留观室内设置独立卫生间。

b. 清洁区

清洁区主要包括办公室、值班室、休息室、示教室、穿戴防护用品区、清洁库房、更衣室、浴室、卫生间等。清洁区要设置独立的工作人员专用通道,并根据工作人员数量合理设置区域面积。

c. 缓冲间

污染区和清洁区之间应至少设置 2 个缓冲间,分别为个人防护用品第一脱卸间和第二脱卸间。每个缓冲间应至少满足 2 人同时脱卸个人防护用品。缓冲间房门密闭性好且彼此错开,不宜正面相对,开启方向应由清洁区开向污染区。

(三)设备配备

1. 医疗设备

(1)基础类设备:应配置病床、转运平车、护理车、仪器车、治疗车、抢救车、输液车、污物车、氧气设备、负压吸引设备等。

(2)抢救及生命支持类设备:应配置输液泵、注射泵(配置工作站)、电子血压计、电子体温计、血糖仪、手持脉搏血氧饱和度测定仪、心电监护仪(配置工作站)、心电图机、除颤仪、无创呼吸机、心肺复苏仪等。有条件的发热门诊配置气管插管、有创呼吸机、雾化泵、负压担架等,对需要抢救的发热患者开展抢救。

(3)检验类设备:应配置新冠病毒核酸快速检测设备、化学发光免疫分析仪、全自动生化分析仪、全自动血细胞分析仪、全自动尿液分析仪、全自动尿沉渣分析仪、全自动粪便分析仪、血气分析仪、生物安全柜等,可配置全自动血凝分析仪、特定蛋白分析仪。

(4)放射类设备:应配置独立的计算机断层扫描(computed tomography,CT)设备。

(5)药房设备:有条件的应配置 24 小时自动化药房。

(6)辅助设备:电脑、监控、电话通信设备、无线传输设备、自动挂号缴费机、口罩售卖机和污洗设备等。

2. 通风、排风及空调系统

（1）发热门诊的空调系统应独立设置，设新风系统。当空调通风系统为全空气系统时，应当关闭回风阀，采用全新风方式运行。

（2）禁止使用的空调系统：循环回风的空气空调系统、水-空气空调系统、绝热加湿装置空调系统，以及其他既不能开窗、又无新风和排风系统的空调系统。

（3）如果设置中央空调系统，每个区域要单独设置。每周应对空调回风滤网清洗消毒 1~2 次，对空调冷凝水集中收集，消毒后排放。如发现病例，应在病例转出后，及时对空调进行彻底消毒。

（4）发热门诊所有业务用房的窗户应可开启，保持室内空气流通。候诊区和诊室要保持良好通风，必要时可加装机械通风装置。通风不良的，可通过不同方向的排风扇组织气流方向从清洁区→缓冲间→污染区。

3. 消毒隔离设备

所有功能空间均应设有洗手卫生设施，洗手设施应使用非手触式洗手装置。发热门诊应配置空气或气溶胶消毒设施和其他有效的清洁消毒措施，以及符合消毒产品卫生安全评价标准的消毒器械。

4. 信息化设备

发热门诊应配备与医院信息管理系统互联互通的局域网设备、电子病历系统、非接触式挂号和收费设备、可连接互联网的设备、可视对讲系统等。

（四）人员配备和培训

（1）发热门诊应配备具有呼吸道传染病或感染性疾病诊疗经验的医务人员，并根据每天就诊人次、病种等合理配备医师，疫情期间可根据实际诊疗量增配医师数量。发热门诊医师应熟练掌握相关疾病的流行病学特点、诊断标准、鉴别诊断要点、治疗原则，以及医院感染控制、消毒隔离、个人防护和传染病报告要求等。

（2）在发热门诊工作的护士应具备一定的临床经验，熟悉相关疾病护理要点，以及传染病分诊、各项护理操作、医院感染控制、消毒隔离、个人防护等各项要求。发热门诊应根据患者数量及隔离床位数量配备相应数量的护士，疫情期间根据实际患者数量酌情增加护士数量。

（3）合理安排医务人员轮换班次，及时监测健康状况。

（4）要面向发热门诊全体工作人员开展感染控制、个人防护等知识和技能培训，特别是个人防护用品穿脱培训。所有工作人员须经穿脱防护用品、手卫生等知识和技能考核合格后上岗。在此基础上，医务人员要进行传染病诊治等相关业务培训，切实提高疾病早期识别和规范化诊疗水平。

（5）要配备专职保洁人员，并有针对性地开展感控培训及考核，不得由医务人员或其他病区保洁人员兼职发热门诊的保洁工作。清洁区、缓冲间、污染区的清洁用品不能混用。

（五）发热门诊管理

（1）发热门诊要提级管理，由分管医疗工作的副院长负责，要安排经验丰富的医务人员承担预检分诊工作。

（2）发热门诊要 24 小时开诊，并严格落实首诊负责制，医务人员不得以任何理由推诿患者。

（3）发热门诊要采取全封闭就诊流程，挂号、就诊、交费、标本采集、检验、辅助检查、取药、输液等所有诊疗活动要在发热门诊独立完成。

（4）发热门诊实时或定时对环境、空气进行清洁消毒，并建立终末清洁消毒登记本或电子登记表，登记内容包括：空气、地面、物体表面及使用过的医疗用品等消毒方式和持续时间、医疗废弃物与污染衣物处理等。

（5）发热门诊区域的医疗设备、物体表面、布草、地面、空气及空调通风系统的消毒和医疗废弃物的处置，应符合《医疗机构消毒技术规范》（WS/T 367—2012）、《医疗废弃物管理条例》和《医疗卫生机构医疗废弃物管理办法》等相关规定，并有相应的工作记录。

（6）污水排放和医疗废弃物与生活垃圾的分类、收集、存放及处置应符合《医疗废弃物管理条例》《医疗卫生机构医疗废弃物管理办法》《医疗废弃物专用包装物、容器标准和警示标识规定》《医疗废弃物分类目录》等相关法规的要求。

（六）工作人员个人防护要求

（1）发热门诊应配备符合标准、数量充足（至少可供 2 周使用）、方便可及的个人防护用品。所有工作人员应当遵循《医院感染管理办法》的相关要求。

（2）发热门诊所有工作人员进出发热门诊，要正确穿脱个人防护用品。

三、应急救治设施（负压病房）改造参考方案

应急救治设施（负压病房）改造参考方案具体如下。

负压病区由若干负压病房、负压隔离病房及其配套用房、辅助用房和相应室内公共空间组成。每个负压病区应当设置患者与医务人员各自独立的垂直交通条件和走廊。平面布置应当划分清洁区、半污染区与污染区。清洁区应当设置独立的医护人员办公区，在清洁区与半污染区之间设置医护人员独立穿过式卫生通过室，包括换鞋、一次更衣、淋浴、二次更衣；有条件时，医护人员二次更衣可设在半污染区与污染区之间。

新建负压病区应结合应急救治设施的整体规划和流程布局，并宜符合下列条件。

（1）地质条件应良好、地势较高且不受水淹威胁的地段。

（2）环境应安静，相对独立。

（3）便于患者到达和物品运送。

（4）与应急救治设施外周边建筑应设置大于或等于 20m 的绿化隔离卫生间距。

（5）具有独立出入口。

既有普通病房或区域改造为负压病房或区域时，应选择院区内相对独立的建筑或区域，并应符合下列要求。

（1）应具备改进医疗流程的条件，并满足结构安全要求。

（2）应能满足机电系统改造的要求。

（3）在楼内局部改造时，宜布置在建筑的尽端或选择独立的区域，并应设置独立的出入口及必要的垂直交通条件。

负压病区功能配置应合理，建筑布局及人流、物流组织应结合院区整体布局，做到有序、安全、高效。负压病区应按传染病医疗流程进行布局，且应根据救治流程需要细化功能分区，基本分区应分为：清洁区（医护辅助区）包括医护会诊室、休息室、备餐间、医护开水间、值班室、医护集中更衣淋浴间、医护卫生间等用房；半污染区（医护工作区）包括护士站、治疗室、处置室、医生办公室、库房等与负压病房相连的医护走廊；污染区（病房区）包括负压病房、负压隔离病房、病房缓冲间、病房卫生间、患者走廊、污物暂存间、污洗间、患者开水间等用房。各相邻区域之间应设置相应的卫生通过空间或缓冲间，并考虑医护人员穿脱及存放工作装备的合理位置和空间。

负压病区应严格划分医务人员与患者的交通流线，流线应相对独立、避免相互影响，应合理划分清洁物品与污染物品流线。

每个负压病区的床位配置宜为 30 张床左右。改造项目可根据实际情况设置负压病区的床位数。在功能区域设置上，治疗室宜靠近护士站；污物暂存间、污洗间应设于病区尽端，宜靠近污物外运出口或污物电梯。负压病区应设置固体医疗废弃物暂存间，并应具备就地封装的空间。在负压病区内设置负压隔离病房时，应布置在病区尽端，相对独立，自成一区，走廊上应设隔离门，并应设置独立的医护卫生通过空间。

高于一层的负压病区宜设电梯，应采用专用病床规格电梯。供人员使用的电梯和专用污物电梯应分别设置。受条件限制无法设置电梯时，宜设置输送患者及物品的坡道，坡度应按无障碍要求设计，并采用防滑等安全措施。楼梯设置应同时符合消防疏散和功能分区的要求。患者走廊应满足无障碍要求，走廊宽度和坡度应满足转运患者推床与带有防护罩的推床的要求，净宽不宜小于 2.4m。

每间负压病房应设置独立的卫生间，在医护走廊与病房之间设置缓冲前室，设置非手动或自动感应龙头洗手池，缓冲间与病房的门下边宜留有 10mm 缝隙，缓冲间开向病房和医护走廊的门不得同时开启；负压病房、负压隔离病房与医护走廊之间应设置观察窗和物品传递窗，观察窗应采用固定窗扇；物品传递窗应采用双门密闭联锁传递窗，双窗间内壁或外墙附近设紫外线消毒灯插座。负压病房和负压隔离病房的卫生间应设大便器、淋浴器、脸盆等基本设施，大便器旁侧墙上空应设输液袋挂钩和无障碍扶手，应设报警按钮，配备淋浴器的宜设座凳。设置开向患者走廊或室外的窗户，应由医护人员控制开启。负压病房可采用单床间或者双床间，可设独立缓冲间或两间病房共用一间缓冲间。负压隔离病房应采用单人病房，每间病房应设独立缓冲间。病房内病床与平行墙面的净距不宜小于 1.2m；病床通道净宽不宜小于 1.4m。

四、定点救治医院设置管理要求

定点救治医院设置管理要求具体如下。

参考我国新型冠状病毒感染救治情况和定点救治医院（简称定点医院）在新冠病毒感染疫情期间发挥的重要作用，对定点收治该类传染病的医院的管理要求包括如下几个方面。

（1）定点医院要在独立区域设置独立病房楼，集中收治新冠病毒感染者，感染者不得与其他疾病患者同时收治于医院同一区域或同一病房楼，不共用相同的医疗区域和医疗设备。收治感染者的病房楼与周围建筑或公共活动场所的距离不小于20m，不共用通道，通道之间不交叉，人流、物流、空气流要严格物理隔离。发生大规模本土聚集性疫情时，定点医院要于24h内整体腾空，全部用于集中收治感染者。

（2）定点医院所有病房楼都要满足呼吸道传染病的防控要求，所有病房窗户应可开启，不具备自然通风条件时要选择机械通风或空气消毒措施，合理配置新风系统、回风系统和排风系统，建立上送风下回风的气流组织形式，每小时气流循环次数至少6次。有条件的定点医院设置负压病房（病房气压宜为−30Pa，缓冲间气压宜为−15Pa），并按要求定期对负压通风系统进行维护和检测。

（3）要规范设置"三区两通道"，区分污染区、潜在污染区和清洁区，各分区之间要有物理隔断，相互无交叉；潜在污染区至少设置2个缓冲间，分别为个人防护用品第一脱卸间和第二脱卸间，能够满足至少4人同时脱卸个人防护用品，缓冲间房门应彼此错开，不宜正面相对，开启方向应由清洁区开向污染区。要分别设置患者专用通道、医务人员专用通道以及污染物品的出口，各区和通道出入口应设有醒目标识。

（4）要设置充足的救治床位。定点医院的重症救治床位要达到医院床位总数的10%。

（5）要配足配齐急救、抢救、重症救治、监护、检测等仪器设备，以及必要的药品、耗材、防护物资、消毒用品和消毒器械等。隔离病区要配备充足的有创呼吸机、无创呼吸机、高流量吸氧仪、电动吸引器、叩击式振动排痰机、纤支镜主机、多功能心电监护仪、台式血气分析仪、除颤仪、肢体气压治疗仪、连续性肾脏替代治疗（continuous renal replacement therapy，CRRT）、体外膜肺氧合（extracorporeal membrane oxygenation，ECMO）、脉搏指示连续心输出量监测（pulse indicator continuous cardiac output，PICCO）、可视喉镜、各种型号气管插管和气管切开管、指氧饱和度监测仪、呼吸囊及面罩、床旁超声、移动查房车、正压头套等医疗设备。每个床边吊塔或设备带至少配备2个氧气插孔、2个空气插孔、2个吸引插孔、15个电源插孔。要建立防护物资和药品储备清单，实行动态储备，原则上防护物资和药品储备量要满足医疗机构30天满负荷运转的需求。要设置功能良好的供氧设施，供氧能力充足、持续、稳定，能够满足全院满负荷运转时10%患者同时高流量吸氧[50～60L 纯氧/（min•床）]的需求。

（6）在医院管理方面，要配备充足的医疗力量，合理安排医务人员班次。普通病区应达到医护比1∶2.5、床护比1∶1，重症病区应达到医护比1∶3、床护比1∶6，要在呼吸、感染、重症等专业基础上，配备一定数量的呼吸治疗师。隔离病区每个岗位应至少有2名医务人员同时在岗，医务人员每4～6h轮换一个班次。要配备专职保洁人员，并有针对性地开展感控培训及考核，不得由医务人员或其他病区保洁人员兼职隔离病区的保洁工作。清洁区、潜在污染区、污染区的清洁用品不能混用。定点医院隔离病区的所有工作人员（包括医务、管理、安保、保洁、餐饮、医疗废弃物收集转运等人员）及其他直接或间接接触感染者的工作人员都要严格闭环管理，不得在定点医院内安排驻地。实施闭环管理的人员要在驻地单人单间（带独立卫生间）居住，不得混住，不相互交流走访，避免堂食，避免外出购物、就餐等行为。所有人员按照居住地与定点医院之间两点一线出行，并安排交通车做好保障。隔离病区和非隔离病区不能共用同一批工作人员。定点医院所有病房禁止加床收治患者，感染者不探视、不陪护。

（7）在医院内感染防控方面，要加强感控工作组织领导，建立健全感控工作制度。定点医院要由主要负责人直接分管感控工作，确保各项感控要求得到全面有效落实。非疫情期间，定点医院每月至少召开一次感控专题会议；疫情期间，每周至少召开一次感控专题会议。配足配齐感控专职人员，强调医务人员要严格做好个人防护。非隔离病区工作人员的防护要求：穿工作服、戴工作帽、戴医用外科口罩；如接触血液、体液、分泌物或排泄物时，加戴一次性使用医用乳胶或橡胶手套；采集呼吸道样本、吸痰时，戴医用防护口罩、防护面屏、一次性使用医用乳胶或橡胶手套及穿隔离衣。隔离病区工作人员的防护要求：穿医用防护服及戴一次性工作帽、医用防护口罩、护目镜或防护面屏、一次性使用医用乳胶或橡胶手套；从事气管插管、协助危重患者俯卧位通气、护理 ECMO 患者操作时，建议使用正压头套或全面防护型呼吸防护器。不建议使用挂耳式医用防护口罩。医务人员每次进入隔离病区前，要进行医用防护口罩密合性测试，合格后方可进入。感控专职人员应进入病区（包括隔离和非隔离病区）开展日常巡查指导工作，作好记录，并每天向医院主要负责同志报告工作情况。要对全员个人防护、环境清洁消毒、医废处置、手卫生执行情况等开展巡查，要对医护人员从事气管插管、吸痰、支气管镜检查、协助俯卧位通气患者翻身等高风险暴露操作时的个人防护进行重点指导，避免防护不足或过度防护。医务人员穿脱个人防护用品时，要有感控人员在现场或通过监控装置进行监督。加强医院内的环境监测，做到全覆盖。

（8）在全员培训方面，要面向定点医院全体工作人员和所有准备进入定点医院工作的人员开展感染防控、个人防护等知识与技能培训，特别是个人防护用品穿脱培训。所有工作人员须经考核合格后才能上岗。在此基础上，对承担医疗工作的医务人员做好病例诊治等相关业务培训，切实提高规范化诊疗水平。

（9）要按照定点医院设置管理要求做好后备定点医院相关准备。当定点医院收治患者数达到床位总数的 50% 时，后备定点医院要做好腾空启用的准备；当定点医院收治患者数达到床位总数的 70%~80% 时，后备定点医院要立即启用并整体腾空，随时准备收治患者。

第四节　新发传染病的隔离、防护与消毒管理

一、新发传染病的隔离与防护

新发传染病的隔离内容如下（朱仁义等，2020）。

（一）通用要求

（1）布局设置要求如下。

医疗机构在新建、改建与扩建时，建筑布局应符合医院卫生学要求，并应具备隔离

预防的功能，区域划分应明确，标识规范清楚。

a）建筑布局应遵循《病区医院感染管理规范》（WS/T 510—2016）的要求，病区内病房、治疗室等各功能区域内的房间应布局合理、洁污分明、标识清楚。设施、设备应符合防控医院感染的要求，应设有适于隔离的房间。

b）普通门诊：应流程明确、标识清晰、路径便捷。门诊宜分科候诊。普通门诊、儿科门诊、感染性疾病科门诊宜分开候诊。感染性疾病科门诊候诊应符合国家有关规定。儿科门诊应相对独立成区，出入方便。门诊设预检分诊台、隔离观察室等。诊室应通风良好，应配备适量的流动水洗手设施和/或配备速干手消毒剂。急诊应设单独出入口，流程清楚、路径便捷；并设预检分诊、普通诊查室和适于隔离的诊查室。对不明原因发热及不明原因肺炎患者进行诊疗时，应在标准预防措施的基础上按照空气传播疾病进行隔离预防。

c）普通病区：感染性疾病患者与非感染性疾病患者宜分室安置。同种感染性疾病、同种病原体感染患者宜集中安置，病床间距宜大于 0.8m。床单元之间的隔帘宜方便清洁与消毒。单排病床通道净宽不应小于 1.1m，双排病床（床端）通道净宽不应小于 1.4m。感染性疾病病区应设在医院相对独立的区域，并符合普通病区的建筑布局要求。

d）负压隔离病区（室）适用于经空气传播疾病患者的隔离。一间负压病室宜安排一个患者。

（2）隔离相关要求如下。

a）标准预防是基于患者的体液（血液、组织液等）、分泌物（不包括汗液）、排泄物、黏膜和非完整皮肤均可能含有病原体的原因，针对医院患者和医务人员采取的一组预防感染措施。其包括手卫生，根据预期可能的暴露穿戴手套、隔离衣、口罩、帽子、护目镜或防护面罩等个人防护用品，安全注射，以及穿戴合适的防护用品处理污染的物品与医疗器械等。

b）在标准预防措施的基础上，医院应根据疾病的传播途径（接触传播、飞沫传播、空气传播和其他途径传播如虫媒传播），结合本院的实际情况，制订相应的隔离与预防措施。一种疾病可能有多种传播途径时，应在标准预防措施的基础上，采取针对相应传播途径的隔离与预防措施。

A）经接触传播疾病的隔离与预防措施。接触经接触传播疾病的患者及其污染物，如肠道传染病、经血传播疾病、多重耐药菌感染、皮肤感染患者等，在标准预防措施的基础上，还应采取接触传播的隔离与预防措施。患者宜单间隔离；无条件的医院可采取床单位隔离或同种病原体感染患者隔离于一室的方法。应限制患者的活动范围，减少转运。医务人员接触隔离患者的体液（血液、组织液等）、分泌物、排泄物等物质时，应戴一次性使用医用橡胶检查手套，手上有伤口时应戴双层手套；接触污染物品后、离开隔离病室前应摘除手套，洗手和/或手消毒。进入隔离病室，从事可能污染工作服的操作时，应穿隔离衣；离开病室前，应脱下隔离衣，按要求悬挂，每天更换清洗与消毒；或使用一次性隔离衣，用后按医疗废弃物管理要求进行处置。接触甲类及乙类按甲类管理的传染病患者，应按要求穿脱医用一次性防护服，离开病室前，脱去医用一次性防护服，医用一次性防护服按医疗废弃物管理要求进行处置。

B）经飞沫传播疾病的隔离与预防措施。接触经飞沫传播疾病的患者及污染物，如百日咳、白喉、流行性感冒、病毒性腮腺炎患者等，在标准预防措施的基础上，还应采取经飞沫传播疾病的隔离与预防措施。宜限制患者的活动范围；患者病情容许时，应戴医用外科口罩，并定期更换。患者应减少转运，当需要转运时，医务人员应注意防护。探视者应戴医用外科口罩，宜与患者保持1m以上的距离。加强通风，应遵循《医院空气净化管理规范》（WS/T 368—2012）的规定进行室内空气的消毒。医务人员应根据诊疗的需要，穿戴合适的防护用品；一般诊疗护理操作佩戴医用外科口罩，严格手卫生。医务人员与患者近距离（≤1m）接触或进行产生气溶胶的操作时，应戴帽子、医用防护口罩；进行可能产生喷溅的诊疗操作时，应戴护目镜或防护面罩，穿隔离衣；当接触患者及其体液（血液、组织液等）、分泌物、排泄物等时，应戴一次性使用医用橡胶检查手套，操作完成后严格手卫生。

C）经空气传播疾病的隔离与预防措施。接触肺结核等经空气传播的疾病时，在标准预防措施的基础上，还应采用经空气传播疾病的隔离与预防措施。对于患者原则上应尽快转送至有条件收治经空气传播疾病的医院或科室进行收治，在转运过程中做好医务人员的防护。具有传染性的肺结核患者宜安置在负压隔离病室。当患者病情容许时，宜戴医用外科口罩，定期更换；宜限制其活动范围。应遵循WS/T 368—2012的规定进行空气消毒。医务人员应严格按照区域医院感染预防与控制要求，在不同的区域，穿戴不同的防护用品，离开时按要求摘脱，并正确处理使用后的物品。进入确诊或可疑传染病患者房间时，应戴帽子、医用防护口罩；进行可能产生喷溅的诊疗操作时，应戴护目镜或防护面罩，穿隔离衣；当接触患者及其体液（血液、组织液等）、分泌物、排泄物等时，应戴一次性使用医用橡胶检查手套。

其他传播途径疾病的隔离与预防措施应根据疾病的特性，采取相应的隔离与防护措施。

c）隔离病区（室）应有隔离标识，标识颜色和内容根据需求制定，如黄色标识一般用于经空气传播疾病的隔离，粉色标识一般用于经飞沫传播的隔离，蓝色标识一般用于经接触传播的隔离。疑似呼吸道传染病患者应安置在单人隔离房间。受条件限制的医院，同种病原体感染的患者可安置于一室。应限制无关人员进入隔离区域，严格管理陪护及探视人员。对隔离患者进行宣教，做好手卫生及相关隔离要求。

d）适当限制患者的活动范围。患者病情容许时，佩戴医用外科口罩。隔离患者外出检查、诊疗、手术、转科、转运等时，应通知相关接收部门或单位，同时采取有效措施，减少对其他患者、医务人员和环境表面的污染。接收部门或单位应做好隔离准备，在隔离患者离开后，应采取相应的清洁与消毒措施。

e）医师在接诊过程中，应注意询问患者有关的流行病学史、职业史，结合患者的主诉、病史、症状和体征等对来诊的患者进行传染病的预检。

f）配备合格、充足的感染预防与控制工作相关的设施和物品，包括体温计（枪）、手卫生设施与用品、个人防护用品、卫生洁具、清洁和消毒灭菌用品及设施等。

g）按《医疗机构消毒技术规范》（WS/T 367—2012）的要求，落实诊疗环境和诊疗器械以及人员的清洁、消毒或灭菌工作。加强通风，必要时进行室内空气的消毒。

（3）预检分诊处的要求如下。

a）医疗机构应建立预检分诊隔离制度并落实，通过挂号时问询、咨询台咨询和医师接诊时询问等多种方式对患者开展传染病的预检，预检分诊的具体要求遵循《医疗机构门急诊医院感染管理规范》（WS/T 591—2018）。

b）预检分诊处应配备体温计（枪）、手卫生设施与用品、个人防护用品和消毒用品等，以便随时取用。诊疗区域应采取有效措施，避免人群聚集；保持良好的通风，并定时清洁消毒。

c）接诊人员注意询问患者有关的流行病学史、职业史，结合患者的主诉、病史、症状和体征等对来诊的患者进行传染病的预检。医疗机构对发热患者和陪同人员及时提供口罩，并指导其正确佩戴与丢弃。

d）从事预检分诊的工作人员接诊患者时，应采取标准的预防措施，佩戴医用外科口罩或医用防护口罩，必要时戴乳胶手套。

e）设置醒目标识、告示、指引牌等，必要时安排专人引导发热患者至发热门诊就诊。医疗机构不具备传染病救治能力时，应及时将患者转运到具备救治能力的医疗机构诊疗。经预检为需要隔离的传染病患者或疑似传染病患者时，应将患者分诊至感染性疾病科或分诊点就诊，同时对接诊处采取必要的消毒措施。

f）利用折页、宣传册、宣传海报、宣传视频等开展多种形式的宣教，宣教内容可包括手卫生、呼吸道卫生（咳嗽礼仪）和医疗废弃物的范围等。

（4）发热门诊的要求如下。

a）发热门诊的建筑布局和工作流程应当符合《医院隔离技术标准》（WS/T 311—2023）与相关要求。

b）留观室或抢救室应加强通风。如使用机械通风，应当控制气流方向，由清洁侧流向污染侧。

c）配备符合要求、数量充足的医务人员防护用品，发热门诊出入口应当设有速干手消毒剂等手卫生设施。

d）医务人员开展诊疗工作应当执行标准预防，并根据标准预防、不同传播途径疾病预防与控制需要及疾病危害性，选择适宜的个人防护用品。医务人员进出发热门诊和留观病房，应正确穿脱防护用品。

e）医务人员应当掌握呼吸道传染病感染的流行病学特点与临床特征，按照诊疗规范进行患者筛查，对疑似或确诊患者立即采取隔离措施并及时报告。

f）医疗机构应当为患者及陪同人员提供口罩，并指导其正确佩戴与丢弃。

g）患者转出后按《医疗机构消毒技术规范》（WS/T 367—2012）对患者停留和救治环境进行终末消毒。

（5）隔离病区（室）的要求如下。

a）设置隔离病区（室）用于疑似或确诊患者的隔离与救治，建立相关工作制度及流程。不具备救治条件的非定点医院，应当将患者及时转到有隔离和救治能力的定点医院。等候转诊期间对患者采取有效的隔离和救治措施。

b）隔离病区（室）设在医院相对独立的区域，有隔离标志。其分为清洁区、潜在污染区和污染区，设立两通道和各区域之间的缓冲间。缓冲间两侧的门不应同时开启。其建筑布局和工作流程应当符合《医院隔离技术标准》（WS/T 311—2023）等有关要求。对疑似或确诊患者及时进行隔离，并按照指定规范路线由专人引导进入隔离区。

c）隔离病区（室）应备有充足的含高水平消毒因子的空气消毒剂和物体表面消毒剂，适宜的手消毒剂，以及工作服、一次性工作帽、一次性手套、医用防护服、医用防护口罩或动力送风过滤式呼吸器、防护面屏或护目镜、工作鞋或胶靴、防水靴套等个人防护用品。

d）呼吸道传染病疑似患者应安置在单人隔离房间；经病原学确诊的患者可安置于一室，两病床之间的距离不少于 1.2m。疑似和确诊患者宜专人诊疗与护理，限制无关医务人员的出入。严格实施探视制度，原则上不设陪护。若存在患者病情危重等特殊情况必须探视的，探视者必须严格按照规定做好个人防护。

e）对于被隔离的患者，原则上将其活动限制在隔离病房内，减少患者的移动和转换病房，若确需离开隔离病房或隔离区域时，应当采取相应措施如佩戴医用外科口罩，防止患者对其他患者和环境造成污染。疑似或确诊患者出院、转院时，应当更换干净衣服后方可离开，按《医疗机构消毒技术规范》（WS/T 367—2012）对其接触环境进行终末消毒。

（6）在实施标准预防措施的基础上，采取接触隔离、飞沫隔离和空气隔离等措施。具体措施如下。

a）进出隔离病房，应当严格执行《医院隔离技术标准》（WS/T 311—2023），正确实施手卫生及穿脱防护用品。

b）应当制定医务人员穿脱防护用品的流程，制作流程图和配置穿衣镜。配备熟练感染防控技术的人员督导医务人员防护用品的穿脱，防止污染。

c）用于诊疗疑似或确诊患者的听诊器、体温计、血压计等医疗器具及护理物品应当专人专用，若条件有限，不能保障医疗器具专人专用时，每次使用后应当进行规范的清洁和消毒。

d）按照《医院空气净化管理规范》（WS/T 368—2012）规定，进行空气净化。有条件的可以将确诊或疑似患者安置在负压病房，设置负压病区（房）的医疗机构应当按相关要求实施规范管理。

（7）重症患者应当收治在重症监护病房或者具备监护和抢救条件的病室，收治重症患者的监护病房或者具备监护和抢救条件的病室不得收治其他患者。

（8）疑似或确诊患者死亡的，应当对尸体及时进行处理。用含 3000mg/L 的含氯消毒剂或 0.5%过氧乙酸的棉球或纱布填塞患者口、鼻、耳、肛门等所有开放通道；用双层布单包裹尸体，装入双层尸体袋中，由专用车辆直接送至指定地点火化。患者住院期间使用的个人物品经消毒后方可由患者或家属带回家。

（二）医务人员防护用品的使用

医务人员应根据标准预防、不同传播途径疾病预防与控制需要及疾病危害性，选择适宜的个人防护用品。

1. 口罩的使用

应根据不同的诊疗要求选用不同种类的口罩。一般诊疗活动，可佩戴一次性使用医用口罩或医用外科口罩；手术部（室）工作或诊疗护理免疫功能低下患者、进行有体液喷溅的操作或侵入性操作时，应戴医用外科口罩；接触经空气传播的传染病患者、近距离（≤1m）接触飞沫传播的传染病患者或进行产生气溶胶的操作时，应戴医用防护口罩。使用医用防护口罩时应进行气密性检查。

2. 护目镜、防护面罩的使用

在进行可能发生患者体液（血液、组织液等）、分泌物、排泄物等喷溅诊疗、护理操作时，应使用护目镜或防护面罩。对呼吸道传染病患者进行气管插管、气管切开等近距离操作，可能发生患者体液（血液、组织液等）、分泌物等喷溅时，宜使用全面型防护面罩。佩戴前应检查有无破损，佩戴装置有无松脱。每次使用后应清洁与消毒。

3. 手套的使用

应根据不同操作的需要，选择合适种类和规格的手套。接触患者的体液（血液、组织液等）、分泌物、排泄物等及污染物品时，应戴一次性使用医用橡胶检查手套。进行手术、换药等无菌操作以及接触患者破损皮肤、黏膜时，应戴一次性使用灭菌橡胶外科手套。一次性手套应一次性使用。

4. 隔离衣与医用一次性防护服的使用

应根据诊疗工作的需要，选用隔离衣（一次性隔离衣、可复用隔离衣）或医用一次性防护服。

下列情况应穿隔离衣。

（1）接触经接触传播的感染性疾病患者或其周围环境，如肠道传染病患者、多重耐药菌感染患者等时。

（2）可能受到患者体液（血液、组织液等）、分泌物、排泄物污染时。

（3）对实施保护性隔离的患者，如大面积烧伤、骨髓移植等患者进行诊疗、护理时穿无菌隔离衣。

下列情况应穿医用一次性防护服。

（1）接触甲类及乙类按甲类管理的传染病患者时。

（2）接触传播途径不明的新发传染病患者时。

（3）对高致病性、高病死率的传染病患者进行诊疗、护理操作时。

5. 帽子的使用

帽子应能够遮盖全部头发，分为布质帽子和一次性帽子。进行无菌技术操作与进入污染区、保护性隔离区域、洁净医疗用房等应戴帽子。帽子被患者体液（血液、组织液等）、分泌物等污染时，应立即更换。布质帽子应保持清洁，每次或每天更换与清洁。一次性帽子应一次性使用。

6. 防水围裙的使用

防水围裙分为重复使用的围裙和一次性使用的围裙。可能受到患者的体液（血液、组织液等）、分泌物及其他污染物质污染与进行复用医疗器械的清洗时，应穿防水围裙。重复使用的围裙在每班次使用后应及时清洗与消毒，遇有破损或渗透时，应及时更换。一次性使用围裙应一次性使用，受到明显污染、遇到破损或渗透时应及时更换。

7. 鞋套的使用

鞋套应具有良好的防水性能，并一次性使用。从潜在污染区进入污染区时、从缓冲间进入负压隔离病室时和进入洁净医疗用房时应穿鞋套。应在规定区域内穿鞋套，离开该区域时应及时脱掉。发现鞋套破损应及时更换。

（三）新冠病毒感染疫情"乙类甲管"期间特定人群的个人防护

新冠病毒感染疫情"乙类甲管"期间特定人群的个人防护内容如下。

从新型冠状病毒肺炎到新型冠状病毒感染，自 2020 年初到 2023 年第十版诊疗方案和防控方案指导"乙类乙管"后的诊疗与防控，人们对这种新发传染病的认识是建立在科学和循证的基础上的，在疫情初期特定人群的防护要求是在标准预防措施的基础上，根据疾病传播特点做出的防护要求，在后续可能的新发传染病的防护中仍具有借鉴意义。

特定人群在防控新冠疫情工作中的个人防护，包括重要个人防护装备的使用、手卫生、特定人群个人防护要求、个人防护装备穿脱顺序和防护装备脱卸的注意事项。

1. 特定人群个人防护要求

1）流行病学调查人员

对疑似、确诊病例和无症状感染者及疫区内发热患者进行现场调查时，宜穿戴工作服、一次性工作帽、一次性手套、防护服、医用防护口罩、防护面屏或护目镜、工作鞋或胶靴、防水靴套等。

2）隔离病区工作人员

宜穿戴工作服、一次性工作帽、一次性手套、防护服、医用防护口罩、防护面屏或护目镜、工作鞋或胶靴、防水靴套等。进行近距离操作且可能产生大量气溶胶时，使用动力送风过滤式呼吸器。

3）医学观察场所工作人员

宜穿戴一次性工作帽、医用外科口罩、工作服、一次性手套。必要时，可使用医用防护口罩。

4）病例和无症状感染者转运人员

宜穿戴工作服、一次性工作帽、一次性手套、防护服、医用防护口罩、防护面屏或护目镜、工作鞋或胶靴、防水靴套等。

5）尸体处理人员

宜穿戴工作服、一次性工作帽、一次性手套和长袖加厚橡胶手套、防护服、医用防护口罩或动力送风过滤式呼吸器、防护面屏、工作鞋或胶靴、防水靴套、防水围裙或防水隔离衣等。

6）环境清洁消毒人员

宜穿戴工作服、一次性工作帽、一次性手套和长袖加厚橡胶手套、防护服、医用防护口罩、防护面屏或护目镜、工作鞋或胶靴、防水靴套、防水围裙或防水隔离衣。

7）标本采集人员

宜穿戴工作服、一次性工作帽、双层手套、防护服、医用防护口罩、防护面屏、工作鞋或胶靴、防水靴套。必要时，应加穿防水围裙或防水隔离衣。

8）实验室工作人员

宜穿戴工作服、一次性工作帽、双层手套、防护服、医用防护口罩或动力送风过滤式呼吸器、防护面屏或护目镜、工作鞋或胶靴、防水靴套。必要时，应加穿防水围裙或防水隔离衣。

9）卫生检疫人员

宜穿戴工作服、一次性工作帽、一次性手套、医用外科口罩。必要时，可使用医用防护口罩。

2. 个人防护装备穿脱顺序

1）医用防护口罩等防护装备穿脱顺序

a. 穿戴顺序

步骤1：手卫生，更换个人衣物，穿工作服，去除个人用品如首饰、手表、手机等；穿工作鞋或胶靴，戴一次性工作帽。

步骤2：戴医用防护口罩，做气密性检查。

步骤3：戴内层手套（进行易导致手套破损或严重污染的操作时），做气密性检查。

步骤4：穿防护服，确保防护服袖口覆盖内层手套袖口。

步骤5：穿防水靴套。

步骤6：戴防护头罩或防护面屏或护目镜（接触呕吐、腹泻或出血患者时佩戴）。

步骤7：穿防水围裙或防水隔离衣（接触呕吐、腹泻或出血患者时佩戴）。

步骤8：戴外层手套（覆盖防护服或防水隔离衣袖口），做气密性检查。

步骤9：监督人员协助检查并确认穿戴效果，确保无裸露头发、皮肤和衣物，身体正常活动不影响诊疗等工作。

步骤10：如接触患者，消毒外层手套。

在培训合格的人员在场指导、协助情况下，检查全部个人防护装备是否齐备、完好、大小合适。

b. 脱摘顺序

步骤1：个人防护装备外层有肉眼可见污染物时应擦拭消毒。

步骤2：消毒外层手套。

步骤3：（如穿戴）脱防水围裙（如穿防水隔离衣，先脱外层手套或与隔离衣一起脱下），消毒外层手套。

步骤 4：脱外层手套，消毒内层手套。

步骤 5：摘防护面屏（护目镜），消毒内层手套。

步骤 6：（如穿戴）摘防护头罩，消毒内层手套。

步骤 7：脱防护服，同时脱下防水靴套，消毒内层手套。

步骤 8：脱内层手套，手消毒，更换新的内层手套。

步骤 9：消毒并更换工作鞋或胶靴，消毒内层手套。

步骤 10：摘医用防护口罩和一次性工作帽，消毒内层手套。

步骤 11：脱内层手套，洗手，手消毒；及时佩戴新的医用外科口罩。

步骤 12：指导或协助人员与工作人员一起评估脱摘过程，如可能污染皮肤、黏膜，应及时消毒。

步骤 13：换回个人衣物，有条件时淋浴。

脱个人防护装备时，应有培训合格的人员在场指导或协助，该人员应穿戴个人防护装备（至少包括防护服或隔离衣、口罩、防护面屏或护目镜和手套等），评估个人防护装备污染情况，对照脱摘顺序表，口头提示每个脱摘顺序，协助脱摘装备并及时进行手套消毒。

2）正压送风过滤式呼吸器的防护装备穿脱顺序

a. 穿戴顺序

步骤 1：手卫生，更换个人衣物，穿工作服，去除个人用品如首饰、手表、手机等；穿工作鞋或胶靴，戴一次性工作帽。

步骤 2：戴医用外科口罩。

步骤 3：戴内层手套。

步骤 4：穿防护服，确保防护服袖口覆盖内层手套袖口。

步骤 5：穿防水靴套。

步骤 6：戴正压送风过滤式呼吸器。

步骤 7：穿防水围裙或防水隔离衣（接触呕吐、腹泻或出血患者需穿戴）。

步骤 8：戴外层手套（覆盖防护服或隔离衣袖口）。

步骤 9：监督人员协助检查并确认穿戴效果，确保无裸露头发、皮肤和衣物，不影响诊疗活动。

步骤 10：如接触患者，消毒外层手套。

在培训合格的人员在场指导、协助的情况下，检查全部个人防护装备是否齐备、完好、大小合适。

b. 脱摘顺序

步骤 1：个人防护装备外层有肉眼可见污染物时进行擦拭消毒。

步骤 2：消毒外层手套。

步骤 3：（如穿戴）脱防水围裙（如穿防水隔离衣，先脱外层手套或与隔离衣一起脱下），消毒外层手套。

步骤 4：脱外层手套，消毒内层手套。

步骤 5：脱正压送风过滤式呼吸器，消毒内层手套。

步骤 6：脱防护服，同时脱去防水靴套，消毒内层手套。

步骤 7：脱内层手套，手卫生，更换新的内层手套。

步骤 8：消毒并更换工作鞋或胶靴。

步骤 9：摘医用外科口罩和一次性工作帽，消毒内层手套。

步骤 10：脱内层手套，洗手，手消毒，及时佩戴新的医用外科口罩。

步骤 11：指导或协助人员与工作人员一起评估脱摘过程，如可能污染皮肤、黏膜，及时消毒。

步骤 12：换回个人衣物，有条件时淋浴。

脱个人防护装备时，应有培训合格的人员在场指导或协助，该人员应穿戴个人防护装备（至少包括防护服或隔离衣、口罩、防护面屏或防护眼镜和手套等），评估个人防护装备污染情况，对照脱摘顺序表，口头提示每个脱摘顺序，协助脱摘装备并及时进行手套消毒。

3）防护装备脱卸的注意事项

根据工作现场，划分清洁区、潜在污染区和污染区。开始现场作业前，在清洁区进行防护装备的穿戴；在完成现场作业后，离开污染区后、进入清洁区前，进行防护装备的脱卸。

脱卸时应避免接触污染面，尽量使用内层包裹外层，脱卸过程不宜过快，避免污染物扬起。

脱下的护目镜、工作鞋或胶靴等非一次性使用的物品，应直接放入盛有消毒液的容器内浸泡（液面以下）；其余一次性使用的物品应放入双层黄色医疗废弃物收集袋中作为医疗废弃物集中处置。

脱卸防护装备的每一步均应进行手消毒，所有防护装备全部脱完后洗手、手消毒。

二、随时消毒和疫源地终末消毒

随时消毒和疫源地终末消毒内容如下。

（一）消毒原则

1. 范围和对象确定

根据流行病学调查结果，确定现场消毒的范围和对象。对病例或无症状感染者住院、转运期间可能受到污染的环境和物品，进行随时消毒。对病例或无症状感染者居住或活动过的场所，如居所、工作场所、学习场所、诊疗场所、转运工具及其他可能受到污染的场所，在其离开后（如住院、转院、出院、死亡）应进行终末消毒。病例或无症状感染者短暂经过的无明显污染物的场所，无须进行终末消毒。

2. 方法选择

根据环境风险、污染程度和物品特性，可选择消毒剂喷洒、喷雾、擦拭、浸泡等化学消毒方式，或紫外线、循环风空气消毒机等物理消毒方式，或密闭封存、长时间静置，或按医疗废弃物处置等方式进行无害化处理。

1）诊疗用品

尽量选择一次性诊疗用品，非一次性诊疗用品应首选压力蒸汽灭菌，不耐热物品可选择化学消毒剂或低温灭菌设备进行消毒或灭菌。

2）环境物体表面

可选择含氯消毒剂与二氧化氯、季铵盐、过氧乙酸、过氧化氢、单过硫酸氢钾等消毒剂擦拭、喷洒或浸泡消毒，也可采用经验证安全有效的物理消毒方法和其他无害化处理方法。

3）室内空气

可选择过氧乙酸、二氧化氯、过氧化氢等消毒剂喷雾消毒，也可选择循环风空气消毒机、紫外线或其他安全有效的物理消毒方法和其他无害化处理方法。

4）手卫生

建议使用手消毒剂揉搓双手进行消毒，也可选择75%乙醇、过氧化氢等消毒剂。

（二）消毒措施

1. 随时消毒

在病例或无症状感染者住院、转运期间，对其排泄物、呕吐物、体液及其污染的环境和物品，及时进行随时消毒，消毒方法参见常见污染对象的消毒方法，所用消毒产品应符合国家相关卫生标准、规范和产品质量要求，卫生安全评价合格。在有人情况下，不建议喷洒消毒。患者隔离的场所可采取排风（包括自然通风和机械排风）措施，保持室内空气流通。每天通风2～3次，每次不少于20～30min。

有条件的医疗机构应将患者安置到负压隔离病房，疑似病例应进行单间隔离，确诊病例可多人安置于同一房间。非负压隔离病房应通风良好，可采取排风（包括自然通风和机械排风）措施，也可采用循环风空气消毒机进行空气消毒。在无人情况下还可用紫外线对空气进行消毒，用紫外线消毒时，可适当延长照射时间至1h以上。医护人员和陪护人员在诊疗、护理工作结束后应洗手并消毒。

2. 终末消毒

病例或无症状感染者转移后，对其居住或活动过及其他可能受到污染的场所应进行终末消毒，确保终末消毒后的场所及其中的各种物品不再有病原体的存在。

1）医疗机构（方舱）

在病例和无症状感染者出院、转院或死亡后，应对患者衣服等生活用品、相关诊疗用品和桌、椅、床单进行终末消毒；在病房清空后，应对室内空气、地面、墙壁、卫生间等所有环境和物品进行终末消毒。在治愈出院（舱）时，病例和无症状感染者的个人物品应消毒后带出院（舱）。医疗机构发热门诊、感染科门诊等应在每天工作结束后，按照终末消毒的要求进行消毒处理。对于病例和无症状感染者使用过的诊室，对其内空气、墙壁、诊疗设备的表面等进行终末消毒后，非感染患者方可使用。

2）交通运输工具

在病例和无症状感染者离开后，应对交通运输工具进行终末消毒，包括舱室内壁、座椅、卧铺和桌面等物体表面，患者使用的餐（饮）具，所用寝（卧）具等纺织品，排泄物、呕吐物及其污染的物品和场所等。

3）终末消毒程序

现场消毒前，应充分了解消毒的对象和范围，在确保安全有效的前提下，选择对环境和物品影响小的消毒方法。低温环境下的终末消毒应遵照低温消毒技术的要求进行。终末消毒程序按照《疫源地消毒总则》（GB 19193—2015）执行。医疗机构的消毒程序可参考如下：消毒前应穿戴好隔离衣、帽子、口罩、手套，备好防护用具，进行现场观察，了解污染情况，划分清洁区和污染区，禁止无关人员进入消毒区内，并按面积或体积、物品多少计算需配制的消毒药物量，并注意所用药物的有效成分含量，保证配制药物的有效浓度。将需集中消毒的污染衣服、床单等用品收集在一起进行处理。房间消毒前，应先关闭门窗，若为肠道传染病，应先消灭室内苍蝇，然后再消毒。消毒顺序：应按先外后内、先上后下，先清洁房间内污染严重的场所，依次对门、地面、家具、墙壁等进行喷雾消毒。若为呼吸道传染病，重点做好空气消毒。患者的排泄物、呕吐物、分泌物、残余食物等，以及装前述污物的便器、痰盂、痰杯和用过的日常生活用品应严格进行消毒。消毒工作完毕后，应将所有的消毒工具进行消毒、清洗，然后按照标准规范脱卸个人防护装备，一次性个人防护装备按照感染性医疗废弃物处理，重复使用个人防护装备放入消毒专用袋中；最后，消毒人员应彻底清洗双手、消毒，并填写好工作记录表；消毒完毕 60min 后，彻底通风和擦洗，然后消毒人员撤离。

（三）常见污染对象的消毒方法

1. 室内空气

居住过的场所如家庭、医疗机构隔离病房等室内空气的终末消毒方法可参照《医院空气净化管理规范》（WS/T 368—2012），在无人情况下，可选择 5000mg/L 过氧乙酸、3%过氧化氢、二氧化氯（按产品说明书）等消毒剂，按 $20mL/m^3$ 用超低容量（气溶胶）喷雾法进行消毒。也可采用经验证安全有效的其他消毒方法。

2. 污染物

对患者血液、分泌物和呕吐物等少量污染物，可用一次性吸水材料（如纱布、抹布等）蘸取有效氯 5000～10 000mg/L 的含氯消毒剂（或能达到高水平消毒的消毒湿巾/干巾）小心移除。对患者血液、分泌物和呕吐物等大量污染物，应使用含吸水成分的消毒粉或漂白粉完全覆盖，或用一次性吸水材料完全覆盖后用足量的有效氯 5000～10 000mg/L 的含氯消毒剂浇在吸水材料上，作用 30min 以上，或用能达到高水平消毒的消毒湿巾/干巾，小心清除干净。在清除过程中避免接触污染物，清理的污染物按医疗废弃物集中处置。患者的分泌物、呕吐物等应有专门容器收集，用有效氯 20 000mg/L 的含氯消毒剂，按物、药比例 1∶2 浸泡消毒 2h。清除污染物后，应对受到污染的环境物体表面进行消毒。盛放污染物的容器可用有效氯 5000mg/L 的含氯消毒剂溶液浸泡消毒

30min，然后清洗干净。

3. 地面、墙壁

有肉眼可见污染物时，应先完全清除污染物再消毒。无肉眼可见污染物时，可用有效氯 1000mg/L 的含氯消毒剂或 500mg/L 的二氧化氯消毒剂擦拭或喷洒消毒；不耐腐蚀的地面和墙壁，也可用 2000mg/L 的季铵盐类消毒剂喷洒或擦拭。地面消毒先由外向内喷洒一次，喷药量为 100～300mL/m^2，待室内消毒完毕后，再由内向外重复喷洒一次。消毒作用时间应不少于 30min。

4. 物体表面

诊疗设施设备表面以及床围栏、床头柜、家具、门把手和家居用品等有肉眼可见污染物时，应先完全清除污染物再消毒。无肉眼可见污染物时，用有效氯 1000mg/L 的含氯消毒剂或 500mg/L 的二氧化氯消毒剂，且不耐腐蚀的物体表面也可用 2000mg/L 的季铵盐类消毒剂进行喷洒、擦拭或浸泡消毒，作用 30min 后用清水擦拭干净。

5. 衣服、被褥等纺织品

在收集纺织品时，做好个人防护，动作尽量轻柔，避免产生气溶胶。有血液、分泌物和呕吐物等污染物时，建议均按医疗废弃物集中处理。无肉眼可见污染物时，若需重复使用，可用流通蒸汽或煮沸消毒 30min；或用有效氯 500mg/L 的含氯消毒剂或 1000mg/L 的季铵盐类消毒剂浸泡 30min 后，按常规清洗；或采用水溶性包装袋盛装后，直接投入洗衣机中进行洗涤消毒 30min，保持 500mg/L 的有效氯含量。怕湿的衣物可选用环氧乙烷或干热方法进行消毒处理。

6. 手消毒

参与现场工作的所有人员均应加强手卫生措施，可选用速干手消毒剂，或直接用 75%乙醇进行擦拭消毒；醇类过敏者，可选择季铵盐类等有效的非醇类手消毒剂；特殊情况下，也可使用 3%的过氧化氢消毒剂或有效氯 500mg/L 的含氯消毒剂等擦拭或浸泡双手，并适当延长消毒作用时间。有肉眼可见污染物时，应先使用洗手液在流动水下洗手，再按照上述方法消毒。

7. 皮肤、黏膜

皮肤被污染物污染时，应立即清除污染物，再用一次性吸水材料蘸取 0.5%碘伏或过氧化氢消毒剂擦拭消毒 3min 以上，然后使用清水清洗干净；黏膜被污染物污染时，应用大量生理盐水冲洗或 0.05%碘伏冲洗消毒。

8. 交通运输和转运工具

应先进行污染情况评估：有可见污染物时，应先使用一次性吸水材料蘸取有效氯 5000～10 000mg/L 的含氯消毒剂（或能达到高水平消毒的消毒湿巾/干巾）完全清除污染物，再用有效氯 1000mg/L 的含氯消毒剂或 500mg/L 的二氧化氯消毒剂进行喷洒或擦拭消毒，作用 30min 后用清水擦拭干净。

9. 粪便和污水

具有独立化粪池时，粪便和污水在进入市政排水管网前需进行消毒处理，定期投加含氯消毒剂，池内投加含氯消毒剂（初次投加时有效氯约 40mg/L），确保消毒作用 1.5h 后，总余氯量达 6.5～10mg/L。消毒后的污水应当符合《医疗机构水污染物排放标准》（GB 18466—2005）。无独立化粪池时，使用专门容器收集排泄物，消毒处理后排放。用有效氯 20 000mg/L 的含氯消毒剂，按粪、药比例 1∶2 浸泡消毒 2h；若有大量稀释排泄物，应用含有效氯 70%～80% 的漂白粉干粉，按粪、药比例 20∶1 加药后充分搅匀，消毒 2h。

10. 患者生活垃圾

患者生活垃圾按医疗废弃物处理。

11. 医疗废弃物

医疗废弃物的处置应遵循《医疗废弃物管理条例》和《医疗卫生机构医疗废弃物管理办法》的要求，规范使用双层黄色医疗废弃物收集袋封装后按照常规处置流程进行处置。

12. 尸体处理

患者死亡后，要尽量减少尸体移动和搬运，应由经培训的工作人员在严密防护下及时进行处理。用浸有消毒液的双层布单包裹尸体，装入双层尸体袋中，由民政部门派专用车辆直接送至指定地点尽快火化。

13. 其他

对不能用现有消毒方法处理的物品或环境，现场实施过程中要根据污染风险及其特性开展风险评估。评估后确定为存在风险又无法实施消毒的，可通过密闭封存、静置等方式进行妥善处理，消除传播风险，确保环境和物品上不再有病原体的存在。

（四）低温消毒

现场所用的低温消毒剂必须合法有效，在上市前应按国家相关要求做好产品卫生安全评价并备案。其使用时应严格遵循产品说明书，按照低温消毒剂的适用温度范围合理使用。其与相关消毒设备配套使用时，应先对消毒设备进行调试，进行机械化喷洒消毒时，务必确保消毒剂足量全覆盖消毒对象表面，做好质量控制，确保达到消毒合格。消毒对象污染严重时，应先用低温消毒剂冲洗或浸泡后再做处理，严禁喷洒或擦拭消毒。现场如使用紫外线或其他辐照技术等物理消毒技术开展低温消毒，须按照我国相关标准规范，证明其在相应低温环境下（实验室和现场）对指示微生物达到消毒效果。物理低温消毒设备在上市前应做好消毒产品卫生安全评价并备案。

（五）注意事项

现场消毒应确保所用消毒产品合法有效，所选消毒方法科学可行。现场消毒时，应根据现场情况和相关标准要求，选择合格有效的个人防护装备，在做好个人防护的前提下，严格按照工作方案实施消毒。

消毒实施单位应具备现场消毒能力，操作人员应经过消毒专业培训，掌握消毒和个人防护基本知识，熟悉消毒器械的使用和消毒剂的配制等。消毒实施单位在每次开展消毒工作时均应做好消毒记录，包括消毒对象、消毒面积（体积）、消毒剂浓度（或消毒器械强度）、剂量、作用时间等。

加强现场消毒评价工作。所有疫源地现场消毒均应进行过程评价，发现问题及时整改，确保消毒过程有效。根据现场实际需求和相关要求，必要时进行消毒效果评价。

三、常用消毒剂使用指南

常用消毒剂使用指南具体如下。

（一）醇类消毒剂

1. 有效成分

乙醇含量为 70%～80%（*V/V*），含醇手消毒剂＞60%（*V/V*），复配产品可依据产品说明书。

2. 应用范围

主要用于手和皮肤消毒，也可用于较小物体表面的消毒。

3. 使用方法

卫生手消毒：均匀喷雾手部或涂擦揉搓手部 1～2 遍，作用 1min。

外科手消毒：擦拭手部 2 遍，作用 3min。

皮肤消毒：涂擦皮肤表面 2 遍，作用 3min。

较小物体表面消毒：擦拭物体表面 2 遍，作用 3min。

4. 注意事项

如单一使用乙醇进行手消毒，建议消毒后使用护手霜。

外用消毒液，不得口服，置于儿童不易触及处。

易燃，远离火源。

对乙醇过敏者慎用。

避光，置于阴凉、干燥、通风处密封保存。

不宜用于脂溶性物体表面的消毒，不可用于空气消毒。

（二）含氯消毒剂

1. 有效成分

以有效氯计，含量以 mg/L 或%表示，漂白粉≥20%，二氯异氰尿酸钠≥55%，84 消毒液依据产品说明书，常见为 2%～5%。

2. 应用范围

适用于物体表面、织物等污染物品以及水、果蔬和餐（饮）具等的消毒。次氯酸消毒剂除上述用途外，还可用于室内空气、二次供水设备设施表面、手、皮肤和黏膜的消毒。

3. 使用方法

物体表面消毒时，使用浓度 500mg/L；疫源地消毒时，物体表面使用浓度 1000mg/L，有明显污染物时，使用浓度 10 000mg/L；室内空气和水等其他消毒时，依据产品说明书。

4. 注意事项

外用消毒剂，不得口服，置于儿童不易触及处。

配制和分装高浓度消毒液时，应当戴口罩和手套；使用时应当戴手套，避免接触皮肤。如不慎溅入眼睛，应当立即用水冲洗，严重者应及时就医。

其对金属有腐蚀作用，对织物有漂白、褪色作用。金属和有色织物慎用。

强氧化剂，不得与易燃物接触，应当远离火源。

置于阴凉、干燥处密封保存，不得与还原物质共储共运。

包装应当标示相应的安全警示标志。其应依照具体产品说明书注明的使用范围、使用方法、有效期和安全性检测结果使用。

（三）二氧化氯消毒剂

1. 有效成分

活化后二氧化氯含量≥2000mg/L，无须活化产品依据产品说明书。

2. 应用范围

适用于水（饮用水、医院污水）、物体表面、餐（饮）具、食品加工工具和设备、瓜果蔬菜、医疗器械（含内镜）和空气的消毒处理。

3. 使用方法

物体表面消毒时，使用浓度 50～100mg/L，作用 10～15min；生活饮用水消毒时，使用浓度 1～2mg/L，作用 15～30min；医院污水消毒时，使用浓度 20～40mg/L，作用 30～60min；室内空气消毒时，依据产品说明书。

4. 注意事项

外用消毒剂，不得口服，置于儿童不易触及处。

不宜与其他消毒剂、碱或有机物混用。

本品有漂白作用，对金属有腐蚀性。

使用时应当戴手套和口罩，避免高浓度消毒剂接触皮肤和吸入呼吸道。如不慎溅入眼睛，应当立即用水冲洗，严重者应及时就医。

（四）过氧化物类消毒剂

1. 有效成分

过氧化氢消毒剂：过氧化氢（以 H_2O_2 计）质量分数 3%～6%。

过氧乙酸消毒剂：过氧乙酸（以 $C_2H_4O_3$ 计）质量分数 15%～21%。

2. 应用范围

适用于物体表面消毒、室内空气消毒、皮肤伤口消毒、耐腐蚀医疗器械消毒。

3. 使用方法

物体表面消毒：稀释至 0.1%～0.2%的过氧乙酸或 3%过氧化氢，喷洒或浸泡消毒作用时间 30min，然后用清水冲洗去除残留消毒剂。

室内空气消毒：稀释至 0.2%的过氧乙酸或 3%过氧化氢，用气溶胶喷雾方法，用量按 10～20mL/m³ 计算，消毒作用 60min 后通风换气；也可使用 15%过氧乙酸加热熏蒸，用量按 7mL/m³ 计算，熏蒸作用 1～2h 后通风换气。

皮肤伤口消毒：3%过氧化氢消毒液，直接冲洗皮肤表面，作用 3～5min。

耐腐蚀医疗器械消毒：耐腐蚀医疗器械的高水平消毒，6%过氧化氢浸泡作用 120min，或 0.5%过氧乙酸冲洗作用 10min，消毒结束后应当使用无菌水冲洗去除残留消毒剂。

4. 注意事项

液体过氧化物类消毒剂有腐蚀性，对眼睛、黏膜和皮肤有刺激性，有灼伤危险，若不慎接触，应当用大量水冲洗并及时就医。

在实施消毒作业时，应当佩戴个人防护用具。

如出现容器破裂或渗漏现象，应当用大量水冲洗，或用沙子、惰性吸收剂吸收残液，并采取相应的安全防护措施。

其易燃易爆，遇明火、高热会引起燃烧爆炸，与还原剂接触、遇金属粉末有燃烧爆炸危险。

（五）含碘消毒剂

1. 有效成分

碘酊：有效碘 18～22g/L，乙醇 40%～50%。

碘伏：有效碘 2～10g/L。

2. 应用范围

碘酊：适用于手术部位、注射和穿刺部位皮肤及新生儿脐带部位皮肤消毒，不适用于黏膜和敏感部位皮肤消毒。

碘伏：适用于外科手及前臂消毒，黏膜冲洗消毒等。

3. 使用方法

1）碘酊

用无菌棉拭子或无菌纱布蘸取本品，在消毒部位皮肤擦拭 2 遍以上，再用棉拭子或无菌纱布蘸取 75%医用乙醇擦拭脱碘。使用有效碘 18～22g/L，作用时间 1～3min。

2）碘伏

外科术前手及前臂消毒：在常规刷手的基础上，用无菌纱布蘸取使用浓度碘伏均匀擦拭从手指尖至前臂部位和上臂下 1/3 部位皮肤；或直接用无菌刷蘸取使用浓度碘伏从手指尖刷至前臂和上臂下 1/3 部位皮肤，然后擦干。使用有效碘 2～10g/L，作用时间 3～5min。

黏膜冲洗消毒：含有效碘 250～500mg/L 的碘伏稀释液直接对消毒部位冲洗或擦拭。

4. 注意事项

外用消毒液，禁止口服。

置于儿童不易触及处。

对碘过敏者慎用。

密封、避光，置于阴凉通风处保存。

（六）含溴消毒剂

1. 有效成分

溴氯-5,5-二甲基乙内酰脲，质量分数 92%～95%，有效卤素（以 Cl 计）质量分数 54%～56%。

1,3-二溴-5,5-二甲基乙内酰脲，质量分数 96%～99%，有效溴（以 Br 计）质量分数 107%～111%。

2. 应用范围

适用于物体表面的消毒。

3. 使用方法

物体表面消毒常用浸泡、擦拭或喷洒等方法。溴氯-5,5-二甲基乙内酰脲总有效卤素 200～400mg/L，作用 15～20min；1,3-二溴-5,5-二甲基乙内酰脲有效溴 400～500mg/L，作用 10～20min。

4. 注意事项

含溴消毒剂为外用品，不得口服。

本品属强氧化剂，与易燃物接触可引发无明火自燃，应当远离易燃物及火源。

禁止与还原物共贮共运，以防爆炸。

未加入防腐蚀剂的产品对金属有腐蚀性。

本品对有色织物有漂白、褪色作用。

本品有刺激性气味，对眼睛、黏膜、皮肤有灼伤危险，严禁与人体接触。如不慎接触，则应及时用大量水冲洗，严重时送医院治疗。

操作人员应当佩戴防护眼镜、橡胶手套等防护用品。

（七）酚类消毒剂

1. 有效成分

依据产品说明书。

2. 应用范围

适用于物体表面和织物等消毒。

3. 使用方法

物体表面和织物用有效成分含量 1000～2000mg/L，擦拭或浸泡消毒 15～30min。

4. 注意事项

苯酚、甲酚对人体有毒性，在对环境和物体表面进行消毒处理时，应当做好个人防护，如有高浓度溶液接触到皮肤，可用乙醇擦去或用大量清水冲洗。

消毒结束后，应当对所处理的物体表面、织物等对象用清水进行擦拭或洗涤，去除残留的消毒剂。

不能用于细菌芽孢污染物品的消毒，不能用于医疗器械的高中水平消毒，以苯酚、甲酚为主要杀菌成分的消毒剂不适用于皮肤、黏膜消毒。

（八）季铵盐类消毒剂

1. 有效成分

依据产品说明书。

2. 应用范围

适用于环境与物体表面（包括纤维和织物）的消毒。

适用于卫生手消毒，与醇复配的消毒剂可用于外科手消毒。

3. 使用方法

物体表面消毒：无明显污染物时，使用浓度 1000mg/L；有明显污染物时，使用浓度 2000mg/L。

卫生手消毒：清洁时使用浓度 1000mg/L，污染时使用浓度 2000mg/L。

4. 注意事项

外用消毒剂，不得口服。置于儿童不易触及处。

避免接触有机物和拮抗物。不能与肥皂或其他阴离子洗涤剂同用，也不能与碘或过氧化物（如高锰酸钾、过氧化氢、磺胺粉等）同用。

四、医疗器械及环境物体表面消毒推荐方法

医疗器械及环境物体表面消毒推荐方法具体见表 3-1。

表 3-1 医疗器械及环境物体表面消毒推荐方法

（一）诊疗用品与医疗设备清洁、消毒与灭菌方法

范围	消毒对象	清洁	消毒与灭菌	清洁消毒频次	备注
诊疗用品	呼吸机、麻醉机的螺纹管、湿化器	1.清洗消毒机按管道清洗流程清洗；2.流动水冲洗、干燥	1.清洗消毒机清洗消毒、干燥；2.浸泡于含有效氯 500mg/L 含氯消毒液中 30min，清水冲洗、干燥备用；3.过氧化氢低温等离子体或环氧乙烷	一人一用一抛弃或消毒；污染时随时更换	1.呼吸机螺纹管、湿化器，送消毒供应中心集中处理；2.一次性使用螺纹管不得重复使用；3.湿化器加入无菌水每天更换
	氧气湿化器	流动水冲洗、干燥	浸泡于含有效氯 500mg/L 含氯消毒液中 30min，流动水冲洗，干燥备用；送消毒供应中心集中清洗消毒	1.一人一用一抛弃或消毒；2.湿化液每天更换；3.使用中湿化瓶每周更换 1 次，消毒后密闭保存	1.干燥保存；2.湿化水应为无菌用水
	雾化吸入器及配套耗材（喷雾器、面罩或口含嘴、水槽、螺纹管）	清水湿式擦拭	配套耗材用含有效氯 500mg/L 含氯消毒液消毒，作用时间 30min，流动水冲洗，干燥备用	一人一用一消毒	一次性面罩或口含嘴不得重复使用
	简易呼吸器	流动水冲洗、干燥	1.含有效氯 500mg/L 含氯消毒液擦拭消毒，作用时间 30min；2.使用流动纯化水漂洗干净后使用无菌巾擦干	一人一用一消毒	1.清洗时可拆卸部分充分拆卸；2.浸泡消毒前将面罩内气体抽出，以免不能完全浸没于液面下
	开口器、舌钳	流动水冲洗、干燥	送消毒供应中心压力蒸汽灭菌	一人一用一灭菌	
	接触皮肤B超探头	柔软纸巾擦拭	一次性消毒湿巾	一人一用一消毒	按厂家说明书要求
	阴式B超探头	柔软纸巾擦拭	一次性消毒湿巾	一人一用一消毒	按厂家说明书要求

（一）诊疗用品与医疗设备清洁、消毒与灭菌方法					
范围	消毒对象	清洁	消毒与灭菌	清洁消毒频次	备注
诊疗用品	体温表	流动水清洗、擦干	浸泡于含有效氯500mg/L含氯消毒液中30min或用75%的乙醇擦拭，清水冲净，擦干备用	一人一用一消毒	1.体温表专人专用，用后清洁、干燥保存；2.消毒液现用现配，24h更换，每天监测消毒液浓度并记录
	吸引器、吸引瓶	流动水冲洗、干燥	浸泡于含有效氯500mg/L含氯消毒液中30min，流动水冲净，干燥备用	1次/日	一用一消毒，不用时干燥保存
	血压计袖带、听诊器、叩诊锤	袖带清洗、干燥	1.血压计、听诊器用75%乙醇或含有效氯500mg/L含氯消毒剂擦拭；2.血压计袖带可浸泡于含有效氯500mg/L含氯消毒液中30min,清洗后干燥备用	1.血压计、袖带、听诊器每周清洁消毒1次；2.有污染时消毒剂浸泡消毒处理	1.日常保持清洁；2.多人共用时每次使用前擦拭消毒；3.多重耐药菌、传染病患者专人专用
	止血带	流动水冲洗、干燥	有效氯500mg/L含氯消毒液中浸泡30min，清洗后干燥备用	1.一人一用一清洁；2.有污染时消毒	多重耐药菌、传染病患者专人专用
医疗设备	重复使用器械、器具（治疗碗、剪刀、拆钉器等）	流动水冲洗干净	压力蒸汽灭菌或低温灭菌		科室预处理后送消毒供应中心集中处理
	呼吸机、监护仪、输液泵、注射泵、雾化器等设备表面	湿式擦拭	1.一次性消毒湿巾；2.75%乙醇	1次/日	感染高风险部门每班次擦拭1次
	除颤仪心电图仪B超诊断仪	湿式擦拭	1.一次性消毒湿巾；2.75%乙醇	直接接触患者部分使用完应立即清洁消毒，其余部分每天擦拭2次	按厂家说明书要求
	核磁共振仪器计算机断层扫描（CT）设备数字化直接成像系统（DR）设备	湿式擦拭	1.一次性消毒湿巾；2.75%乙醇	2次/日	按厂家说明书要求
	耳温仪	保持清洁	耳温仪外表用75%乙醇擦拭	耳温套专人专用	
	输液架	清水湿式擦拭	含有效氯500mg/L含氯消毒液擦拭	每天至少1次，有污染时及时消毒	

（二）环境物体表面清洁与消毒方法					
范围	消毒对象	日常清洁	消毒	清洁消毒频次	备注
环境物体表面	床单元（床、床头柜、椅子等）	日常清水加医用清洁剂清洁	1.一次性消毒湿巾；2.含有效氯500mg/L含氯消毒液擦拭消毒	1.每天清洁1次；2.污染时随时清洁消毒	感染高风险部门每班次清洁消毒

续表

（二）环境物体表面清洁与消毒方法

范围	消毒对象	日常清洁	消毒	清洁消毒频次	备注
环境物体表面	设备带、呼叫器按钮	湿式清洁	1.一次性消毒湿巾； 2.含有效氯 500mg/L 含氯消毒液擦拭消毒	1.1 次/日清洁； 2.终末消毒	
	电脑、电话、键盘	湿式清洁	1.一次性消毒湿巾； 2.屏障保护膜	1 次/日	感染高风险部门每班次擦拭一次
	病历夹、病历车	清水或一次性消毒湿巾清洁	1.一次性消毒湿巾； 2.含有效氯 500mg/L 含氯消毒液擦拭	1.保持清洁； 2.污染时随时消毒擦拭	
	共用洁具（水龙头、水池、坐便器）	清水或加清洁剂湿式清洁	含有效氯 500mg/L 含氯消毒液擦拭	1.1 次/日； 2.污染时随时擦拭消毒	
	公共诊疗区域物体表面（电梯按钮、电梯扶手、门、桌、椅子、门把手、电源开关等）	清水或加清洁剂湿式清洁	1.一次性消毒湿巾； 2.75%乙醇； 3.含有效氯 500mg/L 含氯消毒液擦拭	1.≥2 次/日； 2.污染时随时消毒擦拭	感染高风险部门每班次擦拭一次（每天≥3 次）
	床单、被套、枕套	可集中送洗衣房清洗、消毒	首选热洗涤方法	1.住院患者、急诊室患者应一人一套一更换； 2.污染时应及时更换、清洁、消毒	感染病患者的病员服、被单等放橘红色污物袋或可溶性污物袋或做好标识，送洗衣房单独清洗
	被芯、枕芯、床褥垫	可集中送洗衣房清洗、消毒，否则按医疗废弃物处理	床单元消毒器消毒 30min 或参照使用说明	有污染随时更换清洗	定期更换
	地面	1.湿式清扫； 2.清水或加清洁剂湿式清洁	含有效氯 500mg/L 含氯消毒液擦拭	1.≥2 次/日； 2.污染时随时消毒	1.擦拭地面地巾在不同病室及区域之间应更换，用后清洗消毒，干燥保存； 2.清洁剂/消毒剂使用严禁"二次浸泡"
	空气	1.开窗通风； 2.自然通风不良时，使用空气消毒机	动态空气消毒器消毒 30min 或参照使用说明	1.自然通风：每天开窗通风≥2 次，≥30min/次； 2.空气消毒机：每天≥2次，≥30min/次，或参照机器使用说明	有人情况下不能使用紫外线灯辐照消毒或化学消毒
	1.空调净化设备、出风口、回风口； 2.空调通风系统风口	湿式清洁		1.出、回风口 1 次/周； 2.空调通风系统风口 1 次/月	1.定期清洗过滤网； 2.定期更换过滤器

续表

二、环境物体表面清洁与消毒方法

范围	消毒对象	日常清洁	消毒	清洁消毒频次	备注
	便器	流动水冲洗、干燥	1.浸泡于含有效氯500mg/L含氯消毒液中30min，流动水冲洗，干燥备用； 2.便器清洗消毒器处理	1.专人专用； 2.非专人专用的便器一用一消毒	
复用清洁用具	布巾	流动水清洗	1.含有效氯250～500mg/L含氯消毒液中浸泡30min，清水冲洗，干燥备用； 2.采取机械清洗、热力消毒、机械干燥、装箱备用	1.一床一巾； 2.不同患者之间和洁污区域之间应更换； 3.擦拭两个不同物体表面或布巾变脏时应更换	1.清洁剂/消毒剂使用严禁"二次浸泡"； 2.布巾擦拭时按照"S"形走势、八面法，勿重复擦拭已清洁区域
	地巾（拖把头）	流动水清洗	1.含有效氯500mg/L含氯消毒液中浸泡30min，清水冲洗，干燥备用； 2.采取机械清洗、热力消毒、机械干燥、装箱备用	每个房间1个拖把头	清洁剂/消毒剂使用严禁"二次浸泡"

注：1. 表格中所列举消毒剂种类仅为推荐，所有符合消毒效果要求的有效消毒剂均可选用。

2. 感染高风险部门包括但不限于感染科门诊（包括发热门诊、留观病房）、感染科病区、急诊、重症监护病房（ICU）、手术室、烧伤病房、血液透析中心、器官（干细胞）移植病房、内镜中心等。

3. 环境物体表面的清洁消毒首选消毒湿巾或经消毒液规范浸泡后的抹布擦拭，不宜采取喷洒消毒方式。

4. 在接诊、收治疑似患者或确诊患者的诊疗区域，其环境物体表面的清洁消毒处理应当合理增加消毒剂浓度和消毒频次。如使用含氯消毒剂，消毒剂浓度应当调整为1000mg/L。

5. 在接诊、收治疑似患者或确诊患者时使用的可重复使用器械，用后立即使用有消毒杀菌作用的医用清洗剂或1000mg/L含氯消毒剂浸泡30min，然后再规范清洗消毒或灭菌。灭菌首选压力蒸汽灭菌，不耐热物品可选择化学消毒剂或低温灭菌设备进行消毒或灭菌。

6. 如使用化学消毒剂对空气进行终末消毒，宜采用1%～3%的过氧化氢等超低容量雾化消毒。

第五节　职业安全和暴露后管理

在医疗工作中，医务人员常会受到各种危害因素的伤害，包括来自物理的（如针刺伤、烫伤、噪声、紫外线等）、生物的（病毒、细菌等）、化学的（如消毒剂、药品等）、心理的（如恐慌、紧张等）和身体的等各个方面，特别是对新发传染病认识不足，感染途径不明，感染率和死亡率偏高，时刻威胁着医务人员的安全。在职业安全中需要高度重视由物理原因导致医务人员发生感染的因素（刘丁等，2015；杨彩萍等，2020）。医疗机构应当制订感染职业暴露报告制度及处置预案。

一、锐器伤处置

据国内资料统计，在医疗机构中医务人员发生的物理性伤害主要以针刺伤为主，占92.5%。在救治新发传染病患者的过程中，医务人员需身着防护用品进行医疗工作，需要对患者实施静脉药物治疗、补液营养支持等侵入性操作，无论是采集静脉血标本，还是静脉输液治疗，特别是在戴上多层手套后，注射操作更为不便，医务人员都会面临针刺伤的威胁。对新发传染病患者进行安全注射显得至关重要。安全注射要求不伤及被注射的人，并且实施注射的人不受任何可以避免的风险的伤害，注射所产生的废物不对社会造成危害。要遵守安全操作规程方能达到安全注射[《血源性病原体职业接触防护导则》（GBZ/T 213—2008）]。在隔离病区（室）中，安全注射更体现在对注射操作者的保护和对锐器废物的安全管理方面，尤其是经血液传播的疾病，如乙肝、丙肝、艾滋病等。就针刺伤本身而言，并不在于它本身的伤害，而在于它可能传播的疾病，特别是接触了患者血液或体液的针头可能含有传染性的病原体，可能会导致医务人员感染。

预防是职业暴露的最佳处置方式，目前主要是物理预防措施，医务人员在抽血或输液操作前必须经过严格的培训，操作时必须按要求穿戴好个人防护用品，并有助手协助。鼓励使用具有安全功能装置的注射器或其他锐器器具，以降低使用锐器时所造成的针头扎伤或其他锐器伤的风险。加强锐器物品、危险材料和危险废弃物的管理与处置，确保一人一针一管。在隔离病房必须配备锐器盒，并定点放置，尽量靠墙或使用固定架固定，确保其直立，防止其倾倒。操作中要严格遵循标准预防措施，包括严禁双手回套针帽，切勿将用过的针头对准身体的任何部位，禁止用手传递使用过的注射针头，正确使用锐器盒等。严格的个人防护是有效预防接触危险病原体的关键。一般的预防措施包括使用适当的屏障保护如手套、防护面屏、护目镜、防水靴、口罩、防护服和围裙，可降低与病原体接触的危险。

医务人员应牢固树立标准预防观念，在发生各类职业接触后，须及时报告、科学处理。在发生病原体职业接触后，接触者本人应立即开展现场局部处理。工作人员在隔离病区发生针刺伤、体液喷溅入眼、口腔黏膜等职业暴露时，应立即停止工作。如针刺点在手部，摘掉被刺伤手上的所有手套和另一只手上的外层手套；用消毒液流动冲洗针刺点，并同时轻轻挤压，尽可能挤出损伤处的血液；再次戴上清洁的里、外层手套。如针刺点在其他部位，需尽快进入更衣间，按流程逐一脱去防护用品；将针刺暴露的部位用消毒液消毒处理（刘丁等，2015）。护目镜或防护面屏或口罩被污染时，医务人员即刻到潜在污染区及时更换；污染眼部时，即刻到潜在污染区用清水彻底清洗干净；防护服、隔离衣、手套等被污染时，及时到缓冲间更换。

二、呼吸道暴露处置

呼吸道暴露处置的具体内容如下。

（一）常见呼吸道暴露

常见呼吸道暴露包括缺乏呼吸道防护措施、呼吸道防护措施破坏时（如口罩脱落）、使用无效呼吸道防护措施（如不符合规范要求的口罩）时与患者或无症状感染者密切接触、被环境污染的手接触口鼻或眼结膜等。

（二）处置流程

医务人员发生呼吸道职业暴露时，应即刻采取措施保护呼吸道（用规范实施手卫生后的手捂住口罩或紧急外加一层口罩等），按规定流程撤离污染区。医务人员紧急通过脱卸区，按照规范要求脱卸防护用品。根据情况其可用清水、0.1%过氧化氢溶液、碘伏等清洁消毒口腔和/或鼻腔，佩戴医用外科口罩后离开。其应及时报告当事科室的主任、护士长和医疗机构的主管部门。医疗机构应尽快组织专家对其进行风险评估，包括确认是否需要隔离医学观察、预防用药、心理疏导等。

第六节　医疗废弃物和污水的管理

一、医疗废弃物管理要求

医疗废弃物管理要求具体如下。

（1）医疗卫生机构应当按照《医疗废弃物分类目录》和以下要求，及时分类收集医疗废弃物。

a）根据医疗废弃物的类别，将医疗废弃物分置于符合《医疗废弃物专用包装物、容器标准和警示标识规定》要求的包装物或者容器内。

b）在盛装医疗废弃物前，应当对医疗废弃物包装物或者容器进行认真检查，确保无破损、渗漏和其他缺陷。

c）感染性废物、病理性废物、损伤性废物、药物性废物及化学性废物不能混合收集。少量的药物性废物可以混入感染性废物，但应当在标签上注明。

d）废弃的麻醉、精神、放射性、毒性等药品及其相关的废物的管理，依照有关法律、行政法规和国家有关规定、标准执行。

e）化学性废物中批量的废化学试剂、废消毒剂应当交由专门机构处置。

f）批量的含有汞的体温计、血压计等医疗器具报废时，应当交由专门机构处置。

g）医疗废弃物中病原体的培养基、标本和菌种、毒种保存液等高危险废物，应当首先在产生地点进行压力蒸汽灭菌或者化学消毒处理，然后按感染性废物收集处理。

h）隔离的传染病患者或者疑似传染病患者产生的具有传染性的排泄物，应当按照国家规定严格消毒，达到国家规定的排放标准后方可排入污水处理系统。

i）隔离的传染病患者或者疑似传染病患者产生的医疗废弃物应当使用双层包装物，并及时密封。

j）放入包装物或者容器内的感染性废物、病理性废物、损伤性废物不得取出。

（2）包装要求：医疗卫生机构内医疗废弃物产生地点应当有医疗废弃物分类收集方法的示意图或者文字说明。盛装的医疗废弃物达到包装物或者容器的3/4时，应当使用有效的封口方式，使包装物或者容器的封口紧实、严密。包装物或者容器的外表面被感染性废物污染时，应当对被污染处进行消毒处理或者增加一层包装。盛装医疗废弃物的每个包装物、容器外表面应当有警示标识，在每个包装物、容器上应当系中文标签，中文标签的内容应当包括：医疗废弃物产生单位、产生日期、类别及需要的特别说明等。

（3）转运要求：运送人员每天从医疗废弃物产生地点将分类包装的医疗废弃物按照规定的时间和路线运送至内部指定的暂时贮存地点。运送人员在运送医疗废弃物前，应当检查包装物或者容器的标识、标签及封口是否符合要求，不得将不符合要求的医疗废弃物运送至暂时贮存地点。运送人员在运送医疗废弃物时，应当防止造成包装物或容器破损及医疗废弃物的流失、泄漏和扩散，并防止医疗废弃物直接接触身体。运送医疗废弃物应当使用防渗漏、防遗撒、无锐利边角、易于装卸和清洁的专用运送工具。每天运送工作结束后，应当对运送工具及时进行清洁和消毒。

（4）暂存要求：医疗卫生机构应当建立医疗废弃物暂时贮存设施、设备，不得露天存放医疗废弃物；医疗废弃物暂时贮存的时间不得超过 2 天。暂时贮存病理性废物的设施、设备，应当具备低温贮存或者防腐条件。医疗卫生机构建立的医疗废弃物暂时贮存设施、设备应当达到以下要求。

a）远离医疗区、食品加工区、人员活动区和生活垃圾存放场所，方便医疗废弃物运送人员及运送工具、车辆的出入。

b）有严密的封闭措施，设专（兼）职人员管理，防止非工作人员接触医疗废弃物。

c）有防鼠、防蚊蝇、防蟑螂的安全措施。

d）防止渗漏和雨水冲刷。

e）易于清洁和消毒。

f）避免阳光直射。

g）设有明显的医疗废弃物警示标识和"禁止吸烟、饮食"的警示标识。

（5）医疗卫生机构应当将医疗废弃物交由取得县级以上人民政府环境保护行政主管部门许可的医疗废弃物集中处置单位处置，依照危险废物转移联单制度填写和保存转移联单。医疗卫生机构应当对医疗废弃物进行登记，登记内容应当包括医疗废弃物的来源、种类、重量或者数量、交接时间、最终去向以及经办人签名等项目。登记资料至少保存3 年。医疗废弃物转交出去后，应当对暂时贮存地点、设施及时进行清洁和消毒处理。

（6）禁止医疗卫生机构及其工作人员转让、买卖医疗废弃物。禁止在非收集、非暂时贮存地点倾倒、堆放医疗废弃物，禁止将医疗废弃物混入其他废物和生活垃圾。

（7）在不具备集中处置医疗废弃物条件的农村地区，医疗卫生机构应当按照当地卫生行政主管部门和生态环境主管部门的要求，自行就地处置其产生的医疗废弃物。自行处置医疗废弃物的，应当符合以下基本要求。

a）使用后的一次性医疗器具和容易致人损伤的医疗废弃物应当消毒并作毁形处理。

b）能够焚烧的，应当及时焚烧。

c）不能焚烧的，应当消毒后集中填埋。

（8）医疗卫生机构发生医疗废弃物流失、泄漏、扩散和意外事故时，应当按照以下要求及时采取紧急处理措施。

a）确定流失、泄漏、扩散的医疗废弃物的类别、数量、发生时间、影响范围及严重程度。

b）组织有关人员尽快按照应急方案，对发生医疗废弃物泄漏、扩散的现场进行处理。

c）对被医疗废弃物污染的区域进行处理时，应当尽可能减少对患者、医务人员、其他现场人员及环境的影响。

d）采取适当的安全处置措施，对泄漏物及受污染的区域、物品进行消毒或者其他无害化处置，必要时封锁污染区域，以防扩大污染。

e）对感染性废物污染区域进行消毒时，消毒工作从污染最轻区域向污染最严重区域进行，对可能被污染的所有使用过的工具也应当进行消毒。

f）工作人员应当做好卫生安全防护后进行工作。

处理工作结束后，医疗卫生机构应当对事件的起因进行调查，并采取有效的防范措施预防类似事件的发生。

二、新型冠状病毒感染期间医疗废弃物的管理工作要求

新型冠状病毒感染期间医疗废弃物的管理工作要求如下。

（一）明确分类收集范围

医疗机构在诊疗新型冠状病毒感染的患者及疑似患者时在发热门诊和病区（房）产生的废弃物，包括医疗废弃物和生活垃圾，均应当按照医疗废弃物进行分类收集。

（二）规范包装容器

医疗废弃物专用包装袋、利器盒的外表面应当有警示标识，在盛装医疗废弃物前，应当对其进行认真检查，确保其无破损、无渗漏。医疗废弃物收集桶应为脚踏式并带盖。医疗废弃物达到包装袋或者利器盒的 3/4 时，应当有效封口，并确保封口严密。应当使用双层包装袋盛装医疗废弃物，采用鹅颈结式封口，分层封扎。

（三）做好安全收集

按照医疗废弃物类别及时分类收集，确保人员安全，控制感染风险。盛装医疗废弃物的包装袋和利器盒的外表面被感染性废物污染时，应当增加一层包装袋。分类收集使用后的一次性隔离衣、防护服等物品时，严禁挤压。每个包装袋、利器盒应当系有或粘贴中文标签，标签内容包括：医疗废弃物产生单位、产生部门、产生日期、类别，并在特别说明中标注"新型冠状病毒感染"或者简写为"新冠"。

（四）分区域进行处理

收治新型冠状病毒感染的患者及疑似患者的发热门诊和病区（房）的潜在污染区与污染区产生的医疗废弃物，在离开污染区前应当对包装袋表面采用 1000mg/L 的含氯消毒液喷洒消毒（注意喷洒均匀）或在其外面加套一层医疗废弃物包装袋；清洁区产生的医疗废弃物按照常规的医疗废弃物处置。

（五）做好病原标本处理

医疗废弃物中含病原体的标本和相关保存液等高危险废物，应当在产生地点进行压力蒸汽灭菌或者化学消毒处理，然后按照感染性废物收集处理。

（六）加强医疗废弃物的运送贮存

1. 安全运送管理

在运送医疗废弃物前，应当检查包装袋或者利器盒的标识、标签以及封口是否符合要求。工作人员在运送医疗废弃物时，应当防止造成医疗废弃物专用包装袋和利器盒的破损，防止医疗废弃物直接接触身体，避免医疗废弃物泄漏和扩散。每天运送结束后，对运送工具进行清洁和消毒，含氯消毒液浓度为 1000mg/L；运送工具被感染性医疗废弃物污染时，应当及时进行消毒处理。

2. 规范贮存交接

医疗废弃物暂存处应当有严密的封闭措施，设有工作人员进行管理，防止非工作人员接触医疗废弃物。医疗废弃物宜在暂存处单独设置区域存放，尽快交由医疗废弃物处置单位进行处置。用 1000mg/L 的含氯消毒液对医疗废弃物暂存处地面进行消毒，每天两次。医疗废弃物产生部门、运送人员、暂存处工作人员以及医疗废弃物处置单位转运人员之间，要逐层登记交接，并说明其来源于新型冠状病毒感染的患者或疑似患者。

3. 做好转移登记

严格执行危险废物转移联单管理，对医疗废弃物进行登记。登记内容包括医疗废弃物的来源、种类、重量或者数量、交接时间、最终去向以及经办人签名，特别注明"新型冠状病毒感染的肺炎"或"新冠"，登记资料保存 3 年。

三、医疗污水应急处理技术方案

医疗污水应急处理技术方案如下。

（一）加强分类管理，严防污染扩散

接收患者或疑似患者诊疗的定点医疗机构（医院、卫生院等）以及相关单位产生的污水应加强杀菌消毒。对于已建设污水处理设施的，应强化工艺控制和运行管理，采取有效措施，确保达标排放；对于未建设污水处理设施的，应参照《医院污水处理技术指南》《医院污水处理工程技术规范》（HJ 2029—2013）等，因地制宜地建设临时性污水处理罐（箱），禁止污水直接排放或处理未达标排放。不得将固体传染性废物、各种化学废液弃置和倾倒排入下水道。

（二）强化消毒灭菌，控制病毒扩散

对产生的污水最有效的消毒方法是投加消毒剂。目前，消毒剂主要以强氧化剂为主，这些消毒剂的来源主要可分为两类。一类是化学药剂，另一类是产生消毒剂的设备。应根据不同情形选择适用的消毒剂种类和消毒方式，保证达到消毒效果。

（三）采用化学药剂的消毒处理应急方案

1. 常用药剂

医院污水消毒常采用含氯消毒剂（如次氯酸钠、漂白粉、漂白精、液氯等）消毒、过氧化物类消毒剂（如过氧乙酸等）消毒、臭氧消毒等措施。

2. 药剂配制

所有化学药剂的配制均要求用塑料容器和塑料工具。

3. 投药技术

采用含氯消毒剂消毒应遵守《室外排水设计标准》（GB 50014—2021）要求。投放液氯用真空加氯机，并将投氯管出口淹没在污水中，且应遵守《氯气安全规程》（GB 11948—2008）要求；投放二氧化氯用二氧化氯发生器；投放次氯酸钠用发生器或液体药剂；投放臭氧用臭氧发生器。加药设备至少为 2 套，1 用 1 备。没有条件时，也可以在污水入口处直接投加消毒剂。各医院污水处理可根据实际情况优化消毒剂的投加点或投加量。

采用含氯消毒剂消毒且医院污水排至地表水体时，应采取脱氯措施。采用臭氧消毒时，在工艺末端必须设置尾气处理装置，反应后排出的臭氧尾气必须经过分解破坏，达到排放标准。

（四）采用专用设备的消毒处理应急方案

1. 污水量测算

国内市场上可提供的成套消毒剂制备设备主要是二氧化氯发生器和臭氧发生器，这些设备基本可以采用自动化操作方式，设备选型根据产生的污水量而定。污水量的计算方法包括按用水量计算法、按日均污水量和变化系数计算法等，计算公式和参数选择参照《医院污水处理工程技术规范》（HJ 2029—2013）执行。

2. 消毒剂投加量

1）消毒剂消毒

接收患者或疑似患者诊疗的定点医疗机构（医院、卫生院等）以及相关单位，采用液氯、二氧化氯、氯酸钠、漂白粉或漂白精消毒时，参考有效氯投加量为 50mg/L。消毒接触池的接触时间≥1.5h，余氯量大于 6.5mg/L（以游离氯计），粪大肠菌群数＜100 个/L。若因现有氯化消毒设施能力限制难以达到前述接触时间要求，接触时间为 1.0h 的，余氯量大于 10mg/L（以游离氯计），参考有效氯投加量为 80mg/L，粪大肠菌群数＜100 个/L；若接触时间不足 1.0h 的，投氯量与余氯量还需适当加大。

2）臭氧消毒

采用臭氧消毒，污水悬浮物浓度应小于 20mg/L，接触时间大于 0.5h，投加量大于 50mg/L，大肠菌群去除率不小于 99.99%，粪大肠菌群数＜100 个/L。

3）患者排泄物及污物消毒方法

患者排泄物及污物应按照《疫源地消毒总则》（GB 19193—2015）相关要求消毒。

（五）污泥处理处置要求

（1）污泥在贮泥池中进行消毒，贮泥池有效容积应不小于处理系统 24h 产泥量，且不宜小于 1m^3。贮泥池内需采取搅拌措施，以利于污泥加药消毒。

（2）应尽量避免进行与人体暴露的污泥脱水处理，尽可能采用离心脱水装置。

（3）医院污泥应按危险废物处理处置要求，由具有危险废物处理处置资质的单位进行集中处置。

（4）污泥清掏前应按照《医疗机构水污染物排放标准》（GB 18466—2005）的规定进行监测。

（六）其他要求

（1）污水应急处理的其他技术要点，可参照《医院污水处理技术指南》《医院污水处理工程技术规范》（HJ 2029—2013）相关要求。

（2）严格按照《医疗机构水污染物排放标准》（GB 18466—2005）的规定，对相关处理设施排出口和单位污水外排口开展水质监测与评价。

（3）以疫情暴发期集中收治区为重点，加强城镇污水处理厂出水的消毒工作，结合实际采取投加消毒剂或臭氧、紫外线消毒等措施，确保出水粪大肠菌群数指标达到《城镇污水处理厂污染物排放标准》（GB 18918—2002）要求，对剩余污泥采取必要的消毒措施，防止病毒扩散。

（4）污水应急处理中要加强污水处理站废气、污泥排放的控制和管理，防止病原体在不同介质中转移。

（5）位于室内的污水处理工程必须设有强制通风设备，并为工作人员配备工作服、手套、面罩、护目镜、防毒面具以及急救用品。

参 考 文 献

杜明梅，刘运喜. 2022. 我国传染病监测预警系统的发展与应用. 中华医院感染学杂志, 32(6): 801-804.

国家卫生健康委员会. 2022-12-26. 关于印发对新型冠状病毒感染实施"乙类乙管"总体方案的通知. http://www.nhc.gov.cn/xcs/zhengcwj/202212/e97e4c449d7a475794624b8ea12123c6.shtml[2023-12-28].

国家卫生健康委员会. 2023-09-15. 国家卫生健康委员会公告. http://www.nhc.gov.cn/ylyjs/pqt/202309/3680634893d341e1b933726c206c20f6.shtml[2023-11-15].

国务院. 2003-05-09. 突发公共卫生事件应急条例. https://www.gov.cn/zhengce/202203/content_3338257.htm[2019-05-19].

何权瀛. 2005. 充分发挥综合医院在传染病防治中的作用. 中华医院管理杂志, (1): 34-36.

黄淑琼, 蔡晶, 张鹏, 等. 2020. 新型冠状病毒肺炎疫情下的传染病信息报告管理工作及反思. 公共卫生与预防医学, 31(4): 1-4.

季汉珍, 龚亚驰, 徐建如, 等. 2020. 构建"平战结合"式新型智慧传染病医院的研究与思考. 中国医院管理, 40(11): 1-5.

李海燕. 2020. 新发突发传染病应急救治管理体系的应用. 解放军医院管理杂志, (3): 213-215, 226.

李兰娟, 李刚. 2014. 感染病学. 2 版. 北京: 人民卫生出版社: 108-128.

刘丁, 陈炜, 张波. 2015. 埃博拉诊疗中心感染防控实践. 重庆: 重庆出版社: 109-113.

刘杨正, 熊占路, 程范军, 等. 2020. 平战结合状态下综合医院应对新发传染病思考. 中华医院管理杂志, 36(11): 881-886.

刘子钰, 周成超. 2022. 试析重大新发突发传染病防控法律规范的衔接——以《生物安全法》为基点. 医学与哲学, 43(3): 53-58.

聂静雨, 徐富芹, 支德源, 等. 2020. 以综合医院为基础的新发重大传染病预警设计. 临床和实验医学杂志, 19(10): 1015-1019.

王玲, 徐蓉, 李正莲, 等. 2021. 公立综合医院传染病防治能力现状及策略研究. 中国医院, 25(12): 8-11.

薛俊军, 王珩, 王存慧, 等. 2021. 危机管理视角下医院新发重大传染病应对能力体系构建思考. 南京医科大学学报(社会科学版), 21(2): 105-110.

杨彩萍, 袁晓清, 范林. 2020. 感染科护理人员的职业危害与防范措施. 人人健康, (11): 12.

杨晋如, 王莹, 倪紫菱, 等. 2020. 我国新型冠状病毒肺炎疫情防控政策分析及对医院管理的启示. 中国医院管理, (2020-7): 1-5.

杨维中. 2020. 新型冠状病毒肺炎疫情由应急处置转入应急处置和常态化防控相结合的思考. 中华流行病学杂志, 41(6): 806-808.

杨维中, 兰亚佳, 吕炜, 等. 2020. 建立我国传染病智慧化预警多点触发机制和多渠道监测预警机制. 中华流行病学杂志, 41(11): 1753-1757.

杨维中, 张婷. 2022. 高度不确定新发传染病的应对策略和措施. 中华流行病学杂志, 43(5): 627-633.

朱仁义, 孙晓东, 田靓. 2020. 新发呼吸道传染病消毒与感染控制. 北京: 人民卫生出版社: 65-67.

第四章　医院实验室生物安全管理

医院实验室的生物安全管理，是在《生物安全法》的法律规定下，根据《中华人民共和国执业医师法》（以下简称《执业医师法》）、《医疗机构管理条例》、《病原微生物实验室生物安全管理条例》、《医疗机构临床实验室管理办法》等有关法律、法规，具体按照《病原微生物实验室生物安全通用准则》（WS 233—2017）等行业标准、指南要求，从管理体系构建、设施建设、设备建设、技术建设、人员培训、感染控制、管理监督等各方面采取措施，严格落实责任，有效预防生物安全事件，杜绝生物安全事故。

生物安全（biosafety）一般是指由生物因子及其相关活动对人体健康和生态环境造成的潜在威胁，以及所采取的一系列有效预防和控制的原则、措施与实践等。如果生物安全出现问题，可能会造成疾病的流行，严重影响民众健康和生命安全，阻碍社会经济的运行和发展，甚至造成社会动荡等。一个国家的生物安全状况，与该国对生物科技发展与运用的管控能力是密切相关的。生物安全既是发展生物科技的伴生性战略目的，也可能成为大国博弈的战略工具（王磊等，2019），是国家安全的重要组成，无论是对国家还是对个人都至关重要。

《中华人民共和国生物安全法》从国家安全的高度和角度出发，对生物安全问题进行了全面深入的法律规定，以确保国家的安全和稳定。《生物安全法》总则第二条明确指出，本法适用于"病原微生物实验室生物安全管理"，而病原微生物的实验诊断正是医院临床实验室的重要工作内容，是医院生物安全工作的重要且关键的部分，参与构建了国家生物安全体系的重要一环。医院是救治病患的场所，多有因受到生物危害而具有感染性的病例，而医院实验室要集中处理患者已知或未知的感染性标本，如有差池将造成自身或他人、环境的感染或污染，这不仅事关实验室人员的健康安全，更事关社会、公众和环境安全，还将带来不良甚至严重后果。在新冠疫情防控工作中，医院及医院实验室生物安全管理的重要性进一步凸显。

本章主要依据国家和行业的相关法律、法规、条例、标准、准则，从医院实验室生物安全的基本概念和相关法规、医院实验室生物安全防护水平、不同级别生物安全防护实验室的应用和管理要求、病原微生物的分类及不同实验活动所需的实验室生物安全级别、医院实验室生物安全管理要求和风险评估、医院实验室生物安全的医学伦理和行政及法律责任等各方面进行了系统阐述，以促进从业人员对医院实验室生物安全管理知识和能力的系统性掌握。

第一节　医院实验室生物安全的基本概念和相关法规

一、医院实验室的基本概念

医院实验室分为临床实验室和其他实验室，部分大型医院建有与科研配套的动物实验室。其中，临床实验室是指对取自人体的各种标本进行生物学、微生物学、免疫学、化学、血液免疫学、血液学、生物物理学、细胞学等检验，并为临床提供医学检验服务的实验室，一般是指医院的检验科或临床检验中心。其中进行临床微生物学标本检测的实验室属于病原微生物实验室，需要按照生物安全的有关要求进行实验室设置建设、管理体系构建和实施检验前、中、后的管理。进行生物学、免疫学、化学、血液学、细胞学等检验的人体标本存在未知的潜在的感染性风险，故临床实验室应整体性落实生物安全的相关要求。本章主要论述医院临床实验室的生物安全管理，也适用于动物实验室和临床科室自设的从事人体标本检测工作的实验室。

二、医院实验室生物安全的基本概念

医院临床实验室是感染性标本（如 SARS-CoV-2 感染标本）最集中的区域，其特殊的操作环境具有一定的生物危害性。结合美国 CDC 颁布的《微生物学和生物医学实验室生物安全手册》（第五版）、WHO 颁布的《实验室生物安全手册》（第三版）及中国《病原微生物实验室生物安全通用准则》（WS 233—2017），对与医院实验室生物安全有关的概念和术语表述如下。

生物因子（biotic factor）：是指可能引起感染、过敏或中毒的所有生物物质，包括天然存在或基因改造的可对人体健康及动植物造成危害的一切微生物、生物毒素和蛋白质等。

生物危害（biohazard）：是指生物因子对环境及生物体健康造成的危害。

生物安全（biosafety）：是为防止意外接触对人类健康和自然环境有危害的生物因子而实施的控制原则、措施与实践等。

生物安全保障（biosecurity safeguard）：单位和个人为防止病原体或毒素丢失、被窃、滥用、转移或有意泄漏而采取的安全措施。

生物安全实验室（biosafety laboratory）：也称为生物安全防护实验室，是一种通过综合采用防护屏障和管理措施，能满足生物安全要求的病原微生物实验室。

实验室生物安全（laboratory biosafety）：实验室的生物安全条件和状态达到或超过规定的标准，确保来访人员、实验室人员、社区及环境不会遭受到无法承受的损害，并能达到相关法规、标准等对实验室生物安全责任的要求。

生物安全水平（biosafety level，BSL）：是指用于防护实验室不同危险程度生物因子的一套生物防护措施的等级，由所操作的生物因子的危险度等级及所需的实验室结构设施、设备和个人防护条件决定。

加强型生物安全二级实验室（enhanced biosafety level 2 laboratory）：是以普通型生物安全二级实验室为基础，通过增加机械通风系统等一系列措施来提高实验室生物安全防护要求的实验室。

一级屏障（primary barrier）：由良好的微生物学技术和适当的安全设备提供，保护操作人员和直接的实验室环境，主要包括生物安全设备和个人防护装备。

二级屏障（secondary barrier）：由实验室的设计及设施提供，以保护实验室外部环境不受污染。

实验室防护区（laboratory containment area）：是指实验室内生物风险相对较大的物理区域，是需要对实验室的平面设计、围护结构的密闭性、气流，以及人员进入、个体防护等方面进行控制的区域。

实验室辅助工作区（laboratory support area；non-contamination zone）：通常被称为非生物风险区域，是在实验室中生物安全防护区以外的区域，通常指生物风险相对较小的区域。

核心区（core area）：主要是在生物安全实验室中进行实验室活动的区域，通常指生物安全柜或动物饲养和操作间所在的房间。

风险（risk）：危险发生的概率以及后果严重性的综合性指标。

风险评估（risk assessment）：评估风险大小以及确定风险是否可接受的全过程。

风险控制（risk control）：是为降低生物安全实验室中存在的风险而采取的综合性的措施，能最大限度减少潜在的生物危害。

个体防护装备（personal protective equipment，PPE）：是用于避免实验人员受到化学性、生物性或者物理性等危险因子伤害的器材和用品。其一般包括防护服、护目镜、口罩、手套等物品。

良好的微生物学操作规范和程序（good microbiological practice and procedure，GMPP）：适用于操作生物因子的一系列基本的实验室操作规范和程序，包括实验室中的最佳的操作规范和技术程序。标准化 GMPP 的实施可保护实验室人员和社区免受感染，防止环境和实验材料被污染。

生物安全柜（biosafety cabinet，BSC）：是具备气流控制及高效空气过滤装置的操作柜，可有效降低病原微生物或生物实验过程中产生的有害气溶胶对操作者和环境的危害。

高效空气过滤器（high efficiency particulate air filter，HEPA 过滤器）：是一种能在特定条件下滤除效率高于 99.97% 的空气过滤器，其测试物通常为 $0.3\mu m$ 的微粒。

定向气流（directional airflow）：特指从污染概率小区域流向污染概率大区域的受控制的气流。

气锁（air lock）：是一种密闭的空间，是具备整体消毒灭菌条件、机械送排风系统、压力可监控和化学喷淋（适用时）的气密室，其门具有互锁的功能，且不能同时处于开启状态。

气溶胶（aerosol）：是一种固态或者液态微小粒子悬浮于气体介质中形成的相对稳定的分散体系，其粒径一般为 $0.001 \sim 100\mu m$。它的产生有多种途径，包括：①人的正常生理活动，如咳嗽、打喷嚏或说话；②进行呼吸道侵入性操作，如进行吸痰或支气管镜检查，气管插管或是翻身、拍背等刺激咳嗽的过程以及心肺复苏等；③进行实验室操作时，如移液、离心、研磨、振荡、混合、超声处理、打开装有感染性物质的容器、标本溢洒、微生物培养划线接种、基因扩增时发生爆管等。

飞沫（droplet）：是一种较大的悬浮颗粒，直径通常超过 $5\mu m$。它们往往会从空气中落下，造成附近物体表面的污染。由于飞沫的颗粒较大，不会长期悬浮在空气中。飞沫能通过一定距离（一般为 1m）进入易感的黏膜表面，造成感染。飞沫产生于下列几种情况：①人的正常生理活动，如咳嗽、打喷嚏或说话；②进行呼吸道侵入性操作，如进行吸痰或支气管镜检查，气管插管或是翻身、拍背等刺激咳嗽的过程以及心肺复苏等。

事故（accident）：是指在医院实验室中发生的一系列意外事件，会对人员、动物、设施设备以及其他资源造成不同程度的伤害或损坏。

事件（incident）：是指导致或者可能导致事故的情况。

暴露（exposure）：是指个体接触或接近具有感染或潜在危险的生物因子，可能通过吸入、食入、静脉内注射和吸收等途径接触，通常取决于生物因子的特性。某些感染途径特别存在于实验室环境，在普通社区中并不常见（李金明，2020）。

三、国家有关实验室生物安全管理的相关法律、规定和行业标准

（一）《中华人民共和国生物安全法》

2020年10月17日第十三届全国人民代表大会常务委员会第二十二次会议通过《中华人民共和国生物安全法》，该法于2021年4月15日起正式实施。其中，"第五章　病原微生物实验室生物安全"做出如下法律规定。

第四十二条　国家加强对病原微生物实验室生物安全的管理，制定统一的实验室生物安全标准。病原微生物实验室应当符合生物安全国家标准和要求。

从事病原微生物实验活动，应当严格遵守有关国家标准和实验室技术规范、操作规程，采取安全防范措施。

第四十三条　国家根据病原微生物的传染性、感染后对人和动物的个体或者群体的危害程度，对病原微生物实行分类管理。

从事高致病性或者疑似高致病性病原微生物样本采集、保藏、运输活动，应当具备相应条件，符合生物安全管理规范。具体办法由国务院卫生健康、农业农村主管部门制定。

第四十四条　设立病原微生物实验室，应当依法取得批准或者进行备案。个人不得设立病原微生物实验室或者从事病原微生物实验活动。

第四十五条　国家根据对病原微生物的生物安全防护水平，对病原微生物实验室实行分等级管理。从事病原微生物实验活动应当在相应等级的实验室进行。低等级病原微生物实验室不得从事国家病原微生物目录规定应当在高等级病原微生物实验室进行的病原微生物实验活动。

第四十六条　高等级病原微生物实验室从事高致病性或者疑似高致病性病原微生物实验活动，应当经省级以上人民政府卫生健康或者农业农村主管部门批准，并将实验活动情况向批准部门报告。

对我国尚未发现或者已经宣布消灭的病原微生物，未经批准不得从事相关实验活动。

第四十七条　病原微生物实验室应当采取措施，加强对实验动物的管理，防止实验动物逃逸，对使用后的实验动物按照国家规定进行无害化处理，实现实验动物可追溯。禁止将使用后的实验动物流入市场。

病原微生物实验室应当加强对实验活动废弃物的管理，依法对废水、废气以及其他废弃物进行处置，采取措施防止污染。

第四十八条 病原微生物实验室的设立单位负责实验室的生物安全管理，制定科学、严格的管理制度，定期对有关生物安全规定的落实情况进行检查，对实验室设施、设备、材料等进行检查、维护和更新，确保其符合国家标准。

病原微生物实验室设立单位的法定代表人和实验室负责人对实验室的生物安全负责。

第四十九条 病原微生物实验室的设立单位应当建立和完善安全保卫制度，采取安全保卫措施，保障实验室及其病原微生物的安全。

国家加强对高等级病原微生物实验室的安全保卫。高等级病原微生物实验室应当接受公安机关等部门有关实验室安全保卫工作的监督指导，严防高致病性病原微生物泄漏、丢失和被盗、被抢。

国家建立高等级病原微生物实验室人员进入审核制度。进入高等级病原微生物实验室的人员应当经实验室负责人批准。对可能影响实验室生物安全的，不予批准；对批准进入的，应当采取安全保障措施。

第五十条 病原微生物实验室的设立单位应当制定生物安全事件应急预案，定期组织开展人员培训和应急演练。发生高致病性病原微生物泄漏、丢失和被盗、被抢或者其他生物安全风险的，应当按照应急预案的规定及时采取控制措施，并按照国家规定报告。

（二）《病原微生物实验室生物安全管理条例》

2004年11月12日中华人民共和国国务院令第424号公布《病原微生物实验室生物安全管理条例》，该条例根据2016年2月6日《国务院关于修改部分行政法规的决定》进行第一次修订，根据2018年3月19日《国务院关于修改和废止部分行政法规的决定》进行第二次修订。其"第一章 总则"做出如下规定。

第一条 为了加强病原微生物实验室（以下称实验室）生物安全管理，保护实验室工作人员和公众的健康，制定本条例。

第二条 对中华人民共和国境内的实验室及其从事实验活动的生物安全管理，适用本条例。本条例所称病原微生物，是指能够使人或者动物致病的微生物。

本条例所称实验活动，是指实验室从事与病原微生物菌（毒）种、样本有关的研究、教学、检测、诊断等活动。

第三条 国务院卫生主管部门主管与人体健康有关的实验室及其实验活动的生物安全监督工作。国务院兽医主管部门主管与动物有关的实验室及其实验活动的生物安全监督工作。

国务院其他有关部门在各自职责范围内负责实验室及其实验活动的生物安全管理工作。县级以上地方人民政府及其有关部门在各自职责范围内负责实验室及其实验活动的生物安全管理工作。

第四条 国家对病原微生物实行分类管理，对实验室实行分级管理。

第五条 国家实行统一的实验室生物安全标准。实验室应当符合国家标准和要求。

第六条 实验室的设立单位及其主管部门负责实验室日常活动的管理，承担建立健全安全管理制度，检查、维护实验设施、设备，控制实验室感染的职责。

该条例的分则从病原微生物的分类和管理、实验室的设立与管理、实验室感染控制、监督管理、法律责任等方面提出管理要求。

（三）《医疗机构临床实验室管理办法》

卫生部于 2006 年 2 月 27 日颁布《医疗机构临床实验室管理办法》，该办法于 2006 年 6 月 1 日生效实施。该办法"第四章 医疗机构临床实验室安全管理"，提出了有关临床实验室生物安全管理的原则要求。

第三十三条 医疗机构应当加强临床实验室生物安全管理。医疗机构临床实验室生物安全管理要严格执行《病原微生物实验室生物安全管理条例》等有关规定。

第三十四条 医疗机构临床实验室应当建立并严格遵守生物安全管理制度与安全操作规程。

第三十五条 医疗机构应当对临床实验室工作人员进行上岗前安全教育，并每年进行生物安全防护知识培训。

第三十六条 医疗机构临床实验室应当按照有关规定，根据生物危害风险，保证生物安全防护水平达到相应的生物安全防护级别。

第三十七条 医疗机构临床实验室的建筑设计应当符合有关标准，并与其生物安全防护级别相适应。

第三十八条 医疗机构临床实验室应当按照生物防护级别配备必要的安全设备和个人防护用品，保证实验室工作人员能够正确使用。

第三十九条 医疗机构病原微生物样本的采集、运输、储存严格按照《病原微生物实验室生物安全管理条例》等有关规定执行。

第四十条 医疗机构临床实验室应当严格管理实验标本及实验所需的菌（毒）种，对于高致病性病原微生物，应当按照《病原微生物实验室生物安全管理条例》规定，送至相应级别的生物安全实验室进行检验。

第四十一条 医疗机构临床实验室应当按照卫生部有关规定加强医院感染预防与控制工作。

第四十二条 医疗机构临床实验室应当按照《医疗废弃物管理条例》和《医疗卫生机构医疗废弃物管理办法》相关规定妥善处理医疗废弃物。

第四十三条 医疗机构临床实验室应当制定生物安全事故和危险品、危险设施等意外事故的预防措施和应急预案。

（四）《病原微生物实验室生物安全通用准则》（ WS 233—2017 ）

该标准是中华人民共和国卫生行业标准，国家卫生和计划生育委员会于 2017 年 7 月 24 日发布，2018 年 2 月 1 日实施。该标准规定了病原微生物实验室生物安全防护的基本原则、分级和管理的基本要求，是后续章节阐述的主要依据。

第二节　医院实验室生物安全防护水平

我国卫生行业标准《病原微生物实验室生物安全通用准则》（WS 233—2017）中规定，根据实验室对病原微生物的生物安全防护水平，并依照实验室生物安全国家标准的规定，将实验室按生物安全防护水平由低到高依次分为一级（BSL-1）、二级（BSL-2）、三级（BSL-3）、四级（BSL-4）。国内既往习惯沿用美国国立卫生研究院的分级标准，将实验室等级用物理封闭水平来代表，即"P"，其所指的 P1、P2、P3、P4 级实验室则分别对应目前的 BSL-1、BSL-2、BSL-3、BSL-4 实验室，P2+实验室则对应加强型 BSL-2 实验室。但实验室的生物安全水平除物理封闭外，还包括一系列生物安全设备、个人防护装备和安全操作规程等，比物理封闭水平具有更全面的内涵，现在国际共识是采用 BSL 的分类名称。生物安全水平（BSL）为实验室操作不同危险度等级病原体活动提供了适当的防护等级，各等级生物安全实验室是基于安全设备和微生物学技术（一级屏障）、实验室设计与设施（二级屏障）的组合，且每个等级实验室的生物安全都建立在先前的级别上，以提供更高水平的防护（李金明，2020）。

（1）生物安全防护水平为一级（BSL-1）的实验室在操作通常情况下不会引起人类或者动物疾病的微生物时使用。

（2）生物安全防护水平为二级（BSL-2）的实验室适用于操作能够引起人类或者动物疾病，但一般情况下对人、动物或者环境不构成严重危害，传播风险有限，实验室感染后很少引起严重疾病，并且具备有效治疗和预防措施的微生物。按照实验室是否具备机械通风系统，可将 BSL-2 实验室分为普通型 BSL-2 实验室和加强型 BSL-2 实验室。

（3）生物安全防护水平为三级（BSL-3）的实验室适用于操作能够引起人类或者动物严重疾病，比较容易直接或者间接在人与人、动物与人、动物与动物间传播的微生物。

（4）生物安全防护水平为四级（BSL-4）的实验室适用于操作能够引起人类或者动物非常严重疾病的微生物以及我国尚未发现或者已经宣布消灭的微生物。

第三节　不同级别生物安全防护实验室的应用和管理要求

一、一级生物安全防护实验室

BSL-1 实验室比较重视设施构建、安全设备配备、个体防护措施和安全操作规程的设计。这一级别的实验室旨在处理那些已经确定不会导致健康成年人立即感染任何疾病的生物因素，同时将实验人员及环境可能面临的危害降到最低。此级别实验室可以用于处理非感染性材料，通常包括那些不会引发人类或动物疾病的微生物标本，或对个体、群体危害度低的病原微生物灭活材料。此级别实验室主要适用于普通的微生物教学以及基础科研。此类实验室所需的安全防护措施很少，仅需要手套和适当面部防护（如口罩）即可。此类实验室需要配备洗手水槽，不需要再使用特殊的安全设备和设施，并且也不需要和公共走廊进行区分。实验操作在开放式的实验台面上按照标准的操作规程进行，所做的操作遵循良好的微生物学操作规范和程序（GMPP）。实验室人员都受过实验操作方面的训练，由普通微生物学或相关科学训练的工作人员监督管理。

二、二级生物安全防护实验室

BSL-2 实验室的生物安全是在 BSL-1 实验室的基础之上建立起来的。为了满足初级卫生服务、诊断及研究的要求，并且能适用于处理可能会对实验人员和环境造成中度潜在危害的生物因子（通过摄入、经皮肤或黏膜暴露而引起疾病），BSL-2 实验室需要具备合适的结构设施、安全设备、个体防护措施以及安全操作规程。此类实验室仍为一种基础性实验室，具备处理危害程度中等以下的病毒的未经培养的感染材料、灭活材料以及细菌/放线菌/衣原体/支原体/立克次体/螺旋体和真菌的标本检测的能力。医院中的临床实验室、病理实验室及感染控制实验室主要属于这一等级，由于无法完全控制所接收的标本，实验室人员可能会接触到更高危险度的微生物，因此这些实验室必须依照二级或更高级别的生物安全标准进行设计。与 BSL-1 实验室相比，这些实验室要求实验人员接受生物安全方面的专门培训，并由具有资格的工作人员进行监督和指导，在实验时严格限制人员进入实验室；所有可能产生感染性气溶胶或者飞溅物的实验步骤必须在生物安全柜或者其他物理密封设备中进行，实验人员还被要求穿戴专门用于实验室的工作服，并且必要时还需使用护目镜和面部防护装置等。

三、三级生物安全防护实验室

在构建 BSL-3 实验室时，其生物安全水平建立在 BSL-2 之上。实验室的结构设施、安全设备以及个体防护措施及安全操作规程，都应达到能有效预防和控制公共卫生疾病、支持特殊临床诊断与进行相关研究的水平。其适用于处理具有潜在气溶胶传播能力、可能通过吸入途径引起人体感染严重或潜在致命疾病的本土或外来的病原微生物（第二类病原微生物或大量、高浓度、高气溶胶扩散危险度的第三类病原微生物）。此类实验室属于防护性实验室，应为独立建筑物或在建筑物中自成隔离区域，并应严格控制人员的进出。相较 BSL-2 实验室而言，BSL-3 实验室对实验人员、操作规程及结构设施的要求更为严格。实验室人员必须接受处理相关病原体或潜在致死因子的专门培训，并且必须由具有处理相关病原体经验的科学家监督。所有涉及感染性物质的操作过程，都必须在生物安全柜或其他物理隔离装置内进行，且操作人员必须使用特殊的防护服和防护装置，同时具备如定向气流等特殊的工程和设计条件。

四、四级生物安全防护实验室

BSL-4 实验室是在 BSL-3 实验室的生物安全基础上设立的最高级别的防护实验室。实验室的安全操作规程、安全设备和结构设施都应满足对高度危险性的生物因子进行诊断及研究的要求，确保能有效处理通过气溶胶途径传播或者传播途径不明的可引起人体致命性疾病，以及那些目前尚无有效疫苗或其他治疗方法的本土或外来的病原微生物，特别是第一类病原微生物中的病毒。当一个病原体被怀疑或可能与需要在 BSL-4 实验室中处理的病原体具有相同的抗原时，那么其必须在 BSL-4 实验室进行处理，直到有足够的证据表明应该在此级别继续工作或重新指定其他级别。此类实验室通常有特殊的公共卫生疾病预防控制、临床诊断和科研用途，如病毒分离培养、病毒株保存、疫苗研制等。BSL-4 实验室必须是独立的建筑物，或是在一个安全可靠、明确划分的建筑区域内，且与该区域内的其他建筑物完全隔离开。此类实验室的要求最为严格，实验室工作人员必须经过严格的培训，以具备处理高度危险病原体的能力，且同时必须了解相应的安全防护水平和实验室设计的特征。该实验室在 BSL-3 实验室的基础上增加了出口淋浴等特殊设计，以确保实验室工作人员能够在紧急情况下迅速、安全地撤离实验室。

五、建设审批

医院临床实验室应为二级生物安全防护实验室（BSL-2 实验室），这是一个基本的安全标准。对少数传染病专科医院而言，可能会建设加强型二级生物安全防护实验室或三级生物安全防护实验室（BSL-3 实验室），以应对更高生物安全风险的病原体。在中国，新建、改建或者扩建一级、二级实验室，需要向设区的市级人民政府卫生主管部门或者兽医主管部门（动物实验室）备案。这些部门负责监督和管理实验室的建设与运营，确保其符合国家的相关法律法规和标准。设区的市级人民政府卫生主管部门或者兽医主管部门应当每年将备案情况汇总后报省、自治区、直辖市人民政府卫生主管部门或者兽医主管部门。这样的备案制度有助于及时发现和纠正问题，确保实验室的安全和合规性。

对于三级、四级生物安全防护实验室（BSL-3、BSL-4 实验室），实验室的建设必须符合国家生物安全实验室的体系规划，并依法履行相关审批手续。这意味着实验室的建设不能随意进行，必须经过严格的审批和评估，以确保其符合国家的生物安全标准和要求。此外，实验室还必须通过实验室国家认可，并在国家或省级以上有关卫生主管部门登记。从事高致病性病原微生物或者疑似高致病性病原微生物实验活动的，应当依照国务院卫生主管部门规定报省级以上人民政府卫生主管部门批准。实验活动结果以及工作情况应当向原批准部门报告。

国家加强对病原微生物实验室生物安全的管理，制定统一的实验室生物安全标准。病原微生物实验室应当符合生物安全国家标准和要求。医疗机构临床实验室的建筑设计应当符合有关标准，并与其生物安全防护级别相适应。

第四节 病原微生物的分类及不同实验活动所需的实验室生物安全级别

一、我国病原微生物分类方法

国家根据病原微生物感染后对人和动物的个体或者群体的危害程度以及病原微生物的传染性，对病原微生物实行分类管理。人间传染的病原微生物名录由国务院卫生主管部门商国务院有关部门后制定、调整并予以公布，具体在《人间传染的病原微生物名录》（国家卫生健康委员会制定，2023 年 8 月 18 日颁布）中明确。根据病原微生物感染后对个体或者群体的危害程度以及病原微生物的传染性，将病原微生物分为 4 类。

（一）第一类病原微生物

第一类病原微生物，是指能够引起人类或者动物非常严重疾病的微生物，包括我国尚未发现或者已经宣布消灭的微生物。中国对第一类病原微生物的认定完全是基于病毒类型，如天花病毒、类天花病毒、猴痘病毒、克里米亚-刚果出血热病毒、黄热病毒、东方马脑炎病毒、西方马脑炎病毒、委内瑞拉马脑炎病毒、埃博拉病毒等，共计 29 种病毒。

（二）第二类病原微生物

第二类病原微生物，是指能够引起人类或者动物严重疾病，且这些病原微生物相对容易在人与人之间、动物与人之间，以及动物与动物之间直接或间接传播。这类微生物的范围非常广泛，包括各种不同类型的微生物，如病毒、真菌、细菌/放线菌/衣原体/支原体/立克次体/螺旋体等类别。这些微生物可以通过接触、飞沫、空气气溶胶等方式传播，给公共卫生安全带来极大的挑战。

临床常见的第二类病原微生物主要有如下几种。

1. 病毒

狂犬病病毒（街毒）、中东呼吸综合征冠状病毒（MERS 冠状病毒）、严重急性呼吸综合征冠状病毒（SARS 冠状病毒）、新型冠状病毒（SARS-CoV-2）、引起肺综合征的汉坦病毒、引起肾综合征出血热的汉坦病毒、乙型脑炎病毒（日本脑炎病毒）、西尼罗病毒、人类免疫缺陷病毒（Ⅰ型和Ⅱ型）、脊髓灰质炎病毒、高致病性禽流感病毒，这些病毒都是能够使人类或动物患上严重疾病的病原体。此外，朊病毒可导致人类克雅病和牛海绵状脑病等疾病的发生，除致痒病的朊病毒被列为第三类病原微生物外，也被列入第二类病原微生物。

2. 细菌/放线菌/衣原体/支原体/立克次体/螺旋体

炭疽芽孢杆菌、布鲁氏菌属、牛分枝杆菌、结核分枝杆菌、大肠埃希菌、霍乱弧菌、鼠疫耶尔森菌、立克次体属斑疹热群、恙虫病东方体等。

3. 真菌

皮炎芽生菌、粗球孢子菌、荚膜组织胞浆菌、组织胞浆菌属其他致病种、巴西副球孢子菌等。

（三）第三类病原微生物

第三类病原微生物，是指能够导致人类或者动物患病，但在一般情况下对人、动物或者环境不会造成严重危害，传播风险相对较低，并且实验室感染后很少引发严重疾病的微生物。这些微生物具有一定的传染性和致病性，但通常不会引起广泛传播或严重疾病，具备有效治疗和预防措施。其包括病毒、细菌/放线菌/支原体/衣原体/立克次体/螺旋体、真菌等类别。

临床常见的第三类病原微生物主要有如下几种。

1. 病毒

诺如病毒、狂犬病病毒（固定毒）、牛痘病毒、传染性软疣病毒、呼吸道合胞病毒、风疹病毒、麻疹病毒、流行性腮腺炎病毒、副流感病毒、轮状病毒、登革病毒、急性出血性结膜炎病毒、腺病毒、冠状病毒（非高致病性）、巨细胞病毒、肠道病毒、EB病毒、甲型肝炎病毒、乙型肝炎病毒、丙型肝炎病毒、丁型肝炎病毒、戊型肝炎病毒、单纯疱疹病毒、人疱疹病毒6/7/8型、流行性感冒病毒（非H2N2亚型）、甲型流行性感冒病毒H2N2亚型、人乳头瘤病毒、鼻病毒、水痘-带状疱疹病毒等。

2. 细菌/放线菌/衣原体/支原体/立克次体/螺旋体

鲍氏不动杆菌、马杜拉放线菌、杆状样巴尔通氏体、百日咳鲍特氏菌、布氏疏螺旋体、空肠弯曲杆菌、结肠弯曲杆菌、肺炎衣原体、沙眼衣原体、肉毒梭菌、艰难拟梭菌、溶血梭菌、产气荚膜梭菌、破伤风梭菌、白喉棒杆菌、假结核棒杆菌、肠杆菌属其他种、肺炎克雷伯氏菌、嗜肺军团菌、流感嗜血杆菌、幽门螺杆菌、伊氏李斯特氏菌、麻风分枝杆菌、肺炎支原体、淋病奈瑟氏球菌、脑膜炎奈瑟氏球菌、致病性大肠埃希菌、奇异变形杆菌、铜绿假单胞菌、肠沙门氏菌、痢疾志贺氏菌、鲍氏志贺氏菌、金黄色葡萄球菌、表皮葡萄球菌、念珠状链杆菌、肺炎链球菌、苍白（梅毒）密螺旋体、解脲脲原体、创伤弧菌、副溶血弧菌、溶藻弧菌、假结核耶尔森菌、生殖道支原体等。

3. 真菌

黄曲霉复合群、烟曲霉复合群、白念珠菌、光滑念珠菌复合群、热带念珠菌、头孢霉属、卡氏枝孢瓶霉、冠状耳霉、球形孢子丝菌、红色毛癣菌复合群、新生隐球菌复合群、隐球菌属其他致病种、地霉属、灰马杜拉菌、小孢子菌属、不规则毛霉等。

（四）第四类病原微生物

第四类病原微生物，是指在通常情况下不会引起人类或者动物患病的微生物。

第一类、第二类病原微生物统称为高致病性病原微生物。

二、国际病原微生物分类方法

我国和国际上对病原微生物的分类存在一定的差异。WHO《实验室生物安全手册》（第三版）根据感染性病原微生物的相对危害程度，将感染性病原微生物划分为4个等级（危险度由低到高分为1级、2级、3级和4级），其中1级病原体不太可能引起人或动物疾病，个体和群体的危险性极低或几乎没有，相当于我国的第四类病原微生物；2

级病原体能引起人体或动物疾病，但不易对实验室工作人员、社区或环境造成严重的疾病危害，个体的危险性属于中等水平，群体的危险性较低，虽然实验室暴露可能会导致严重感染，但对该类感染存在有效的预防和治疗措施，并且疾病传播风险有限，与我国的第三类病原微生物相当；3 级病原体通常能引起人或动物的严重疾病，但一般不会发生感染者向其他个体的传播，个体的危险性较高，群体的危险性较低，并且对该类感染存在有效的预防和治疗措施，与我国的第二类病原微生物相当；而 4 级病原体通常能够引起人或动物的严重疾病，具有较高的个体和群体危险性，且目前尚无有效的预防和治疗措施，相当于我国的第一类病原微生物。

三、生物安全实验室级别及相应实验活动

我国《人间传染的病原微生物名录》中，对应分类的每一种病原微生物，都规定了其在不同的实验活动中所需的生物安全实验室的级别，实验活动包括：病毒相关的病毒培养、动物感染实验、未经培养的感染性材料的操作、灭活材料的操作、无感染性材料的操作；朊病毒相关的组织培养、动物感染实验、感染性材料的检测；细菌/放线菌/衣原体/支原体/立克次体/螺旋体和真菌相关的大量活菌操作、动物感染实验、样本检测、非感染性材料的实验。

属于第一类病原微生物的 29 种病毒对实验室生物安全防护水平的要求最高，病毒培养必须在 BSL-3、BSL-4 实验室进行，动物感染实验必须在动物生物安全三级（ABSL-3）、ABSL-4 动物实验室进行；未经培养的感染性材料的操作除猴痘病毒、猴疱疹病毒、圣路易斯脑炎病毒、塔卡里伯病毒、委内瑞拉马脑炎病毒、西方马脑炎病毒、黄热病毒可在 BSL-2 实验室进行外，其余 22 种病毒必须在 BSL-3 实验室进行；灭活材料的操作均可在 BSL-2 实验室进行，部分可在 BSL-1 实验室进行；无感染性材料的操作均可在 BSL-1 实验室进行。属于第二类病原微生物的 45 种病毒的培养绝大部分需在 BSL-3 实验室进行，动物感染实验均需在 ABSL-3 实验室进行，未经培养的感染性材料的操作除 SARS 冠状病毒、新型冠状病毒需在 BSL-3 实验室进行外，其余均可在 BSL-2 实验室进行；灭活材料的操作除 SARS 冠状病毒、新型冠状病毒要在 BSL-2 实验室进行外，其余均可在 BSL-1 实验室进行；无感染性材料的操作均可在 BSL-1 实验室进行。属于第三类病原微生物的 81 种病毒的培养除了甲型流行性感冒病毒 H2N2 亚型的培养要在 BSL-3 实验室进行外，其余在 BSL-2 实验室进行；除甲型流行性感冒病毒 H2N2 亚型的动物感染实验需要在 ABSL-3 动物实验室进行外，其余均可在 ABSL-2 动物实验室进行；未经培养的感染性材料的操作均可在 BSL-2 实验室进行；灭活材料的操作和无感染性材料的操作均可在 BSL-1 实验室进行。属于第四类病原微生物的豚鼠疱疹病毒等 5 种病毒的培养、未经培养的感染性材料的操作、灭活材料的操作和无感染性材料的操作均可在 BSL-1 实验室进行，动物感染实验均可在 ABSL-1 动物实验室进行。

朊病毒相关的 7 种疾病的病原体在危害分类中均属于第二类病原微生物，其中，导致牛海绵状脑病、库鲁病、变异型克雅病的朊病毒的组织培养需要在 BSL-3 实验室进行，其余 4 种在 BSL-2 实验室进行；牛海绵状脑病、库鲁病、变异型克雅病、克雅病动物感

染实验需在 ABSL-3 动物实验室进行；感染性材料的检测均可在 BSL-2 实验室进行。

细菌/放线菌/衣原体/支原体/立克次体/螺旋体中属于第二类病原微生物的炭疽芽孢杆菌、霍乱弧菌等 19 种细菌的大量活菌操作均需在 BSL-3 实验室进行，动物感染实验需要在 ABSL-3 动物实验室进行，样本检测均可在 BSL-2 实验室进行，非感染性材料的实验可在 BSL-1 实验室进行。名录中其他 171 种细菌/放线菌/衣原体/支原体/立克次体/螺旋体中属于第三类病原微生物，大量活菌操作、样本检测均可在 BSL-2 实验室进行，动物感染实验均可在 ABSL-2 动物实验室进行，非感染性材料的实验均可在 BSL-1 实验室进行。

真菌中属于第二类病原微生物的粗球孢子菌等 7 种真菌的大量活菌操作需要在 BSL-3 实验室进行，动物感染实验需要在 ABSL-3 动物实验室进行，样本检测可在 BSL-2 实验室进行，非感染性材料的实验可在 BSL-1 实验室进行。名录中的其他 144 种真菌均属于第三类病原微生物，样本检测、大量活菌操作可在 BSL-2 实验室进行，动物感染性实验都可在 ABSL-2 动物实验室进行，非感染性材料的实验都可在 BSL-1 实验室进行。

具体内容详见《人间传染的病原微生物目录》（国家卫生健康委员会制定，2023 年 8 月颁布）。省级以上疾控部门、病毒研究机构、部分传染病专科医院依法取得批准或者进行备案，可设立 BSL-3、BSL-4 实验室，从事第一类、第二类高致病性病原微生物的病毒培养、动物感染实验活动，医院临床实验室一般不开展此二类实验活动，而主要进行病毒的未经培养的感染性材料的操作（属于第一类病原微生物的部分病毒仍需在 BSL-3 实验室进行）、无感染性材料的操作、灭活材料的操作，朊病毒的感染性材料的检测，细菌/放线菌/衣原体/支原体/立克次体/螺旋体和真菌的样本检测以及非感染性材料的实验，故医院临床实验室均应为 BSL-2 实验室。BSL-1 实验室仅可从事属于第二类（除外 SARS 冠状病毒、新型冠状病毒）、第三类、第四类病原微生物的病毒的灭活材料的操作和各类病原微生物的无感染性材料的操作，人体样本可能存在未知的感染风险，均应视为潜在的感染性材料，在临床工作中无法做到都灭活后开展实验操作，故 BSL-1 实验室不适于作为临床实验室，可适于作为生物安全风险较低的教学和科研实验室。无条件建设 BSL-2 实验室的基层医院应尽量避免标本开放的操作和开展不适宜的病原微生物检验操作，通过配备适宜的生物安全设备和个人防护装备，至少满足一级屏障的防护要求。

各实验活动定义如下。

1. 病毒培养

病毒培养是指对病毒进行分离、培养、滴定、中和试验、活病毒及其蛋白纯化、病毒冻干以及产生活病毒的重组试验等操作。这个过程主要利用活病毒或其感染细胞（或细胞提取物），不经灭活进行生化分析、血清学检测、免疫学检测等操作。为了进行这些操作，利用病毒培养物提取核酸，裂解剂或灭活剂的加入必须在与病毒培养等同级别的实验室和防护条件下进行，并且加入后可比照未经培养的感染性材料的防护等级进行操作。

2. 动物感染实验

动物感染实验是指用活病原体感染动物进行的实验，是一种用于研究病原体感染机制、评价疫苗和药物效果的重要实验方法。具体而言，其就是通过将特定的病原体直接注入到动物体内，模拟真实的感染过程，从而获取关于病原体感染机制、传播途径、症状发展等方面的深入信息。通过这种实验，研究人员可以更准确地了解病原体的生物学特性，评估疫苗和药物的效果，以及研究病原体对宿主免疫系统的影响。此外，动物感染实验还可以为评估病原体传播风险、制定防控策略等提供重要依据。在实施动物感染实验时，必须重视动物伦理问题，首先应通过伦理审批，并确保动物的健康和福利得到充分的保护。

3. 未经培养的感染性材料的操作

未经培养的感染性材料的操作是指在采用可靠方法灭活之前，对未经培养的感染性材料进行检测、分析等操作，如病毒抗原检测、核酸检测、血清学检测以及生化分析等。这些操作需要采用可靠的方法对感染性材料或病毒进行灭活，以确保材料中的病毒被有效消除，防止潜在的传播风险。对于未经可靠灭活或固定的人和动物组织标本，由于含病毒量较高，其操作的防护级别应当依照病毒培养的标准进行设置，以确保实验室生物安全。

4. 灭活材料的操作

灭活材料的操作是指在实验室环境中，对感染性材料或活病毒进行一系列处理和检测的过程。这些操作的目的是确保材料或病毒在进行进一步实验或应用时，不会对人类健康造成危害。具体而言，这些操作包括病毒抗原检测、核酸检测、血清学检测、分子生物学实验、生化分析等操作。在进行这些操作时，需要确保采取一系列可靠的方法对感染性材料或病毒进行灭活处理，以消除其感染性。

5. 无感染性材料的操作

无感染性材料的操作是指对已确认的无感染性材料进行的各种操作，其涵盖范围广泛，如不限于无感染性的病毒 DNA 或互补 DNA（cDNA）操作。

6. 大量活菌操作

大量活菌操作是在实验室中，对病原菌进行"大量"制备或易产生气溶胶的实验操作。这些操作可能涉及不同类型的病原菌，包括但不限于细菌、真菌、病毒等。大量活菌操作包括病原菌的培养和繁殖、病原菌的接种与培养、病原菌的分离及提纯、病原菌的冻干和保存等。在进行此类操作时，应严格遵守实验室生物安全管理规范，采取一系列措施确保实验人员和环境的安全。

7. 样本检测

样本检测是一个综合性的过程，涵盖了多个方面，包括但不限于样本的病原菌分离纯化、生化鉴定、药物敏感性实验、PCR、免疫学实验、涂片、显微观察等初步检测活动。

8. 非感染性材料的实验

非感染性材料的实验是一个广泛的研究领域，涉及多个学科和技术领域的交叉融合。这类实验主要针对不含致病性活菌的材料的样本，如免疫学、分子生物学等领域的研究。通过这些实验，科学家能深入研究免疫系统和生物分子的结构与功能，揭示生物科学的内在规律，从而为医学、化学、生物学等学科领域的发展提供重要的理论支持。

第五节　医院实验室生物安全管理要求

医院实验室应建立生物安全管理体系，为实施实验室生物安全管理和控制提供所需要的组织结构、程序、过程与资源，保证实验室工作的生物安全性并满足生物安全目标的实现。实验室应将政策、制度、计划、程序和作业指导书文件化并传达给所有工作人员，保证被其理解、获得和执行。生物安全管理体系应具有关联性、协调性、适应性等特点。开展全面的生物安全培训、加强实验室生物安全自查与督导（郑君等，2021）等也十分重要。

一、实验室生物安全管理体系

（1）实验室设立单位应有明确的法律地位，三级、四级生物安全实验室应具备从事相关活动的资格。

（2）实验室的设立单位应成立生物安全委员会及实验动物使用管理委员会（适用时），负责组织专家对实验室的设立和运行进行监督、咨询、指导、评估（包括审议实验室生物安全制度、技术操作规程和防护措施；审查实验室申请项目、实验方案、防护措施和人员资质；实验室运行的生物安全风险评估；实验室生物安全事故的处置等）。

（3）实验室设立单位的法定代表人负责本单位实验室的生物安全管理，建立生物安全管理体系，落实生物安全管理责任部门或责任人；定期召开生物安全管理会议，对实验室生物安全相关的重大事项做出决策；批准和发布实验室生物安全管理体系文件。

（4）实验室生物安全管理责任部门负责组织制定和修订实验室生物安全管理体系文件；对实验项目进行审查和对风险控制措施进行评估；负责实验室工作人员的健康监测的管理；组织生物安全培训与考核，并评估培训效果；监督生物安全管理体系的运行落实。

（5）实验室负责人为实验室生物安全的第一责任人，全面负责实验室生物安全工作。其负责实验项目计划、方案和操作规程的审查；决定并授权人员进入实验室；负责实验室活动的管理；纠正违规行为并有权做出停止实验的决定。实验室应指定生物安全负责人，并赋予其监督所有活动的职责和权力，包括制定、监督及维持实验室安全计划的责任，以及禁止发生不安全行为或活动的权力。

（6）与实验室生物安全管理有关的关键职位均应指定职务代理人，如生物安全负责人。

二、实验室活动的管理

（1）实验活动应依法开展，并符合有关主管部门的相关规定。

（2）实验室的设立单位及其主管部门负责实验室日常活动的管理，承担建立健全安全管理制度，检查、维护实验设施、设备，控制实验室感染的职责。

（3）实验室应有计划、申请、批准、实施、监督和评估实验活动的制度与程序。

（4）实验活动应在与其防护级别相适应的生物安全实验室内开展。

一级和二级生物安全实验室应当向设区的市级人民政府卫生健康主管部门备案；三级和四级生物安全实验室应当通过实验室国家认可，并向所在地的县（市、区）级人民政府生态环境主管部门和公安部门备案。

三级和四级生物安全实验室从事高致病性病原微生物实验活动时，应获得国家卫生健康主管部门颁发的《高致病性病原微生物实验室资格证书》。取得《高致病性病原微生物实验室资格证书》的三级和四级生物安全实验室需要从事某种高致病性病原微生物或者疑似高致病性病原微生物实验活动的，还应当报省级以上卫生和计生行政主管部门批准。

二级生物安全实验室从事高致病性病原微生物实验室活动除应满足《人间传染的病原微生物名录》对实验室防护级别的要求外，还应向省级卫生和计生行政主管部门申请。

实验室使用我国境内未曾发现的高致病性病原微生物菌（毒）种或样本和已经消灭的病原微生物菌（毒）种或样本、《人间传染的病原微生物名录》规定的第一类病原微生物菌（毒）种或样本，或国家卫生健康委员会规定的其他菌（毒）种或样本，应当经国家卫生健康委员会批准；使用其他高致病性菌（毒）种或样本，应当经省级人民政府卫生计生行政主管部门批准；使用第三、四类病原微生物菌（毒）种或样本，应获实验室所在法人机构批准。

三、生物安全监督检查

（1）实验室的设立单位及其主管部门应当加强对实验室日常活动的管理，定期对有关生物安全规定的落实情况进行检查。

（2）实验室应建立日常监督、定期自查和管理评审制度，及时消除隐患，以保证实验室生物安全管理体系有效运行，每年应至少系统性地检查一次，对关键控制点可根据风险评估报告适当增加检查频率。

（3）实验室应制定监督检查计划，应将高致病性病原微生物菌（毒）种和样本的操作、菌（毒）种及样本保管、实验室操作规范、实验室行为规范、废物处理等作为监督的重点，同时检查风险控制措施的有效性，包括实验人员的操作、设备的使用、新方法的引入以及大量样本检测等内容。

（4）实验室对实验活动进行不定期监督检查，对影响安全的主要要素进行核查，以确保生物安全管理体系运行的有效性。

（5）实验室监督检查的内容包括但不限于如下几项。

a）病原微生物菌（毒）种和样本操作的规范性。

b）菌（毒）种及样本保管的安全性。

c）设施设备的功能和状态。

d）报警系统的功能和状态。

e）应急装备的功能及状态。

f）消防装备的功能及状态。

g）危险物品的使用及存放安全。

h）废物处理及处置的安全。

i）人员能力及健康状态。

j）安全计划的实施。

k）实验室活动的运行状态。

l）不符合规定操作的及时纠正。

m）所需资源是否满足工作要求。

n）监督检查发现问题的整改情况。

（6）为保证实验室生物安全监督检查工作的质量，应依据事先制定的适用于不同工作领域的核查表实施。

（7）当发现不符合规定的工作、发生事件或事故时，应立即查找原因并评估后果；必要时，停止工作。对在监督检查过程中发现的问题要立即采取纠正措施，并监控所取得的效果，以确保所发现的问题得到有效解决。

四、消毒和灭菌

（1）实验室应依据所操作的病原微生物种类、污染对象和污染程度等选择合适的消毒、灭菌方法，以保证消毒效果。

（2）实验室根据菌（毒）种、生物样本及其他感染性材料和污染物，可选用压力蒸汽灭菌方法或有效的化学消毒剂处理。实验室按规定要求做好消毒与灭菌效果监测。

（3）必要时，实验使用过的防护服、一次性口罩、手套等应选用压力蒸汽灭菌方法处理。

（4）医疗废弃物等应经压力蒸汽灭菌方法处理后再按相关实验室废物处置方法处理。

（5）动物笼具可经化学消毒或压力蒸汽灭菌处理，局部可用消毒剂擦拭消毒处理。

（6）实验仪器设备污染后可用消毒液擦拭消毒，必要时，可用环氧乙烷、甲醛熏蒸消毒。

（7）生物安全柜、工作台面等在每次实验前后可用消毒液擦拭消毒。

（8）地面可用消毒剂喷洒或擦拭消毒处理。

（9）感染性物质等溢洒后，应立即使用有效消毒剂处理。

（10）实验人员需要进行手消毒时，应使用消毒剂擦拭或浸泡消毒，再用肥皂洗手、流水冲洗。

（11）选用的消毒剂、消毒器械应符合国家相关规定。

（12）实验室应确保消毒液的有效使用，应监测其浓度，标注配制日期、有效期及配制人等。

（13）实施消毒的工作人员应佩戴个体防护装备。

五、实验室废物处置

（1）实验室废物处置的管理应符合国家或地方性法规与标准的要求。

（2）实验室废物处置应由专人负责。

（3）实验室废物的处置应符合《医疗废弃物管理条例》的规定。实验室废物的最终处置应交由经当地环保部门资质认定的医疗废弃物处理单位集中处置。

（4）实验室废物的处置应有书面记录，并存档。

六、实验室感染性物质运输

（1）实验室应制定感染性及潜在感染性物质运输的规定与程序，包括在实验室内传递、实验室所在机构内部转运以及机构外部运输，均需符合国家和国际规定的要求。感染性物质的国际运输还应依据并遵守国家出入境的相关规定。

（2）实验室应确保具有运输资质和能力的人员负责感染性及潜在感染性物质的运输。

（3）感染性及潜在感染性物质的运输应以确保其属性、防止人员感染及环境污染的方式进行，并有可靠的安保措施。必要时，在运输过程中应备有个体防护装备及有效消毒剂。

（4）感染性及潜在感染性物质应置于被证实和批准的防渗漏、防溢洒的容器中运输。

（5）机构外部的运输，应按照国家、国际规定及标准使用防渗漏、防溢洒、防水、防破损、防外泄、耐高温、耐高压的三层包装系统，并应有规范的生物危险标签、标识、警告用语和提示用语等。

（6）应建立并维持感染性及潜在感染性物质运输交接程序，交接文件至少包括其名称、性质、数量、交接时包装的状态、交接人、收发交接时间和地点等，确保运输过程可追溯。

（7）感染性及潜在感染性物质的包装以及开启，应当在符合生物安全规定的场所中进行。运输前后均应检查包装的完整性，并核对感染性及潜在感染性物质的数量。

（8）高致病性病原微生物菌（毒）种或样本的运输，应当按照国家有关规定进行审批。地面运输应有专人护送，护送人员不得少于两人。

（9）应建立感染性及潜在感染性物质运输应急预案。运输过程中被盗、被抢、丢失、泄漏的，承运单位、护送人应当立即采取必要的处理和控制措施，并按规定向有关部门报告。

七、应急预案和意外事故的处置

（1）实验室应当制定应急预案和意外事故的处置程序，包括生物性、化学性、物理性、放射性等意外事故，以及火灾、水灾、冰冻、地震或人为破坏等突发紧急情况等。

（2）应急预案应至少包括组织机构、应急原则、人员职责、应急通信、个体防护、应对程序、应急设备、撤离计划和路线、污染源隔离与消毒、人员隔离和救治、现场隔离与控制、风险沟通等内容。

（3）制定的应急预案中应包括消防人员和其他紧急救助人员。在发生自然灾害时，应向救助人员告知实验室建筑内和或附近建筑物的潜在风险，只有在受过训练的实验室工作人员的陪同下，其他人员才能进入相关区域。

（4）应急预案应得到实验室设立单位管理层的批准。实验室负责人应定期组织对应急预案进行评审和更新。

（5）从事高致病性病原微生物相关实验活动的实验室制定的实验室感染应急预案，应向所在地的省、自治区、直辖市卫生主管部门进行备案。

（6）实验室应对所有人员进行培训，确保所有人员熟悉应急预案。每年应至少组织所有实验室人员进行一次演练。

（7）实验室应根据相关法规建立实验室事故报告制度。

（8）实验室发生意外事故时，工作人员应按照应急预案迅速采取控制措施，同时应按制度及时报告，任何人员不得瞒报。

（9）事故现场紧急处理后，应及时记录事故发生过程和现场处置情况。

（10）实验室负责人应及时对事故做出危害评估并提出下一步对策。其对事故经过和事故原因、责任进行调查分析，形成书面报告。报告应包括事故的详细描述、原因分析、影响范围、预防类似事件发生的建议以及改进措施。所有事故报告均应形成档案文件并存档。

（11）事故报告应经所在机构管理层、生物安全委员会评估。

（12）实验室设立单位应建立健全安全保卫制度，采取有效的安全措施，以防止病原微生物菌（毒）种及样本丢失、被窃、滥用、误用或有意释放。实验室发生高致病性病原微生物菌（毒）种或样本被盗、被抢、丢失、泄漏的，应当依照相关规定及时进行报告。

（13）实验室设立单位根据实验室工作内容以及具体情况，进行风险评估，制定生物安全保障规划，进行安全保障培训；调查并纠正实验室生物安全保障工作中的违规情况。

（14）从事高致病性病原微生物相关实验活动的实验室应向当地公安机关备案，接受公安机关对实验室安全保卫工作的监督指导。

（15）应建立高致病性病原微生物实验活动的相关人员综合评估制度，考察上述人员在专业技能、身心健康状况等方面是否胜任相关工作。

（16）建立严格的实验室人员出入管理制度。

（17）适用时，应按照国家有关规定建立相应的保密制度。

（18）实验室设立单位应为实验室生物安全运行提供支持性保障，如相关仪器、试剂耗材、防护消毒用品、医疗废弃物处理、职业暴露处置、环境监测、健康监测等（国家卫生和计划生育委员会，2017）。

八、实验室的安全标识

我国卫生行业标准《病原微生物实验室生物安全标识》（WS 589—2018）中规定了病原微生物实验室生物安全标识的设置、运行、维护与管理的规范和要求，实验室应依据此标准进行生物安全状态的规范标识，以提示实验室工作人员和外来人员识别危险，遵守实验室的管理要求和操作规程，按规范做好各项防护措施。实验室安全标识如图4-1、图4-2所示。

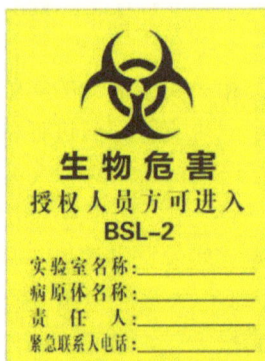

图4-1　专用标识示例

放置在生物安全实验室入口处，不同等级生物安全实验室有相应的标注，如二级生物安全实验室标记"BSL-2"

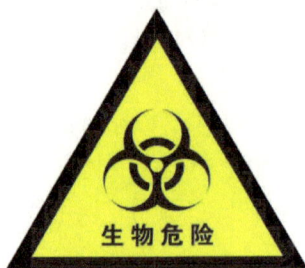

图4-2　警告标志示例

放置在易发生感染的场所，如二级及以上生物安全实验室入口、菌（毒）种及样本保藏场所的入口以及感染性物质的运输容器等表面

第六节　医院实验室生物安全风险评估

医院实验室的生物安全有效性直接关系到实验室人员的生命安全，关乎实验室正常运行（毕洁和王如刚，2020）。医院实验室应建立并维持风险评估和风险控制制度，明

确实验室持续进行风险识别、风险评估和风险控制的具体要求，这是实验室生物安全管理的基础性工作。

一、风险识别与评估

（一）风险因素

当实验活动涉及致病性生物因子时，应充分识别包括但不限于以下风险因素：

（1）实验活动涉及致病性生物因子的已知或未知的特性如下。

a）危害程度分类。

b）生物学特性。

c）传播力和传播途径。

d）感染性和致病性：易感性、宿主范围、致病所需的量、潜伏期、临床症状、病程及预后等。

e）与其他生物和环境的相互作用、相关实验数据、流行病学资料。

f）在环境中的稳定性。

g）预防、诊断和治疗措施，包括治疗药物、疫苗与感染检测用的诊断试剂。

（2）涉及致病性生物因子的实验活动如下。

a）菌（毒）种及感染性物质的领取、转运、保存及销毁等。

b）分离、培养、鉴定及制备等操作。

c）易产生气溶胶的操作，如离心、研磨、振荡、匀浆、超声、接种及冷冻干燥等。

d）锐器的使用，如解剖器材、注射针头、玻璃器皿等。

（3）实验活动涉及遗传修饰生物体（GMO）时，需考虑重组体引起的危害。

（4）涉及致病性生物因子的动物饲养与实验活动如下。

a）抓伤、咬伤。

b）动物毛屑、呼吸产生的气溶胶。

c）采样、检测、解剖等。

d）分泌物、排泄物、组织/器官/尸体、垫料、废物处理等。

e）器械、动物笼具、控制系统等可能出现故障。

（5）感染性废物处置过程中的风险如下。

a）废物容器、标识、包装。

b）收集、储存、运输、消毒等。

c）感染性废物的泄漏。

d）灭菌的可靠性。

e）设施外人群可能接触到感染性废物的风险。

（6）实验活动安全管理的风险，包括但不限于以下方面。

a）消除、减少或控制风险的管理措施和技术措施，以及采取措施后的残余风险或带来的新风险。

b）运行经验和风险控制措施，包括与设施、设备有关的管理程序、操作规程、维护保养规程等的潜在风险。

c）应急措施实施时可能引发的新的风险。

（7）涉及致病性生物因子实验活动的相关人员要求如下。

a）专业及生物安全知识、操作技能。

b）对风险的认知。

c）心理素质。

d）生物安全及专业培训状况。

e）意外事件/事故的处置能力。

f）健康状况。

g）健康监测、医疗救治及医疗保障。

h）对外来实验人员的安全管理及提供的保护措施。

（8）实验室设施、设备具体如下。

a）生物安全柜、离心机、培养箱、摇床等。

b）废物、废水处理设施、设备。

c）个体防护装备；适用时，包括如下几种：防护区的压力、温度、密闭性与气流控制；互锁、密闭门以及门禁系统；与防护区相关联的通风空调系统及水、电、气系统等；安全监控和报警系统；动物饲养、操作的设施、设备；菌（毒）种及样本保藏的设施、设备；防辐射装置；生命支持系统、化学淋浴装置、正压防护服等。

（9）实验室生物安保制度和安保措施，重点识别所保藏的或使用的致病性生物因子滥用、被盗和恶意释放的风险。

（10）已发生的实验室感染事件的原因分析。

（二）风险评估程序

（1）风险评估应以国家法律、法规、标准、规范，以及权威机构发布的指南、数据等作为依据。对已识别的风险进行分析，形成风险评估报告。

（2）风险评估应由不同领域具有相关经验的专业人员（不限于本机构内部的人员）进行。

（3）实验室应在风险识别的基础上定期进行风险评估，也可结合但不限于下列情况进行风险评估。

a）病原体生物学特性或防控策略发生变化时。

b）开展新的实验活动或变更实验活动（包括人员、设施、设备、规程、活动范围等）。

c）操作超常规量或从事特殊活动。

d）本实验室或同类实验室发生感染事件或事故。

e）相关政策、法规、标准等发生变化。

（4）风险评估报告具体介绍如下。

a）风险评估报告的内容至少应包括：实验活动（项目计划）简介、评估目的、评估依据、评估方法或程序、评估内容及评估结论。

b）风险评估报告应注明评估时间及编审人员。

c）风险评估报告应获得实验室设立单位的批准。

（5）风险控制具体介绍如下。

a）根据风险评估结论制定并采取相应的风险控制措施。

b）采取风险控制措施时应优先考虑控制风险源，其次再考虑采取其他降低风险的措施（国家卫生和计划生育委员会，2017）。

二、评估结论

从上述分析、评估的示例可以看出，病原微生物在实验操作过程中存在着不利因素，会给实验人员带来一定的风险，但通过采取针对性的系列防范措施并严格执行微生物实验规范，使可能发生的危害程度降低，保护实验人员免受感染。每次评估后均应形成评估结论，结论中应对评估出来的风险、针对性的系列防范措施及效果进行概括性的描述，对风险的可接受性、实验室管理体系在防范风险方面的作用的有效性给出评估结论。

第七节　医院实验室生物安全的医学伦理和行政及法律责任

医院实验室的生物安全是国家生物安全体系中的重要环节，不仅事关实验室人员的健康安全，更事关社会公众和环境安全，可能牵一发而动全身，相关的医学伦理、行政及法律责任的要求都很明确且非常严格，需要用高度的责任心和底线思维去对待，严格落实，如违反要求导致不良后果发生，需要承担违规甚至违法的相应责任。医院实验室生物安全的医学伦理和行政及法律责任在国家相关法律法规中有如下规定。

一、《中华人民共和国生物安全法》中的相关规定

第七十二条　违反本法规定，履行生物安全管理职责的工作人员在生物安全工作中滥用职权、玩忽职守、徇私舞弊或者有其他违法行为的，依法给予处分。

第七十三条　违反本法规定，医疗机构、专业机构或者其工作人员瞒报、谎报、缓报、漏报，授意他人瞒报、谎报、缓报，或者阻碍他人报告传染病、动植物疫病或者不明原因的聚集性疾病的，由县级以上人民政府有关部门责令改正，给予警告；对法定代表人、主要负责人、直接负责的主管人员和其他直接责任人员，依法给予处分，并可以依法暂停一定期限的执业活动直至吊销相关执业证书。

违反本法规定，编造、散布虚假的生物安全信息，构成违反治安管理行为的，由公安机关依法给予治安管理处罚。

第七十四条　违反本法规定，从事国家禁止的生物技术研究、开发与应用活动的，由县级以上人民政府卫生健康、科学技术、农业农村主管部门根据职责分工，责令停止违法行为，没收违法所得、技术资料和用于违法行为的工具、设备、原材料等物品，处一百万元以上一千万元以下的罚款，违法所得在一百万元以上的，处违法所得十倍以上二十倍以下的罚款，并可以依法禁止一定期限内从事相应的生物技术研究、开发与应用

活动，吊销相关许可证件；对法定代表人、主要负责人、直接负责的主管人员和其他直接责任人员，依法给予处分，处十万元以上二十万元以下的罚款，十年直至终身禁止从事相应的生物技术研究、开发与应用活动，依法吊销相关执业证书。

第七十五条　违反本法规定，从事生物技术研究、开发活动未遵守国家生物技术研究开发安全管理规范的，由县级以上人民政府有关部门根据职责分工，责令改正，给予警告，可以并处二万元以上二十万元以下的罚款；拒不改正或者造成严重后果的，责令停止研究、开发活动，并处二十万元以上二百万元以下的罚款。

第七十六条　违反本法规定，从事病原微生物实验活动未在相应等级的实验室进行，或者高等级病原微生物实验室未经批准从事高致病性、疑似高致病性病原微生物实验活动的，由县级以上地方人民政府卫生健康、农业农村主管部门根据职责分工，责令停止违法行为，监督其将用于实验活动的病原微生物销毁或者送交保藏机构，给予警告；造成传染病传播、流行或者其他严重后果的，对法定代表人、主要负责人、直接负责的主管人员和其他直接责任人员依法给予撤职、开除处分。

第七十七条　违反本法规定，将使用后的实验动物流入市场的，由县级以上人民政府科学技术主管部门责令改正，没收违法所得，并处二十万元以上一百万元以下的罚款，违法所得在二十万元以上的，并处违法所得五倍以上十倍以下的罚款；情节严重的，由发证部门吊销相关许可证件。

第七十八条　违反本法规定，有下列行为之一的，由县级以上人民政府有关部门根据职责分工，责令改正，没收违法所得，给予警告，可以并处十万元以上一百万元以下的罚款：

（一）购买或者引进列入管控清单的重要设备、特殊生物因子未进行登记，或者未报国务院有关部门备案；

（二）个人购买或者持有列入管控清单的重要设备或者特殊生物因子；

（三）个人设立病原微生物实验室或者从事病原微生物实验活动；

（四）未经实验室负责人批准进入高等级病原微生物实验室。

第七十九条　违反本法规定，未经批准，采集、保藏我国人类遗传资源或者利用我国人类遗传资源开展国际科学研究合作的，由国务院卫生健康主管部门责令停止违法行为，没收违法所得和违法采集、保藏的人类遗传资源，并处五十万元以上五百万元以下的罚款，违法所得在一百万元以上的，并处违法所得五倍以上十倍以下的罚款；情节严重的，对法定代表人、主要负责人、直接负责的主管人员和其他直接责任人员，依法给予处分，五年内禁止从事相应活动。

第八十条　违反本法规定，境外组织、个人及其设立或者实际控制的机构在我国境内采集、保藏我国人类遗传资源，或者向境外提供我国人类遗传资源的，由国务院卫生健康主管部门责令停止违法行为，没收违法所得和违法采集、保藏的人类遗传资源，并处一百万元以上一千万元以下的罚款；违法所得在一百万元以上的，并处违法所得十倍以上二十倍以下的罚款。

第八十二条　违反本法规定，构成犯罪的，依法追究刑事责任；造成人身、财产或者其他损害的，依法承担民事责任。

第八十三条 违反本法规定的生物安全违法行为，本法未规定法律责任，其他有关法律、行政法规有规定的，依照其规定。

第八十四条 境外组织或者个人通过运输、邮寄、携带危险生物因子入境或者以其他方式危害我国生物安全的，依法追究法律责任，并可以采取其他必要措施。

第八十六条 生物安全信息属于国家秘密的，应当依照《中华人民共和国保守国家秘密法》和国家其他有关保密规定实施保密管理。

第八十七条 中国人民解放军、中国人民武装警察部队的生物安全活动，由中央军事委员会依照本法规定的原则另行规定。

二、《病原微生物实验室生物安全管理条例》中的相关规定

第五十六条 三级、四级实验室未依照本条例的规定取得从事高致病性病原微生物实验活动的资格证书，或者已经取得相关资格证书但是未经批准从事某种高致病性病原微生物或者疑似高致病性病原微生物实验活动的，由县级以上地方人民政府卫生主管部门、兽医主管部门依照各自职责，责令停止有关活动，监督其将用于实验活动的病原微生物销毁或者送交保藏机构，并给予警告；造成传染病传播、流行或者其他严重后果的，由实验室的设立单位对主要负责人、直接负责的主管人员和其他直接责任人员，依法给予撤职、开除的处分；有资格证书的，应当吊销其资格证书；构成犯罪的，依法追究刑事责任。

第五十九条 违反本条例规定，在不符合相应生物安全要求的实验室从事病原微生物相关实验活动的，由县级以上地方人民政府卫生主管部门、兽医主管部门依照各自职责，责令停止有关活动，监督其将用于实验活动的病原微生物销毁或者送交保藏机构，并给予警告；造成传染病传播、流行或者其他严重后果的，由实验室的设立单位对主要负责人、直接负责的主管人员和其他直接责任人员，依法给予撤职、开除的处分；构成犯罪的，依法追究刑事责任。

第六十条 实验室有下列行为之一的，由县级以上地方人民政府卫生主管部门、兽医主管部门依照各自职责，责令限期改正，给予警告；逾期不改正的，由实验室的设立单位对主要负责人、直接负责的主管人员和其他直接责任人员，依法给予撤职、开除的处分；有许可证件的，并由原发证部门吊销有关许可证件：

（一）未依照规定在明显位置标示国务院卫生主管部门和兽医主管部门规定的生物危险标识和生物安全实验室级别标志的；

（二）未向原批准部门报告实验活动结果以及工作情况的；

（三）未依照规定采集病原微生物样本，或者对所采集样本的来源、采集过程和方法等未作详细记录的；

（四）新建、改建或者扩建一级、二级实验室未向设区的市级人民政府卫生主管部门或者兽医主管部门备案的；

（五）未依照规定定期对工作人员进行培训，或者工作人员考核不合格允许其上岗，或者批准未采取防护措施的人员进入实验室的；

（六）实验室工作人员未遵守实验室生物安全技术规范和操作规程的；

（七）未依照规定建立或者保存实验档案的；

（八）未依照规定制定实验室感染应急处置预案并备案的。

第六十一条　经依法批准从事高致病性病原微生物相关实验活动的实验室的设立单位未建立健全安全保卫制度，或者未采取安全保卫措施的，由县级以上地方人民政府卫生主管部门、兽医主管部门依照各自职责，责令限期改正；逾期不改正，导致高致病性病原微生物菌（毒）种、样本被盗、被抢或者造成其他严重后果的，由原发证部门吊销该实验室从事高致病性病原微生物相关实验活动的资格证书；造成传染病传播、流行的，该实验室设立单位的主管部门还应当对该实验室的设立单位的直接负责的主管人员和其他直接责任人员，依法给予降级、撤职、开除的处分；构成犯罪的，依法追究刑事责任。

第六十二条　未经批准运输高致病性病原微生物菌（毒）种或者样本，或者承运单位经批准运输高致病性病原微生物菌（毒）种或者样本未履行保护义务，导致高致病性病原微生物菌（毒）种或者样本被盗、被抢、丢失、泄漏的，由县级以上地方人民政府卫生主管部门、兽医主管部门依照各自职责，责令采取措施，消除隐患，给予警告；造成传染病传播、流行或者其他严重后果的，由托运单位和承运单位的主管部门对主要负责人、直接负责的主管人员和其他直接责任人员，依法给予撤职、开除的处分；构成犯罪的，依法追究刑事责任。

第六十三条　有下列行为之一的，由实验室所在地的设区的市级以上地方人民政府卫生主管部门、兽医主管部门依照各自职责，责令有关单位立即停止违法活动，监督其将病原微生物销毁或者送交保藏机构；造成传染病传播、流行或者其他严重后果的，由其所在单位或者其上级主管部门对主要负责人、直接负责的主管人员和其他直接责任人员，依法给予撤职、开除的处分；有许可证件的，并由原发证部门吊销有关许可证件；构成犯罪的，依法追究刑事责任：

（一）实验室在相关实验活动结束后，未依照规定及时将病原微生物菌（毒）种和样本就地销毁或者送交保藏机构保管的；

（二）实验室使用新技术、新方法从事高致病性病原微生物相关实验活动未经国家病原微生物实验室生物安全专家委员会论证的；

（三）未经批准擅自从事在我国尚未发现或者已经宣布消灭的病原微生物相关实验活动的；

（四）在未经指定的专业实验室从事在我国尚未发现或者已经宣布消灭的病原微生物相关实验活动的；

（五）在同一个实验室的同一个独立安全区域内同时从事两种或者两种以上高致病性病原微生物的相关实验活动的。

第六十五条　实验室工作人员出现该实验室从事的病原微生物相关实验活动有关的感染临床症状或者体征，以及实验室发生高致病性病原微生物泄漏时，实验室负责人、实验室工作人员、负责实验室感染控制的专门机构或者人员未依照规定报告，或者未依照规定采取控制措施的，由县级以上地方人民政府卫生主管部门、兽医主管部门依照各自职责，责令限期改正，给予警告；造成传染病传播、流行或者其他严重后果的，由其设立单位对实验室主要负责人、直接负责的主管人员和其他直接责任人员，依法给予撤职、开除的处分；有许可证件的，并由原发证部门吊销有关许可证件；构成犯罪的，依法追究刑事责任。

第六十六条　拒绝接受卫生主管部门、兽医主管部门依法开展有关高致病性病原微生物扩散的调查取证、采集样品等活动或者依照本条例规定采取有关预防、控制措施的，由县级以上人民政府卫生主管部门、兽医主管部门依照各自职责，责令改正，给予警告；造成传染病传播、流行以及其他严重后果的，由实验室的设立单位对实验室主要负责人、直接负责的主管人员和其他直接责任人员，依法给予降级、撤职、开除的处分；有许可证件的，并由原发证部门吊销有关许可证件；构成犯罪的，依法追究刑事责任。

第六十七条　发生病原微生物被盗、被抢、丢失、泄漏，承运单位、护送人、保藏机构和实验室的设立单位未依照本条例的规定报告的，由所在地的县级人民政府卫生主管部门或者兽医主管部门给予警告；造成传染病传播、流行或者其他严重后果的，由实验室的设立单位或者承运单位、保藏机构的上级主管部门对主要负责人、直接负责的主管人员和其他直接责任人员，依法给予撤职、开除的处分；构成犯罪的，依法追究刑事责任。

第七十条　军队实验室由中国人民解放军卫生主管部门参照本条例负责监督管理。

三、《医学检验实验室管理暂行办法》中的相关规定

第四十条　县级以上卫生健康行政部门应当对辖区内医学检验实验室的管理、质量与安全等情况进行日常监督检查，发现存在质量问题或者安全隐患时，应当责令其立即整改。整改未达到要求的，在行业内进行通报批评。

第四十一条　县级以上卫生健康行政部门接到对医学检验实验室的举报、投诉后，应当及时核查并依法处理。

第四十二条　县级以上卫生健康行政部门履行监督检查职责时，有权采取下列措施：

（一）对开展的医学检验活动进行现场检查，了解情况，调查取证；

（二）查阅或者复制医学检验活动质量和安全管理的有关资料，采集、封存样品；

（三）责令违反本办法及有关规定的机构停止违法违规行为；

（四）对违反本办法及有关规定的行为进行查处。

第四十三条　县级以上卫生健康行政部门应当加强对医学检验实验室医疗机构执业许可证的校验管理，将日常监督检查的结果与校验工作挂钩。对于有严重违规行为或多起违规行为的，医疗机构执业许可证不予校验。

第四十四条　医学检验实验室未进行医学检验诊疗科目登记而开展医学检验服务的，按照《医疗机构管理条例》第四十七条处罚。

第四十五条　使用非卫生技术人员从事医学检验工作的，按照《医疗机构管理条例》第四十八条处罚。

第四十六条　出具虚假检验报告的医学检验实验室，按照《医疗机构管理条例》第

四十九条处罚。对出具虚假检验报告的医师，按照《执业医师法》第三十七条处罚。

第四十七条　室间质量评价连续两次以上不合格，经整改后仍不合格的，由卫生健康行政部门进行公告。未开展室内质量控制或未参加室间质量评价的，医疗机构执业许可证不予校验。

第四十八条　出现其他违反《医疗机构管理条例》及《医疗机构管理条例实施细则》的，由卫生健康行政部门依法依规从严从重处理。

四、《病原微生物实验室生物安全通用准则》（WS 233—2017）中的相关规定

实验室设立单位应建立健全安全保卫制度，采取有效的安全措施，以防止病原微生物菌（毒）种及样本丢失、被窃、滥用、误用或有意释放。实验室发生高致病性病原微生物菌（毒）种或样本被盗、被抢、丢失、泄漏的，应当依照相关规定及时进行报告。

实验室设立单位根据实验室工作内容以及具体情况，进行风险评估，制定生物安全保障规划，进行安全保障培训；调查并纠正实验室生物安全保障工作中的违规情况。

从事高致病性病原微生物相关实验活动的实验室应向当地公安机关备案，接受公安机关对实验室安全保卫工作的监督指导。

应建立高致病性病原微生物实验活动的相关人员综合评估制度，考察上述人员在专业技能、身心健康状况等方面是否胜任相关工作。建立严格的实验室人员出入管理制度。适用时，应按照国家有关规定建立相应的保密制度。

五、《临床实验室生物安全指南》（WS/T 442—2024）中的相关规定

（一）实验室负责人和管理层的责任

实验室负责人和管理层的责任包括：对所有来访者如参观者、审计人员、合作者，员工，社区和环境的安全负责；主动告知所有来访者、员工可能面临的生物安全风险；尊重员工的个人权利和隐私；为员工提供持续培训及继续教育的机会，确保员工能胜任分配到的工作；为员工提供必要的免疫计划、定期的健康检查以及医疗保障；确保临床实验室设施、设备、个体防护装备、材料等均符合国家有关的安全要求，并定期检查、维护和更新，确保其设计性能不下降；为员工提供适用并符合要求的防护用品和器材；为员工提供符合要求的适用实验物品和器材；确保员工不疲劳工作或不从事风险不可控的或国家法律法规禁止的工作。

（二）实验室工作人员的个人责任

实验室工作人员的个人责任包括：充分认识和理解所从事工作存在的风险；自觉遵守临床实验室生物安全管理的规定及要求；在身体状况允许的情况下，接受临床实验室的免疫计划和遵守其他的健康管理规定；按规定正确使用设施、设备和个体防护装备；主动报告可能不适合从事特定工作的个人身体状态；不因经济、人事等任何压力而违反管理规定；有责任和义务避免因个人原因导致生物安全事件或事故发生；若怀疑个人受

到感染，应立即报告；主动发现任何危险和不符合规定的工作，并立即报告。

参 考 文 献

毕洁，王如刚. 2020. 二级实验室生物安全管理探讨. 中国卫生检验杂志, 30(19): 2425-2427.

李金明. 2020. 新型冠状病毒感染临床检测技术. 北京: 科学出版社: 437-438, 440.

世界卫生组织. 2004. 实验室生物安全手册. 3 版. https://www.doc88.com/p-99959422526752.html?r=1 [2020-11-11].

王磊，张宏，王华. 2019. 全球生物安全发展报告: 2017—2018 年度. 北京: 科学出版社.

郑君，杨志云，王雅杰，等. 2021. 医院实验室生物安全管理策略. 标记免疫分析与临床, 28(1): 144-146.

中华人民共和国国家卫生和计划生育委员会. 2017-07-24. 病原微生物实验室生物安全通用准则(WS 233—2017). https:// www.lascn.net/uploadfiles/hyx w/2017/7/201707311037473060.pdf[2017-07-31].

中华人民共和国国家卫生和计划生育委员会. 2018-03-06. 病原微生物实验室生物安全标识(WS 589—2018). https:// wenku.so.com/d/4ece0084c42fb143a020d981de90c45e[2019-05-07].

中华人民共和国国家质量监督检验检疫总局，中国国家标准化管理委员会. 2006-09-01. 临床实验室设计总则(GB/T 20469—2006). https://max.book118.com/html/2018/0422/162475535.shtm[2018-04-29].

中华人民共和国卫生部. 2006-02-27. 医疗机构临床实验室管理办法. https://www.nhc.gov.cn/wjw/c100175/200603/ 9f0d0fc9690349a1a73020434d81dc3d.shtml[2020- 08-01].

第五章 医院生物样本库生物安全管理

近年来，在"健康中国"的背景下，生物样本库作为精准医疗发展的战略资源，在各种疾病的基础研究、保存物种资源等方面具有重要作用。在医疗实践和医学研究过程中，临床生物样本库发挥了科研服务支撑平台的作用，通过整合有限的生物样本与数据资源，为探索疾病发生发展、诊断治疗及药物研发和健康预防等提供资源保障。美国《时代》周刊将国家生物样本库列为"2009年改变世界十大规划"之一，其深刻影响了科技进步和人类社会发展。生物样本库是集样本的取材、样本的储存、数据整合及科学研究于一体的医学单位，合格有效的生物样本对医学研究尤为重要。

近10年来，我国的生物样本库发展迅速，生物样本库的标准化、规范化、信息化、资源共享、可持续发展、多学科融合及转化应用等方面受到广泛关注，这对生物样本库的科学管理提出了挑战，尤其是生物样本库的安全管理。生物样本库建设的基本要素是样本质量与生物安全，我国在2009年创立了中国医药生物技术协会组织生物样本库分会（BBCMBA），2014年创立了全国生物样本标准化技术委员会（SAC/TC559），之后一系列国家标准与认可体系出台，推动我国生物样本库向标准化、规范化进军（张爽和徐庆华，2020）。

第一节 生物样本库的定义、历史及分类

一、生物样本库的定义

生物样本库又称"生物银行"（Biobank），是将通过标准化的流程收集、处理、储存和应用的临床正常或疾病的样本，以及与这些生物样本相关的临床、病理、治疗、随访、知情同意、医学伦理等资料信息集于一体的综合资源库，这些样本包括生物分子、细胞、组织和器官，也包括血浆、血清、其他体液、分泌物、排泄物、生物大分子衍生物和经过初步处理的生物样本（DNA/RNA、蛋白质等）。生物样本库的管理涵盖生物样本及其相关数据的收集、处理、储存和应用等一系列过程。生物样本的收集可基于多种科学目的，如基础研究、临床研究、人口与公共健康研究、环境和农业等方面的研究。生物样本库要在低温的特殊环境下，对生物样本进行规范化管理和质量控制，最大限度地保持生物样本的初始特性，助力科研及各类学科建设。

我国具有庞大的临床生物样本资源，将这些宝贵的生物资源收集起来合理利用，势必为医学科研创造无限价值。一个标准化的生物样本库可为研究疾病的发生、发展机制以及个体化治疗和转化医学提供宝贵的临床生物样本资源，不仅可以缩短科研工作周期，加快医学转化研究进程，还可确保科研工作的正确性和科学性，对疾病的研究具有

十分重要的意义（赵小燕等，2021）。

医院生物样本库用来收集、保存、管理及利用主要采自患者的各类生物样本，还包括样本关联信息的数据库，是按照严格的技术标准来规范质量控制及应用管理的系统，为研究人员提供疾病发病原因、发生发展机制研究的实验材料，或为临床医师进行肿瘤分期、药物筛选、靶向治疗、疗效评估、预后随访等研究提供相应的支撑。医院生物样本库是医学研究的重要资源，是支撑各种医学研究的基础性条件，良好的生物样本是基础科研和临床研究的枢纽，是转化医学研究的基础性要素，能够缩短研究周期、加快研究进程，对探索新的治疗途径、开拓新的诊治手段、优化医药研发等具有极其重要的价值（杜莉利和郜恒骏，2019）。

二、生物样本库的历史

生物样本库根据建设发展重点不同分为三个阶段，也有学者称有三个版本。1949年，美国最先建立了专门的组织库——海军组织库，这是生物样本库的雏形。世界上第一个生物样本库是 1982 年美国国立卫生研究院、国家生物技术信息中心等机构构建的基因数据库。20 世纪 90 年代的生物样本库被称为第一代生物样本库，通常是为了完成某项研究的需求而建设并储存生物样本。这一代生物样本库的样本采集和保存较为零散，主要注重提高生物样本及其临床信息的数量，使用用途较为单一。

美国于 1990 年正式启动人类基因组计划，随着生命科学的发展、计算机处理和分析数据的能力快速提高，近 20 年来，第二代生物样本库应运而生，其关注的重点转向提高生物样本及其临床信息的质量，包括 1987 年美国国家癌症研究所（National Cancer Institute，NCI）肿瘤生物样本库、1999 年英国生物样本库（UK Biobank）等，还有 1990 年欧洲癌症与营养前瞻性调查（EPIC）样本库、瑞典生命基因（Life Gene）研究项目样本库、1998 年韩国国家健康和营养检查调查（KNHANES）样本库等。

近几年发展的以数据为中心的现代生物样本库成为第三代生物样本库，重点关注三大利益相关者的需求，包括为患者或其他捐赠者、投资者和样本使用者提供活动、产品与服务的样本库，特点是充分整合和共享样本库的资源，争取样本库的可持续发展。欧洲有超过 170 个生物样本库，17%的信息在欧盟内分享，33%在全球范围内共享；美国的生物样本库已超过 600 个，储存的组织样本总量已超过 3 亿份，而且每年还以 2000 万份的数量快速增加。国际生物和环境样本库协会（International Society for Biological and Environmental Repositories，ISBER）等制定了一系列标准化的规划和标准。ISBER 制定的《生物样本库最佳实践》是目前国际上公认的并且影响最广泛的产业化标准，2018 年已经更新到第四版（蒋兆强等，2021）。

中国生物样本库起步虽然较晚，但依托于强大的人口基数，发展势头强劲。20 世纪 90 年代初，中国建立了山东省脐带血造血干细胞库、北京市脐带血造血干细胞库，之后上海芯超生物银行、北京大学临床肿瘤学院肿瘤组织库、天津医科大学肿瘤医院肿瘤生物样本库、天津脐带血造血干细胞库和各地的干细胞库等样本库也相继建立起来。中国医药生物技术协会组织生物样本库分会（BBCMBA）于 2009 年成立，制定了"生物样本库行业规范"，由此生物样本库进入了标准化、正规化的发展时期。经过高速发展的几年，中国生物样本库的发展模式也发生了很大的变化，由最初的第一代生物样本库发展到目前根据研究项目驱动的、以利益相关者需求为导向的第三代生物样本库，我国目前建有"十三五"国家科技重大专项中国结直肠癌、乳腺癌、肺癌的科研专项研究项目以及城市癌症早诊早治项目等，有针对性地组织样本采集，注重样本共享和使用后成果反馈，发挥样本的最大效能和价值（胡爱珍等，2021）。

三、生物样本库的分类

医院生物样本库的建立对疾病的预测、诊断、治疗研究具有不可替代的重要作用，随着蛋白质组学和基因组学的发展，人们对生物医学资源的认识逐步加深，截至目前建立了多种专业化的样本库。中国生物样本库建设起步较晚，但发展速度快，国内生物样本库建设受到的关注度逐年提升，不同类型的生物样本库也应运而生。生物样本库可以根据储存样本的研究目的、规模大小、疾病种类、组织类型、使用用途、所有权等进行分类（尹忠楠等，2021）。

生物样本库按照研究目，可划分为专病型、队列型、政府公益型；按学科种类，可分为单一学科型、多学科型；按建设基地数量，可划分为区域型、多中心型；按规模大小，可划分为中小型、国家型、国际型；按组织机构所有权归属，可分为个人或研究机构等出资、多个医院或科研机构联合建设以及第三方存储中心等类型；按照储存样本的种类，可以分为组织库、器官库、干细胞库、基因组库、配子库及胚胎库等；根据研究目的驱动型，分为基于人群的生物样本库和针对疾病的生物样本库；根据样本的模式，分为虚拟生物样本库、实体生物样本库。

基于人群的生物样本库的目的是研究特定的人类疾病发病机制，以确定治疗策略。例如，丹麦的国家生物样本库储存了798万份生物样本，每个丹麦人的生物样本均被保留且拥有完整的信息；欧洲癌症与营养前瞻性调查项目在10个欧洲国家（丹麦、法国、德国、希腊、意大利、挪威、瑞典、荷兰、西班牙和英国）的23个中心开展，积累了52万份样本的遗传资源；英国生物样本库拥有50万名英国志愿者，储存了1500多万份生物样本，是支持大型前瞻性队列研究的生物样本库；我国具代表性的样本库有深圳国家基因库，于2016年建成并投入运营，是首个读、写、存一体化的综合性生物遗传资源基因库，成为我国首个获批筹建的国家级综合性基因库，也是全球第4个建成的国家级基因库，另外还建设有北京重大疾病临床数据与样本资源库、上海芯超生物银行和中华骨髓库等。此外，我国也相继建立了中国慢性病前瞻性研究项目样本库、我国少数民族特种病生物样本库、遗传病生物样本库。这些样本库是从大量的志愿人群中收集生物样本，设有特定的纳入或排除标准，将大量的人群数据与其他相关数据（临床数据、实验室检测数据、问卷调查数据）相结合，来判断某种疾病个体的遗传易感性和环境因素的影响因素（Organization for Economic Co-operation and Development，2006）。

根据具体疾病类型分类，生物样本库有专病型样本库，涉及的疾病有肿瘤、糖尿病、心血管疾病、神经系统疾病、血液病、免疫系统疾病和遗传性疾病。我国有广东口岸结核分枝杆菌生物样本库、上海市妇产科专科生物样本库、江苏省疟疾生物样本库等，这些样本库收集疾病患者或受试者人群的生物样本、健康状况信息，深入研究治疗疾病的特点和作用靶点，探究可能的治疗策略。

根据存储的组织类型分类，生物样本库可分为常见的组织库、器官库，如血液库、眼角膜库、骨髓库；生物样本库也储存某种特定病理条件下的冷冻组织或细胞培养样本，如心血管疾病的血管、神经系统疾病的脑组织或癌症的肿瘤组织。这些样本可用于基因分析并在分子水平或基因表达水平确定引起疾病的遗传因素。另外，其还分为各种细胞库，如正常细胞、遗传突变细胞、肿瘤细胞和杂交瘤细胞株（系）库。其还有脐血干细胞库、胚胎干细胞库等各种干细胞库，以及各种人种和疾病的基因库（DNA 库），有些生物样本库含有遗传材料（DNA），是从白细胞或捐赠者其他组织中分离出来的。

近几年随着宏基因组测序技术的发展，微生物研究成为生命科学研究的热点，出现了人体微生物样本库，保存源于人体不同区域的微生物样本，如鼻咽腔、口腔、胃肠道、皮肤及泌尿生殖道的微生物样本库等。此外，为了特殊研究的需要，建立了海洋微生物样本库、特殊岗位人群样本库、特殊传染性微生物样本库等，这些生物样本库收集了大量的生物样本并已开展了一系列的流行病学研究，已取得可观的科研成果。

第二节　医院生物样本库的建设标准及质量控制

我国生物样本库在发展的起步阶段，没有统一标准的采样流程和管理模式，没有统一的管理指标体系、样本质量控制体系和信息管理系统，仅是小规模收集样本，用液氮罐和低温冰箱储存，满足样本保存的基本需要。生物样本库行业的快速发展，在资金投入、场地环境配置、组织人员安排等方面都有了标准的规定及要求（王文秀等，2021）。

随着我国生物样本库的数量激增，其生物安全问题也备受关注。2009 年，中国医药生物技术协会组织生物样本库分会成立，整合重点单位的优势资源，形成互通统一的基本格局。2011 年，中国医药生物技术协会组织专家共同制定了《中国医药生物技术协会生物样本库标准（试行）》，为我国建设生物样本库提供了相关政策依据。2016 年，国家发布《国务院关于印发"十三五"国家科技创新规划的通知》，指出聚焦战略生物资源整合、挖掘与利用，为生物产业可持续发展提供资源保障，生物样本库被赋予了更深刻的意义。2018 年，ISO 20387：2018《生物技术-生物样本保藏-生物样本库通用要求》由国际标准化组织正式发布。2019 年，中国合格评定国家认可委员会（China National Accreditation Service for Conformity Assessment，CNAS）对中国科学院动物研究所北京干细胞库实施了生物样本库 ISO 20387：2018 国际标准认可的现场评审工作。这是我国首次开展依据 ISO 20387：2018 国际标准的评审工作，标志着我国在推动基于国际标准的生物样本库认可制度实施方面迈出了关键的一步。现阶段，各类机构都高度重视生物样本库的规范化和标准化建设。生物样本库的建立与运行涉及生物安全问题，因此生物安全的管理意义重大，不仅是生物样本库质量检测和获得准确数据的关键保障，更能保护实验人员免受感染伤害，保护环境和大众的健康。因此，生物样本库生物安全管理体系的建立尤为重要，必须对生物样本库建设、使用和质量控制等多个方面高度重视，要从生物样本安全、医疗数据安全、化学和生物安全等各个方面进行严格管理。

加强生物样本库建设，建设过程中要有备案，加大硬件建设投入，实现全流程标准化、专业化、特色化、信息化及智能化，对生物样本的采集、处理、运输、存储、检索、查询标准化、信息化，是正确使用和共享生物样本资源的根本保证。建立标准化的安全管理体系具有重要的意义，要明确医院生物样本库生物安全的影响因素，加大执行质量标准的检查监督的力度。

一、生物样本库及实验室的建设标准

生物样本库建设在中国经历了十多年的发展历程，其标准化建设日益受到重视，在国家标准化管理层面，中国合格评定国家认可委员会（CNAS）提出了针对生物样本库认可问题的国际讨论及调查，解决了我国临床生物样本库质量管理、能力建设和认可制度的方向与路径问题，也促进了国际认可领域对临床生物样本库能力评价方法和认识的一致；我国生物样本库领域不断探索和研究适宜本国国情的建设模式，在严格的质量控制管理下，统一临床生物样本库建设内容、建设标准和管理模式；随着生物样本库的发展逐步走向集中共享模式，数据标准成为生物样本库标准化建设的基础。

医院生物样本库涵盖生物样本的采集、处理、保存、质控及信息化管理等诸多方面，相较一般的实验室，设计更加复杂、要求更加严格、耗费更加巨大。作为基础性工程，样本库建设的初期就要明确建设样本库的职能，从实际出发，统筹规划场地、设备、设施、仪器等，充分考虑样本的储存类型、储存条件、储存周期、数据信息的管理等众多因素；另外，要坚持整体管理的理念，设立日常的管理机构，对内部进行标准化的质控体系建设；最重要的一点是要高度重视伦理法规原则，保证医院生物样本库的有效性和合法性（刘妍等，2020）。

医院生物样本库要根据工作流程和各实验单元的功能特点合理布局，充分考虑样本的安全和使用便利，最大限度地保证生物样本的质量和生物安全。标准化是生物样本研究的前提，要以标准化的方式进行标本采集、处理、转运、出入库管理，标准化建设工作任务艰巨且有深刻意义。

目前，很多医院生物样本库是以《中国医药生物技术协会生物样本库标准（试行）》和上海医药临床研究中心编制的《上海生物样本库最佳实践规范及标准操作流程》为建设的基本依据，建设的基本原则是标准规范、安全有序、准确高效，坚持遵循国家标准建库、遵循伦理法规、执行严格的技术操作规范（刘妍等，2020）。

医院生物样本库场地的设计要考虑到稳定储存和生物安全两方面的要求，基建施工前期就要注重实验室环境硬件和平面布局的规划设计。生物样本库建设需要考虑环境设施，如实验室选址、建筑结构和装修、空调通风与净化、给水排水和气体供应、电气与自控、消防等方面。医院生物样本库建设可以参照《上海生物样本库最佳实践规范及标准操作流程》的标准，需要一个固定并且相对独立的场地，尽可能选择在样本采集和使用方便的区域建立，便于管理和减少样本转运时间，提高使用效率。要做好充分的安全风险评估，确定实验室生物安全等级，参照《病原微生物实验室生物安全通用准则》（WS

233—2017)、《临床实验室生物安全指南》(WS/T 442—2024),根据生物样本库常规处理样本的类型、处理方法和现有的场地条件,确定生物样本库的生物安全级别来完成建设规划。在生物样本库及实验室的设计初期或是改扩建时,需要有生物样本库及实验室相关实验人员参加,提出环境硬件施工的建议。

(一)生物样本库及实验室的电力供给系统

电力供给充足是医院生物样本库建设最为关键的因素。医院生物样本库的储存设备主要为大容量的低温冰箱,因此设计时首先应考虑到设备的电力负荷和样本库规模扩大时的预期电力负荷。要配有备用电源或不间断电源(uninterruptible power supply,UPS),以保证冰箱、液氮控制系统、环境监测系统、培养箱、生物安全柜等重要电器和监控设备的正常运转以及室内的通风。要有可靠和充足的电力供应与应急照明,以保证发生紧急情况时,工作人员可以安全撤离。另外,当出现供电中断时,系统应能自动连接备用供电设备,并配备手动开关,还需要对重要设备如空调、超低温冰箱、低温冰箱、通风设备等使用双路式供电或者独立的配电回路。办公用电和实验室及冰箱间等电源原则上要分开。

(二)生物样本库及实验室的机械通风

医院生物样本库拥有众多冷冻储存设备如冰箱、液氮等,设备仪器运行中会散发大量的热量,导致样本库的温度升高,影响制冷设备的性能,因此样本库必须安装良好的散热系统和空气对流装置,确保样本库的环境温度和空气洁净度。实验室在环境和功能上与普通流动环境隔离,各房间能够密闭消毒,向内的气流通过高效空气过滤器(HEPA过滤器)过滤,保证样本库空气洁净;核心工作间内送风口和排风口的布置应符合定向气流的原则,减少房间内的涡流和气流死角。核心工作间的气压相对于相邻区域应为负压,压差不低于10Pa。在主要实验室入口的显著位置,应安装显示房间负压状况的压力显示装置。在使用液氮罐及干冰的区域,应保证良好的通风和具有氧气监测设备,防止氧气浓度下降而发生意外。

(三)生物样本库及实验室的场地承重

生物样本库及实验室配备有冰箱、液氮罐、生物安全柜、高压灭菌器等大型设备,工作区域的地板要能够支撑重量,一般不低于 $1t/m^2$。预先要考虑设备移动的需要,测量电梯宽度和了解电梯承受能力,确保能够完成大部分设备的转移,也能便于今后大型设备购置时的移入(出)。地面尽量采用防滑地砖,要具有抗渗透能力,也要有一定的硬度和抗磨损度。

(四)生物样本库及实验室的监测系统

生物样本库及实验室应装备基本安全系统,确保样本的安全。安全系统和报警系统要全天运行,且安全系统要与值班人员的通信设备绑定,以便及时处理紧急事情,防止发生样本损失的情况。样本库在建设初期要考虑到冷链监测系统、环境监测系统、视频监测系统、安全和规范的信息管理系统，包括监测系统（烟雾或热量传感器）、人员安全监控的观察窗、闭路电视、双向通信设备、喷淋系统等一系列监测系统。样本库应安装入侵监测系统，可以视频监测并记录人员的进出情况。

门禁的规范设置有利于病原微生物的有效隔离，是一级屏障的重要组成部分。必须考虑物理和防火安全措施，必要时还应使用其他措施来加强安全保障。生物样本库应配备严格的门禁管理系统，对相关授权人员开放，防止其他人员随意出入。样本保存区域要尽量关闭，由专人负责存取样本，做好出入库登记。对来访的人员做好记录。

（五）生物样本库及实验室的消防设施

医院生物样本库及实验室应配备完善的消防设施，张贴消防标识牌、警示牌、消防通道指示标识、安全出路指示灯箱、应急疏散图，设置应急灯、安全防火门、消防栓、灭火器、烟雾传感器、喷淋系统等。消防设施的配备应充分考虑样本库不同区域的特点，如液氮区禁止使用喷淋灭火器，建议使用干粉灭火器，而冰箱区则建议配备非腐蚀性灭火器，因为干粉具有一定程度的腐蚀性，可对冰箱的压缩机造成损害。

（六）生物样本库及实验室的生物安全

医院生物样本库及实验室的初始建设时期，要对样本前期处理及实验操作过程中涉及的微生物的传染性危害的程度、传播途径、感染剂量、操作时的浓度、气溶胶传播等方面进行生物安全评价，还要对实验室常规仪器设备使用、设施防护屏障的安全性、水电消防安全管理、应急预案预期效果等进行风险评估。根据风险评估综合结果，在生物样本库建设阶段就要提早建立预警方案和有效措施，防止生物安全事故的发生。

生物样本库的所有样本都被认为是具有生物危害性或者潜在生物危害性的物品，因此场地需要有生物安全分区设置，设置清洁区、半污染区和污染区，区域相对独立和封闭，要求单向进出，设有门禁系统。生物样本库根据职能设置样本储存区、实验室、办公区、普通储藏室、值班室等区域，按照不同的标准进行安全防护。

医院生物样本库的场地应将人流和物流分开设置，人流从清洁区进入，物流（样本流）从污染区进入。在物流入口粘贴醒目的"生物污染"标识，提醒工作人员做好安全防护措施。清洁区有办公室和耗材存储室；半污染区包括常温样本存储室、低温样本存储室和超低温样本存储室；而污染区包括样本接收区、样本处理区、污物处理间和质控实验室。清洁区、半污染区和污染区等各个区域通过醒目的标识进行提醒。生物样本库的设备要分开放置，防止仪器设备间距离太近，要有良好的通风。

二、生物样本库的生物安全等级

从现状来看，很多生物样本库未能达到最优的样本库建设水准，还存在很多安全隐患，亟待强化设施安全、样本安全、转运安全、数据安全、化学以及生物安全等多方面的监管，确保达到更优化、更安全的样本库管理效果。

根据美国疾病控制与预防中心（CDC）的规定，我国对生物安全实验设施是分级的，生物样本库和实验室也应按照规定进行安全分级，每个生物安全等级都有具体的控制措施，包括实验操作、安全设备和设施的防护措施，以保护实验室工作人员、公众和环境免受生物及其他危害物的影响（刘妍等，2020）。

（一）生物安全等级1（BSL-1）和生物安全等级2（BSL-2）

BSL-1和BSL-2样本库与实验室只需按照国家标准实验室的相关防护级别要求进行设计及建造，无须特殊选址，在普通建筑物设立即可，验收合格后就能够开展第三类、第四类病原微生物的研究和检测及样本收集工作。

BSL-1和BSL-2实验室设施设计的安全原则是，设计实验室与使用实验室时，要尽可能提前预见造成安全问题的因素，如气溶胶的形成、高浓度的微生物、设备仪器摆放拥挤、一些特殊样品和试剂的不恰当使用等情况。如果实验室设立单位需要向实验室工作人员、周围居民及法定管理机构提供保证，可以聘请有经验的第三方作为试运行或验证机构，并让其出具实验室设施符合安全要求的报告。

生物样本库及实验室的运行、保洁和维护必须要有开阔的空间，实验室墙壁、天花板应光滑、容易清洁、不渗液并具有耐化学品和消毒剂的功能。生物样本库及实验室地板应防滑，有可开启的窗户，应设置纱窗。实验台面应该能够防水，并具有耐消毒剂、酸碱溶液、有机溶剂和高温的功能。要有充足的照明以保证安全的工作环境和样本的准确存取，光照设备根据储存条件、操作要求等安装，避免不必要的反光和强光，实验室出口应有夜光标识。实验室器具应当坚固耐用，在实验台、生物安全柜和各种仪器设备之间及其上下面要留有空间以供清洁卫生。生物样本库及实验室应有足够的储藏空间摆放物品，还要设置可以长期使用的储存空间，防止杂物与样本库的设备混放。

实验室的工作区外要有存放外衣等私人物品的空间。便装应与实验室工作服分开放置。实验室要有良好的供排水系统，每间实验室都应设有洗手池，最好安装在出口处，洗手装置宜采用非手动开关，并采取防止污水外溅的措施。实验室的门应带锁并能自动关闭；应有可视窗，并达到适当的防火等级。安全系统应当包括消防设施、应急电源、应急淋浴以及洗眼设施。在设计新的实验室设施时，应考虑机械通风系统设置，使空气向内单向流动。

根据BSL-2实验室的分区要求，实验室需符合生物安全二级保障要求，防护设施需切实降低生物因子泄漏于室外环境的可能性与感染人的可能性，防止安全事故的发生。

实验室应划分清洁区、缓冲区、污染区等有效隔离区域，各个实验室要有明确的标识；人流、物流分开。实验室外有可控制大门，入口处设置门禁系统，有明显的生物安全警示标志；实验室人员凭卡进入，其他人员经授权方可进入。

生物安全柜是安全防护的关键设备，涉及化学致癌剂、挥发性物质的实验应在安全柜中进行。配备高压灭菌器，做好日常维护以确保高压灭菌的效果。要有充足的气体供应，供气设施必须有良好的密闭性并且管道要进行日常维护。BSL-2实验室的生物安全柜应具有独立换气过滤系统，通气量要符合要求，有利于微生物的流散，高效地进行空气净化；负压过滤排风扇能防止实验操作过程中可能产生的气溶胶和溅出物，在样本处理过程中病原微生物的播散方面起到防护屏障作用，保证人员的安全和实验的正常进行。

（二）生物安全等级 3（BSL-3）和生物安全等级 4（BSL-4）

BSL-3 和 BSL-4 实验室按规定在正式投入使用前应当通过实验室国家认可。国务院认证认可监督管理部门确定的认可机构应当依照实验室生物安全国家标准以及《病原微生物实验室生物安全管理条例》的有关规定，对三级、四级实验室进行认可；实验室通过认可的，颁发相应级别的生物安全实验室证书，证书有效期为 5 年。需要从事某种高致病性病原微生物或者疑似高致病性病原微生物实验活动的，应当依照国务院卫生主管部门或者兽医主管部门的规定报省级以上人民政府卫生主管部门或者兽医主管部门批准。实验活动结果以及工作情况应当向原批准部门报告，从而确保生物安全的目的。各级别生物安全实验室均应建立有效的内部审核机制，以便发现日常运行中的潜在危险因素，采取有效纠正或预防措施，确保生物安全。

BSL-3 生物样本库及实验室的基础设施要求采用一级和二级生物安全实验室的设计与设施。BSL-3 生物样本库及实验室应在建筑物中自成隔离区（有出入控制）或者在独立建筑物中建立。BSL-3 实验室由清洁区、半污染区和污染区组成，污染区和半污染区之间应设缓冲间，实行"三区联防"机制。在半污染区应设置供紧急撤离用的安全门，在污染区与半污染区之间、半污染区和清洁区之间应设置传递窗，传递窗双门互锁，不能同时处于开启状态，传递窗内应设物理消毒装置。实验室内所有的门应可以自动关闭，避免接触；实验室出入口应有相应的标识。地面应防漏、无接缝、防滑。实验室围护结构内表面应光滑、耐腐蚀、防水、易于消毒清洁；所有缝隙应密封严实、防震、防火。围护结构外围墙体应有适当的抗震和防火能力。外围结构不应有窗户；内设窗户应防破损、防漏气。安装独立的送排风系统以控制实验室气流方向和压力梯度。确保在使用实验室时气流由清洁区流向污染区，单向通风，且实验室的空气通过高效过滤后经专用排风管道排出。送风口和排风口的设计应科学，可以对面分布，上送下排，尽量使污染区和半污染区内的气流死角和涡流降至最小程度。送排风系统应为直排式，不得采用回风系统。应确保生物安全柜与排风系统的压力平衡，生物安全柜排出的过滤空气可通过系统的排风管直接排出或排入实验室专用排风管道。实验室还应安装排风机和生物安全柜启动的自动联锁装置，确保实验室内不出现正压，确保生物安全柜内气体不倒流。排风机设立主要和备用设备，由程序控制交替使用。高效空气过滤器应安装在送风管道的末端和排风管道的前端。在送风和排风总管处应安装气密型密闭阀，此密闭阀关闭后能够进行室内化学熏蒸消毒。实验室的送风应经一、二、三级过滤，保证污染区的静态洁净度达标。实验室内的温度、湿度应符合工作要求，并符合工作人员舒适度的要求。实验室的人工照明应符合工作要求。实验室内的噪声水平应符合国家相关标准。应安装门禁系统，在实验室半污染区和污染区安装视频监控系统。

BSL-4 实验室的设施根据硬件装备的要求可分为生物安全柜型、正压防护服型和混合型三类。四级生物安全实验室除符合三级实验室的生物安全水平外，在实验室选址与布局、基本防护、准入控制、通风系统控制、污水的净化消毒、废弃物和用过物品的消毒、气锁室、应急电源和安全防护排水等方面有更高的要求。

生物样本库建设是一项比较复杂的系统工程，生物样本库项目管理流程的规范化是保障生物样本库建设和使用的基础，不仅可以兼顾与之相关的各方利益，还可以促进医学发展。因此，在生物样本库的建设中，要进一步建设范围更广、开放性以及共享性更高的生物样本库系统，不断完善生物样本库项目管理流程的规范化进程，使生物样本库实现最大的价值，促进生物样本高质量地使用和信息共享。

三、生物样本库的使用规范

医院生物样本库长期储存生物样本，其保存环境应保持尽可能低温，确保样本的稳定性。生物样本库启用后，按照《实验室 生物安全通用要求》（GB 19489—2008）的要求建立实验室生物安全管理体系，定期对设施进行内部审核，通过日常安全检查以维护设施，确保生物样本库及实验室的设施符合安全要求。医院生物样本库及实验室的安全规章制度是保障生物安全的重要基础。需要制定符合医院生物样本库及实验室实际操作的生物安全规章制度，使各项流程有章可循、有据可依，应根据安全管理的各个环节全面制定。

医院生物样本库及实验室的安全运行要求建立健全的临床实验室生物安全制度，不断加强和完善实验室生物安全管理工作，加强生物安全教育培训工作。生物样本库及实验室生物安全管理人员的知识水平与对规范文件的掌握程度密切相关，应经常对工作人员宣讲生物安全知识，讲解实验室规章制度和注意事项，如实验室准入制度、危险化学品管理制度、医疗废弃物的处理制度等，开展《实验室 生物安全通用要求》（GB 19489—2008）、《生物安全实验室建筑技术规范》（GB 50346—2011）、《病原微生物实验室生物安全管理条例》、《医疗废弃物管理条例》等规章制度的培训和学习，尽量避免一些意外事故的发生。

由于生物样本库工作人员在日常工作中接触送检的标本，在处理和保存样本的过程中可能接触有毒化学试剂，这均可能引起工作人员身体受到损伤。引起生物样本库安全隐患的因素主要有几类，如送检组织标本、胸腹水标本、血液标本等可能带有传染性疾病病原体，导致由生物因素引起的传染性疾病；在组织处理过程中使用的二甲苯、甲醛等有毒化学试剂，导致由化学因素造成的伤害；在维护、维修仪器设备时可能造成化学性伤害，要针对各类伤害提出有效的防范措施，防范风险隐患的发生。

（一）低温冰箱的使用规范

低温冰箱是医院生物样本库储存样本的常用设备，冰箱的使用要遵循规范，首先冰箱之间或者与墙壁之间的距离要适当，若距离太小，影响散热会损害冰箱设备。冰箱在移动后，不能立刻接通电源，待24h稳定后方可通电。每次开启冰箱门放取样品时，速度要快，防止冰箱内部温度上升，在冰箱发生故障时，尽量避免开启冰箱门。定期监控冰箱内部及门框的结霜情况，及时进行清理。

（二）液氮罐的使用规范

液氮罐是非常有效的储存样本的设备。液氮罐存储设备或者管道系统要求安装减压阀以防止管道和储藏罐由于压力过大而爆炸。液氮罐储存样本用的冻存管必须要使用合适的材料，不可使用玻璃、金属和普通的塑料容器。耗材质量要过关，要能耐受低温。使用液氮储存样本时，一定要注意防止发生空气缺乏造成对工作人员的伤害，因此一定要安装氧气监测系统，要有低压报警装置。使用液氮时，在室温条件下，液氮急剧升温会有飞溅，会对皮肤和眼睛造成低温损伤。因此，在从液氮罐取样时，一定要有护目镜或者头罩等防护设备，在乳胶手套的外面再套上厚的棉线手套。还要对工作人员进行安全培训，注意低温操作时存在的潜在危险，强调安全措施。

（三）干冰的使用规范

干冰具有极低的沸点，因此尤其有必要防控操作人员被冻伤。从事各类液氮操作的有关人员要妥善做好防护，包括佩戴眼罩、面罩和干冰防护手套，并且穿好特殊的防护服，规避操作风险，避免人员脸部或者眼睛受到干冰引发的伤害，以此来防控干冰对人体造成的伤害。

（四）冻存耗材的使用规范

生物样本库中样本保存的时间周期相对较长，对样本的稳定性和完整性有要求，因此对样本库的冻存耗材有更严格的要求。样本库常用的存储耗材是1~5mL的冻存管，是由聚丙烯材料制成的，具有相对较低的液氮渗透性和较高的压力耐受性，还能保障样本接触冻存管管壁不影响样本的本质性质。样本库使用的冻存管多为EP管（离心管），EP管管壁较薄，不适合长期低温保存，更不能放置在液氮罐中保存样本。冻存管应尽量是螺旋密封口，装载样本的量不能太多，防止样本冻存后膨胀溅出造成危险，还会导致样本之间的互相污染。冻存盒按照冻存管的规格型号选择，一般材料有聚碳酸酯和聚乙烯及纸质，可按照样本库的要求和经费情况进行选择。

（五）标识的使用规范

标准的样本库已经不再使用手写标记了，医院生物样本库常见的解决方案是编辑并打印样本的信息，为每个样本形成带有信息的二维码，包括样本的储存信息、临床资料信息、研究数据等。对于样本来说，样本库的每一个样本都只有唯一的识别条码，将此码粘在冻存管管壁上。对粘贴的标签是有要求的，能够在低温冰箱中或者液氮中保存，防止发生标签脱落、字迹模糊、污染样本等情况。

（六）其他仪器设备的使用规范

医院生物样本库及实验室拥有多台低温保存设备和其他的实验室设备仪器，对所有的仪器设备要进行预防性的维护和保养，接触传染性物质的设备要进行消毒。对这些仪器设备要定期进行校准，做好记录。对设备要进行定期的检修，多数设备由多部件组成，随着使用时间的延长和操作等影响，设备会出现各种损耗，因此要定期进行评估和检修，延长其寿命。

四、生物样本库的质量控制

医院生物样本的质量至关重要，规范化、标准化的生物样本库质量控制是科学研究成功的基础保障，是质量管理体系的一个重要组成部分。国家相继出台了《生物样本库质量和能力通用要求》《核酸样本质量评价方法》等一系列标准，并依据标准开展了生物样本库质控检查（佘琴英和郑春霞，2019）。

国际生物和环境样本库协会（ISBER）与美国国家癌症研究所生物样本库和生物样本研究处（BBRB）发布了《生物样本库最佳实践》（*Best Practices for Repositories*）的生物样本库手册，制定了一系列的生物样本采集的标准化流程与生物样本库的管理制度，建立了取材、保存、质量控制及管理的标准化操作流程，完善了生物样本库的管理及应用规范。

我国在 2019 年发布了首个生物样本库国家标准《生物样本库质量和能力通用要求》（GB/T 37864—2019），完成了国内首家生物样本库 ISO 国际标准 ISO 20387：2018 认可，生物样本库体系化管理进入全面标准化的新时期，如何保障我国生物样本库材料和信息的可信性与可靠性，如何保障生物样本库的安全和质量有了体系文件依据。大多数生物样本库都实施了标准操作程序、质量保证和质量控制程序，确保按照国际公认的标准，以良好的专业实践来控制和优化生物标本的使用。一批样本中如果有几个样本的质量有问题，往往会使整批样本的可靠性受到质疑，所以样本库的质量管理尤为重要，首先要保证其样本的质量。样本库的作用是在符合相应的法律法规的情况下提供满足一定质量标准的样本及其相关信息。质量管理体系（QMS）包括质量保证（QA）和质量控制（QC），应贯穿于整个样本库的运行过程中，以确保生物样本的质量达到标准，是生物样本库建设的核心。QA 是完整的管理运作系统，它包含工作计划、实施、评估及方法改进，以确保生物样本的类型和质量符合项目要求。QC 是技术操作系统，它以确定的标准评估生物样本的品质和性能，验证所规定的要求是否被满足。生物样本的收集、处理、管理和使用应在质量管理体系中运作。质量管理体系的实施和维护对生物样本库的长期可持续性发展有很重要的作用，这些系统能够保证生物样本库持续提供高质量的样本。

生物样本库是复杂庞大的组织机构，涉及不同的研究中心、部门、人员，其有效性、规范化的运行必须依靠科学的质量管理体系。质量管理体系建立包括组织机构、质量管理体系文件、流程质控及样本质量检查等方面的一系列标准。生物样本的质量控制是避免生物样本偏差的关键手段。医院生物样本操作流程质控是指在样本采集、处理、储存、转运、使用和销毁等每一个操作环节的质控。在一定周期内抽取一定比例的样本进行质控。检测方法包括核酸质控、蛋白质控、组织样本质控及分析后反馈等。此外，研究前质控及研究后反馈也可纳入生物样本库质控的范围。

规范精准地采集是获得高质量样本的第一步，根据不同的检测目的与取样部位，采集时往往需要明确取材的大小、病灶的占比等关键信息，并尽量减少冗余或混杂样本的干扰。样本分析前的变量，包括患者基本情况、采集样本时间、采血管的类型、样本信息的输入、样本处理前放置的时间及温度、血液离心的速度和温度、储存的时间与温度、样本冻融次数和复苏情况等，都会对生物样本的质量有影响。为了得到更真实有效的实验数据，样本分析前质控非常重要。在前期样本处理的过程中，应按照生物样本库的标准操作规程（SOP）执行操作。整个质控过程涉及很多详细的步骤，包括伦理及人员资质审查、采样前准备、样本采集、样本的运送与交接、样本的处理与分装、样本的出入库和销毁、医疗垃圾处理、样本处理的环境控制、处理与储存样本的设备耗材准备等。生物样本库需要安排专职质控人员，定期完善 SOP 流程，根据实际情况进行补充修订。

生物样本的质量是生物样本库的核心。储存的样本不同，采集及质控就有不同的规范要求。质量管理体系可以更有效地保障生物样本库的可靠性和科学性。生物样本库的源头质控规范和确定了生物样本的特征，过程质控可保持样本原有的生物学特性，以保证每份生物样本都具有科研价值。

（一）血液样本的质控

血液保存的主要是抗凝血的白膜层或促凝血的血凝块，也有提取 DNA 后进行保存的。目前，血液样本的质控原则是定期进行核酸检测，也有生物样本库质控检测蛋白质。血液样本核酸的质控主要是检测核酸的浓度、纯度及完整性。DNA 的浓度和纯度用分光光度计检测，A260/A280 和 A260/A230 的值即可分别代表核苷酸的浓度与纯度，完整性主要采用凝胶电泳和聚合酶链式反应两种方法进行分析。RNA 极不稳定，在采集、处理、储存过程中容易发生降解，因此在 RNA 被提取后，通过分光光度计检测 RNA 浓度与纯度可作为判断样本核酸质量的重要指标，RNA 完整性则可通过毛细管电泳进行检测，得到 RNA 完整性数值（RNA integrity number，RIN），RIN 为 10 提示 RNA 完整性最好，RNA 为 1 提示 RNA 降解程度最高[《人类血液样本采集与处理》（GB/T 38576—2020）]。

血清样本在不同的存储条件和储存时间下，会发生蛋白质的降解，蛋白质分子在采集、处理及储存过程中也易发生降解，因此，生物样本库将血液中蛋白质分子作为重要的质控指标。血清或血浆样本在使用过程中尽量避免反复冻融，同时尽量保持在低温环境下操作。蛋白质种类多，质控也更为复杂，其质控主要是浓度与完整性判定。测定蛋白质浓度的方法有凯氏定氮法、双缩脲法、考马斯亮蓝法、紫外分光度检测法等（窦为娟，2020）。

（二）尿液样本的质控

尿液收集简便、容易获取，并能提供大量的生理变化信息，因此在研究中被广泛应用。临床上常见的尿液检测指标有尿蛋白、尿红细胞、尿白细胞、尿肌酐、尿酸、尿糖、尿钾等。目前，多数生物样本库保存尿液的方法是直接冻存于低温冰箱中。随着储存时间的延长，尿液的比重或渗透压会发生改变，而这些改变会导致尿液沉淀中的白细胞、红细胞溶解及管型消失等。因此，可将尿液上清液与尿液沉淀物分开保存以避免这种弊端。关于尿液样本的质控方法还在探索中，有学者使用靶向质谱分析技术对不同储存条件下分别放置不同时间后的尿液样本中的目标代谢物进行测定，不同存贮条件下尿液精氨酸、甲硫氨酸、丝氨酸、缬氨酸、亮氨酸及异亮氨酸等浓度受到影响，冻融 2 次以上也会对尿液中代谢物的浓度产生影响，因此未来有可能将这些氨基酸浓度变化作为尿液的质控指标。

（三）组织样本的质控

组织样本是人类直接研究疾病发生、发展机制的重要资源，获取高质量的组织样本是保证和提高研究水平的重要途径与手段。因此，对组织样本进行科学管理和质量控制至关重要。生物样本库的组织多数是通过超声或 CT 引导下穿刺、内镜下活检以及手术切除得到的，按其来源又可分为肾组织、肝组织、肺组织、结直肠组织、淋巴组织、皮肤组织等，其中肿瘤组织标本是生物样本库的主要资源，受到多种因素影响。组织样本质量控制的检测内容包括组织结构的完整性及生物大分子的稳定性。组织样本在采集的过程中需要注意流程，按照正常组织、癌旁组织、肿瘤组织顺序依次采集，严格遵守无菌原则，以避免组织样本的自身污染及样本间的交叉污染；采集完毕不同部位标本的器械要多次冲洗，充分洗净组织残渣及血液；准确区分肿瘤组织及坏死组织，保证所取样本中肿瘤细胞达到一定数量。国际肿瘤基因组协会制定的肿瘤组织样本质量标准表示，可通过 HE 染色对肿瘤组织进行形态学评估，其肿瘤部分大于全部组织的 80% 为合格样本；若其肿瘤部分大于 75% 则认为质量良好；如果小于 65% 则为不合格而不予入库（季加孚，2016）。

肿瘤组织离体时间与样本入库时间也是影响样本基因表达的关键因素，组织离体后尽快在 30min 内用液氮中速冻，然后转移至 -80℃ 冰箱或液氮罐中保存，避免细胞、DNA、RNA 及蛋白质的降解。如果后续研究涉及 RNA 分析，也可将离体组织迅速浸入 RNA 保护液中，然后放入超低温冰箱长期保存。组织样本质控的方法包括组织的石蜡或者冰冻切片 HE 染色、免疫组化分析及原位杂交试验等。从分子水平来说，组织样本还需对其 DNA、RNA 及蛋白质进行质控。与血液标本中的 DNA 类似，组织标本中的 DNA 也相对稳定，而离体后组织中的 RNA 和蛋白质随时间延长而易发生降解，生物样本储存至冰箱后，定期对样本进行质量检测，确定是否发生变性、降解等问题，从而确保样本的质量。

（四）冻存细胞样本的质控

复苏后细胞的活性是冻存细胞质量检验的重要指标。台盼蓝染色是检测细胞活性的常用方法，活细胞不染色，而死细胞会被染成淡蓝色，因此台盼蓝染色可以检出细胞库冻存的细胞复苏后的生存情况。还可以采用其他荧光染料或者流式细胞仪等进行细胞的分析。

（五）微生物样本的质控

宏基因组测序及 16S rRNA 测序使得对人体微生物组（或称人体微生态）这一领域的研究成为生命科学研究的热点，特别是以肠道菌群为主的人体微生物组与健康和疾病关系的研究成为备受关注的科学问题。建立人体微生物样本库需在大规模人群中采集与人体共生的微生物，样本来源为口腔、肠道、皮肤、泌尿生殖道、粪便等，这些人体微生物与宿主（人体）互利共生但并非人体组织。采集健康人群和疾病人群的粪便样本，运用多组学技术对肠道菌群的基因进行检测，建立人类肠道微生物样本库和数据库。与单纯的微生物样本库相区别的重要特点是，由于采集来源的特点，人体微生物样本库中不可避免地储存有人的细胞或者组织。由于微生物样本采集时容易受其他组织或者细胞污染，甚至造成操作者的感染，因此采集时的注意事项包括安全防护的要求尤为重要。如何确保医院生物样本库的生物安全、保障样本库顺畅工作是相关管理层面对的主要问题，需要有更好的策略。随着一系列生物安全法律法规的出台，凡是涉及病原微生物的机构都需加强实验室生物安全管理，完善生物样本库质量控制中的生物安全管理。由于人体微生物样本库建立时间不长，其质控的方法尚未明确，需要进一步探索研究（宋敏和赵敏婧，2020）。

第三节　医院生物样本库的应用、意义及生物安全问题

生物样本库是临床医学和基础自然科学相辅相成的重要纽带，为基础研究领域带来了革命性突破，为疾病诊疗新技术和新方法研究、新药研发与评价提供支撑，是推动转化医学的发展和技术创新的关键。

一、生物样本库的应用

医院生物样本库和转化医学之间相互依存、相互促进。由于医学研究对高质量样本的需求，近年来我国生物样本库建设快速发展，多家医院或者科研机构联合组成生物样本库联盟，建立起具有一定规模、符合技术标准规范的生物样本库，如北京重大疾病临床数据和样本资源库、上海重大疾病临床生物样本信息共享服务平台（尹忠楠等，2023）。

生物样本库用于临床研究和转化医学，是发现敏感、稳定的疾病标志物的基础。例如，生物样本库用于筛选灵敏度与特异度均较高的肿瘤生物标志物，将获得的潜在肿瘤生物标志物应用于临床，发现疾病早期诊断以及疾病进展状态的生物标志物，发展诊断和筛查相关产品。

生物样本库可用于病因学及发病机制的基础研究，高质量的生物样本在流行病学、疾病发病机制的研究中有着重要作用。流行病学研究需要大样本量的验证来提供可靠数据，大量能够溯源的生物样本记载了遗传背景、生活方式，以及环境因素与疾病的发生、发展和疗效间的关联，揭示基因—个体—环境相互作用，从基因水平和蛋白质水平了解疾病发病机制，提供疾病治疗的靶点和策略。

生物样本库资源的应用，基于样本的药物基因组学研究，从基因水平揭示药物反应的遗传多态性的特征，研究基因突变与药效及安全性之间的关系，观察临床用药的长期效果，发现单一用药、复合用药特征以及药物不良事件，关联其生物特征，推动药物改进、新型复合药品研发，实现临床的精准用药，控制过度医疗；观察临床诊疗方案的长期效果，关联生物特征，实现个体化诊疗。

生物样本库用于药物靶点开发和新药筛选，还用于药物敏感性和特异性的大规模样本验证，是新药研发的重要基石和源泉。尤其是高通量研究工具——组织芯片和组织芯

片筛选技术，是以药物与组织、细胞和分子之间的作用机制为依据设计筛选模型，实现自动化高通量的药物筛选，大幅度降低开发、筛选新药的时间和人力，提高药物筛选的效率，缩短新药开发的周期。

生物样本库用于临床治疗，随着转化医学、精准医学和细胞治疗技术的高速发展，样本库的重要性大大凸显。在新时代，体细胞、干细胞等在临床治疗中具有十分重要的应用价值，应用领域涉及免疫治疗、再生医学、血液病、遗传疾病及生育辅助等诸多层面，生物样本库则为疾病机制、药物研发等领域的创新研究及治疗方案提供基础支撑和数据资源。脐带血、干细胞制剂、免疫细胞制剂以及 CAR-T 细胞制剂等用于临床治疗，并且具有广阔的前景。

生物样本库作为生物样本资源采集、储存、分发、应用的开放性的资源共享服务平台，能够促进医院学科建设、基础和临床科研的深入、人才培养等，具有不可忽视的重要性和现实意义，是研究型医院建设和可持续发展的重要基础平台。

二、生物样本库的意义

生物样本库是生命科学的重要组成部分，是实现从基础医学到临床应用的转化医学的重要保证，对经济增长和医疗保健意义重大。因此，很多国家或组织投入大量的人财物建立各种类型的生物样本库，以提升科研创新能力、人才培养力度和医疗质量。

生物样本库在基因组学、代谢组学、生物标志物筛选及流行病学研究中有着重要作用。随着样本数据信息技术的快速发展，生物样本库除收集样本的基本数据和诊断信息外，还扩展到收集基因组学、蛋白质组学及其他的组学信息，如帕金森病患者队列研究样本库已收集了包含影像学、神经心理及遗传数据信息等；我国神经影像遗传学前瞻性队列研究样本库，收集了 7000 多名健康中国汉族参与者的基因组、神经影像学、环境和行为数据信息，将为遗传神经影像学关联的种族差异及神经影像学表型相关的新环境因素等研究提供重要的资源保障。

2020 年，我国"罕见病实验诊断关键技术创新与规模应用"课题研发了罕见病系列筛查诊断技术，从算法、技术到应用都获得了大量成果。该课题在国际上首次发现了大量新的突变位点，揭示了多种罕见病的致病基因及致病机制，并首次诊断了 3 种罕见病。这些成果目前应用在全国 30 多个省份，覆盖超过 90%的人口，提供了罕见病筛查和精准诊断技术，为罕见病家庭找到了病根，为新生儿提供罕见病筛查。

在应对新冠病毒感染疫情的过程中，生物样本库在回顾性调查病毒感染、传播中起到了非常重要的作用。识别新冠病毒的早期感染和暴发地点，有助于研究病毒的早期流行病学，甚至是病毒的起源。意大利学者通过检测样本库中保存的既往采集的血液样本，发现在第一例新冠患者被确诊的前几个月，新冠病毒已在意大利传播。同时，研究人员发现美国红十字会收集的 7389 份献血样本中，106 份存在新冠病毒抗体，表明新冠病毒可能在 2020 年初就已经传入美国。

我国各地医院、科研机构、大型药企相继采集、保存新冠病毒样本并建立了新冠病毒样品资源库，采集的患者标本包括咽拭子、鼻咽抽取物、呼吸道抽取物、支气管灌洗液、活检标本、血液、粪便，以及分离出的 DNA、RNA 等生物样本，建立新冠病毒相关的生物样本库。其在了解病毒特征和致病情况以指导临床诊疗、新冠疫苗研制及后续回顾性调查研究中发挥了重要作用。这次全球蔓延的新冠疫情，必将改变医学研究的发展理念，完善的、全面的、可追溯的、高度安全的生物样本库体现了它的价值。

病毒样本是宝贵的资源，如何在防治重大传染性疾病过程中安全、快速地处理和保存病毒样本，科学、安全地使用标本进行研究，对应对未来的重大突发公共卫生事件具有突出的意义。

三、生物样本库的生物安全问题

要想了解生物安全，首先要了解生物危害的定义，生物危害指的是会对人类及动物有危害的生物或生物性物质。这些物质包括但不限于动物、植物、微生物、含有病原体的组织切片、体液、固体废物。世界卫生组织将生物安全分为 4 个等级：BSL-1（生物安全等级 1）、BSL-2（生物安全等级 2）、BSL-3（生物安全等级 3）和 BSL-4（生物安全等级 4）。

生物危害可分为广义和狭义两种，广义的生物危害是指各种生物因子（细菌、病毒、真菌、毒素等物质）对人、环境、社会造成的危害，而生物安全是指对生物危害采取防护措施和管理方法，以达到安全防护目的的一种综合行为。狭义的生物危害是指由致病性感染因子导致的生物实验室感染等，常来源于人和动物的各种致病微生物、外来生物的入侵、转基因生物的潜在危害、生物恐怖事件等。

生物安全是重大公共卫生问题之一。近年来，生物安全问题时有发生，如新传染病不断出现、实验室感染事件、生物恐怖威胁、生物多样性遭到严重破坏等诸多问题。生物安全问题严重威胁人类健康、社会发展和国家安全稳定。国际共识认为生物安全是国家安全的重要组成部分，生物安全已经上升到国家安全的层面，目前国际生物安全形势非常严峻，生物威胁具有影响范围大、危害严重、发展复杂等特点，各国对生物安全威胁的关注也达到前所未有的高度。如 2020 年初的新冠疫情，使各国对生物安全的意识不断增强。

生物样本库储存的人类遗传资源是不可再生资源，是生命科学研究的重要物质和信息基础，是深入挖掘和探究疾病的发生、发展与分布规律的重要研究资料，是推动疾病预防控制和诊疗策略的重要保障；人类遗传资源样本库也将成为国家生物安全的重要屏障，已成为关系公众健康、生命安全和国家生物安保、生物安全的战略性资源。生物样本库的建立与运行涉及生物安全问题，被医学界和社会所关注。生物安全防护问题不仅涉及保护实验人员免受感染伤害，保护环境和大众的健康，更是保证生物样本库高水平检测质量和获得准确数据的关键。因此，临床生物样本库的安全问题越来越受到关注（郑君等，2021）。

临床生物样本库前期接收和处理的样本主要是来自患者的体液、组织及分泌物等，无论是固定的、石蜡植入的、还是新鲜速冻的等，这些样本都被认为是具有生物危害性或具有潜在生物危害性的材料。对所有的人体样本都应采用致病性传染源预防措施，进行操作的实验室人员长期接触人体产物，面临诸多生物安全的高危险因素，这不仅直接关系到科研人员和工作人员的生命健康，还对其他相关人员、周围的环境都有直接或者间接的影响，因此在涉及病患样本的实验研究中，应采取必要的措施保证实验样本免受污染，确保实验研究的科学性；必须采取措施保证实验研究的安全性，预防院内感染，避免或尽量减少因人为失误、不良实验技术及各种仪器设备的使用不当造成对工作人员和相关人员的人身危害，或者对环境造成污染和对公众造成伤害；另外，也要进一步加强我国生物资源的采集、保存、利用等工作的生物安全管理和监督的意识，这既是反生物恐怖的需要，也是避免发生突发公共卫生事件的要求。

近年来，我国越来越重视生物安全风险的相关制度、规范及法律的建设，《中华人民共和国生物安全法》于2021年正式实施。《生物安全法》的颁布将生物安全纳入到了国家安全的范围，《中华人民共和国刑法》（以下简称《刑法》）和《中华人民共和国国家安全法》（以下简称《国家安全法》）也随着《生物安全法》的实施而进行修改。通过法律约束，国家能够有效防范和应对危险生物因子及其相关因素的威胁，使得生物技术能够稳定健康发展，人民生命健康和生态系统不会受到生物安全威胁，确保生物领域具有维护国家安全和持续发展的能力。《生物安全法》的实施标志着我国的生物安全建设进入一个新的时期，对维护国家安全、保障全民健康、促进社会经济稳定发展具有重要意义。

传染病保藏样本具有明确的生物安全风险，对此类样本更需要进行严格的生物安全风险评估，要根据评估结果实施样本保藏生物安全计划，具体可以依据病毒载量情况、传染力情况、样本类型进行储存。生物样本库在检测和应用时要进行必要的动态生物安全风险评估，根据动态评估结果实施生物安全计划，避免生物安全风险的发生。

第四节　医院生物样本库管理的伦理与法律

根据我国国家卫生和计划生育委员会（现国家卫生健康委员会）《涉及人的生物医学研究伦理审查办法》与国家食品药品监督管理局（现国家市场监督管理总局）《药物临床试验伦理审查工作指导原则》，联合国教科文组织《世界人类基因组与人权宣言》《国际人类基因数据宣言》，以及世界医学会《赫尔辛基宣言》等国家和国际的规范，生物样本库伦理审查过程应当独立、客观、公正和透明。

一、生物样本库的伦理问题与教训

随着生物样本库迅速发展，我国启动了转化医学发展战略，大力推进生物医学技术，在国家战略、政策的支持下，生物样本库将成为医药产业发展的有力支撑。然而，医院生物样本库除建设和管理等内部因素外，还要面临复杂的法律和伦理问题（曾令烽等，2015）。生物样本库要实现健康持久发展，不仅要依靠科学合理的管理制度，还要依靠伦理规范和法律法规保障。ISBER《生物样本库最佳实践2012》认为生物样本库正确的管理方法取决于所在国家、地区的法律法规，因此中国生物样本库的取样、运输、保存等流程及相关的管理必须要遵循中国的法律法规和行业标准。目前，中国医药生物技术协会已经发布了《中国医药生物技术协会生物样本库标准（试行）》的行业标准，指出了医院生物样本库的法律规定和伦理要求等。

建立医院生物样本库的目的主要有两种，一种是用于基础科学研究，另外一种是直接用于临床治疗应用。直接用于临床治疗应用的生物样本库有血库、干细胞库、骨髓库、器官移植库等，其中这些组织器官用于输注和移植治疗，涉及人类最基本的人权和伦理问题，我国出台了法律层面的《中华人民共和国献血法》及行政法规层面的《人体器官移植条例》，严格管理临床的血液使用和器官移植行为。用于基础科学研究的生物样本库，收集、保存临床使用后的样本，包括体液、组织等，这些样本涵盖了大量的个人遗传特征信息以及相关的临床资料信息，目的是为疾病探索、药物研发等提供相关资源。

目前，国际上的指南文件中较为明确地规定了生物样本库的伦理审查内容的有：一是国际医学科学组织理事会 2016 年版的《涉及人的健康相关研究国际伦理指南》中"生物材料及相关数据的采集、存储和使用"和"健康相关研究数据的采集、存储和利用"，部分阐释了生物样本数据储存、管理和使用的相关内容，对样本入库知情同意、样本库管理、样本使用等涉及的伦理问题提出了要求，在一定程度上为生物样本库建设提供了管理和伦理审查依据；二是国际生物和环境样本库协会（ISBER）2018 年最新版的《生物样本库最佳实践》中的"生物样本的法律和伦理"章节也包含部分生物样本伦理审查相关内容。我国在 2016 年开始实施《涉及人的生物医学研究伦理审查办法》，该办法中提到"采用流行病学、社会学、心理学等方法收集、记录、使用、报告或者储存有关人的样本、医疗记录、行为等科学研究资料的活动"。根据此规定，生物样本库首先要获得伦理委员会的审批才可以建立。

生物样本库涉及人体样本及遗传信息的采集、处理、使用和保存，在生物样本库的各个环节上都存在伦理问题：采集样本时是否获得了样本提供者的知情同意；尚未决定个人信息用于未来什么样的研究的情况下将怎样进行知情同意的告知；将采取什么措施来确保个人的医疗和基因型信息安全；如果安全被破坏了将采取什么补救措施；获得的组织样本和数据如何使更多的人共享与受益；是否应该向捐赠者告知本人源于样本的研究发现；知情同意、保密、多年后样本和数据的二次使用、研究结果的反馈与数据的分享如何处理等。目前针对这些问题的管理层面和处理形式都不完全一致，有的国家有专门的具有约束力的法律条例，而有的国家或地区出台的是一些软性规定，如各种委员会或专业组织的伦理建议等（冯君妍，2022）。

（一）建立生物样本库的伦理审查基本原则

生命伦理学的基本伦理原则——不伤害、公平和尊重原则，具有普遍适用性特征。"不伤害"原则，即对预期的试验风险采取相应的风险控制管理措施，使对受试者的危害降至最低。建立生物样本库主要是为了社会获益，目的是了解疾病发生的机制，为医学研究提供必要的物质资源，以提高疾病预防、诊断和治疗的能力。因此，为了使研究获益最大化，需要保证生物样本库高质量、安全、公平地运行。应判断方案中是否有明确的建设目的，是否具备与研究目的相匹配的场地、设施和设备，是否有管理制度、应急预案、保密措施，建设方案是否符合国家人类遗传资源保藏的技术规范，人员是否具备相应的资质。对人员、方案、实施条件、使用管理等方面进行审查，将生物样本和数据保藏的社会获益最大化。

"公平"原则是指参与者的入组应当公平。伦理委员会应当考虑试验的目的以及为此目的而设置的参与者的类型，要保证参与者的权利和福祉。建立生物样本库的项目同样涉及公平选择参与者的问题，参与者的入选和排除标准应依据建立生物样本库的目的设定，而不是由"易获得"的原则设定。如未到法定年龄的人，或不具备知情同意能力的成年人，应获得其法定监护人或法定代理人的同意；同时，应根据参与者的可理解程度告知参与者有关研究情况。

对于"尊重"原则，知情同意是尊重参与者权益的基本要求。知情同意书的告知信息要充分，应征得参与者或参与者法定代理人的同意，获取知情同意过程应符合规定，知情同意相关文件应被妥善地存档。

（二）生物样本库的伦理基本内容

生物样本库建立过程中需遵循一系列伦理规则，以确保样本提供者的权益得到充分保护，同时保障研究的科学性与规范性。生物样本库建立包括建库目标、组织架构图、管理委员会成员和职责、收集样本类型、人员招募流程、样本入选与排除标准、知情同意流程和撤回知情同意的规定、预期获益、预期风险与风险最小化管理预案、隐私和保密措施、数据与安全监管、可能的研究领域和样本使用者、管理制度及操作手册等，过程中都有涉及伦理相关内容。

知情同意要遵循完全告知、充分理解和自主选择的基本原则，规范实施知情同意。其包括生物样本库建立的目的；存储条件和持续时间；进入生物样本库的规则；捐赠者联系生物样本库的管理员并了解未来使用情况的方式；材料的可预见用途；预期目标是仅用于研究，还是也用于商业；意外的研究发现的可能性以及它们将如何处理。

尊重和保护捐赠者的隐私，如实将涉及捐赠者隐私的资料储存和使用目的及保密措施告知捐赠者，不得以欺骗、利诱、胁迫等不正当的手段使捐赠者做出错误决定。

（三）生物样本库的伦理委员会及其审查程序

伦理委员会在研究过程中起着重要的决策和监管作用，有效的伦理监管是保证生物样本库正常运行的重要前提。医院生物样本库应该设立伦理委员会，其主要承担伦理审查事务，应具有审查的独立性。伦理委员会人数不少于 5 人，应该由临床、法律、生物学、管理学等领域的专家组成。伦理委员会定期组织人员进行伦理培训。伦理审查应当遵守国家法律法规及公认的生命伦理原则规则，审查过程遵循公平、尊重、客观、独立等原则。

伦理委员会的职责是对生物样本资源收集、保存和使用等过程进行审查，维护与保护捐赠者的尊严和权益；确保研究过程中捐赠者不会暴露在危险中；确保捐赠者的信息不被第三者窃取、滥用；履行监督和检查的职责，及时处理各种投诉和不良事件。

生物样本库伦理审查的程序：首先由生物样本库的项目负责人提出申请，针对样本采集、使用、保存等相关环节，向伦理委员会提交相关资料：合格的伦理审查表、建立样本库的方案和计划、规范的操作流程等。伦理委员会受理的项目不能违反国家法律，不能有各方利益冲突。

伦理审查贯穿于生物样本库的建立时期、样本的保存和使用整个周期。内容应包括：样本库的收集者和使用人员的资格、设备条件等；收集生物样本和数据的方案；样本的标准操作流程；研究目的是否具备社会性和科学性；捐赠者参加的项目对其有无危险；对捐赠者的资料采取保密措施的情况；由专人负责处理知情同意和捐赠者安全问题；研究项目人员之间和捐赠者之间的利益冲突情况；知情同意书；生物样本库的资质证明材料。

伦理委员会的决议应该获得2/3的委员通过。伦理委员会的审查意见应在讨论会后以投票方式表决，参与该项目的人员回避。伦理委员会的会议内容应有书面记录，相关记录要保存到项目结束后5年。

大数据高速发展背景会导致新的伦理问题，随着基因水平研究的发展，可能带来基因数据的公开而造成捐赠者的隐私权受到威胁，存在潜在风险，目前也缺乏具体的法律与伦理规范。这就对伦理委员会提出更高的要求，要前瞻性地考虑生物样本库的动态发展，需要制定与现代技术相适配的伦理审查规则，让生物样本库在保护与共享的平衡状态下持续发展。

（四）生物样本库的教训案例

与一般医学研究项目不同，生物样本库收集的样本和数据不只是被一个研究项目使用，有可能被个人研究项目多次使用。样本收集初期很难预估其参与的研究项目的具体内容，这增加了获得捐赠者的知情同意的难度。尤其是对生物样本和数据的"二次"使用的伦理审查，由于样本库的伦理的特殊性，确实也发生过"二次"使用的伦理审查不恰当造成了比较严重的社会影响。典型的案例发生在美国，是超出知情同意范围所造成的不良后果，此案例说明了生物样本库知情同意过程的复杂性。20世纪90年代，美国亚利桑那州立大学使用哈瓦苏帕部落成员的血液样本进行研究，签署的知情同意是研究该部落糖尿病发病率的遗传信息。然而，血样除了用于既定的研究项目，其余的血样又被用于寻找精神分裂症的基因驱动因素和部落的地理起源，并且发表了学术文章。文章结果与部落信奉的传统故事有直接矛盾，触犯了部落的宗教，造成了研究项目人员与部落人的严重矛盾，挫伤了捐赠者的感情，样本库团队人员与捐赠者之间的信任因伦理问题处理不当造成了不良后果。

我国前些年在生物样本库建设的初期，某些生物样本库在采集样本时，知情同意未能落实到位。有的捐赠者以为是"免费体检"，对自己的医学资料和生物资源将用于的科研毫不知情。有关工作人员还认为，参加研究的是一些老年人、未成年儿童或者特殊的人群，文化层次较低，对科研项目的理解力较差，知情同意解释不到位可以接受。某些项目课题组没有意识到伦理委员会审查和监督的重要性，在事后因研究的伦理问题造成科研数据得不到认可或者其他社会影响时，才认识到生物样本库伦理委员会的重要性。

另外，科技部官方网站上公示了生物样本库违规的相关案例，究其原因主要是未经行政许可进行样本保藏、超审批开展科研、违规携带人源样本出境、未经许可与国际合作项目。其中，影响比较恶劣的是"华大基因案"，涉案公司将人类遗传资源信息从网上传递出境，这对国家生物安全造成了威胁。

二、生物样本库的监管与法规

生物样本库的建设和使用必须严格按照国家法律法规及保藏技术规范的要求，其应标准化、规范化、合法化地保藏生物样本资源，做好战略资源储备工作。但不少生物样本库因为对法律法规研究不透彻，耗费大量人力、物力，相关研究数据的合法性缺乏法律依据，造成科研经费的损失，甚至导致法律纠纷。因此，在样本库的各个环节，都要注重遵守法律法规。建立、使用样本库需要遵守的法律法规：2016 年国家卫生和计划生育委员会颁布的《涉及人的生物医学研究伦理审查办法》；2019 年实施的《中华人民共和国人类遗传资源管理条例》。2019 年之后，根据《中华人民共和国人类遗传资源管理条例》和《中华人民共和国行政许可法》的规定，生物样本库建设需要经过科技部人类遗传资源保藏审批。自 2021 年起施行《中华人民共和国生物安全法》，《生物安全法》的颁布将生物安全纳入到了国家安全的范围，《刑法》和《国家安全法》也将随着《生物安全法》的施行进行修改。这些法律法规的颁布标志着我国的生物安全建设进入一个新的时期。

（一）防止样本库和实验室感染的相关法律制度

我国防止样本库和实验室感染的生物安全的相关法规及技术标准包括：《中华人民共和国传染病防治法》、《病原微生物实验室生物安全通用准则》（WS 233—2017）、《生物安全实验室建筑技术规范》（GB 50346—2011）、《实验室　生物安全通用要求》（GB 19489—2008）、《医疗机构管理条例》、《Ⅱ级生物安全柜》（YY 0569—2011）、《可感染人类的高致病性病原微生物菌（毒）种或样本运输管理规定》等。

（二）样本库医疗废弃物处理遵守的规章制度

医院生物样本库及实验室的医疗废弃物处理应当遵守的规章制度和规范有：《医疗废弃物管理条例》、《医疗器械监督管理条例》、《医务人员手卫生规范》（WS/T 313—2019）、《医用一次性防护服技术要求》（GB 19082—2009）、《医用防护口罩技术要求》（GB 19083—2010）、《手部防护　机械危害防护手套》（GB 24541—2022）等。

（三）样本库的转运的相关法律

样本库的转运是样本库建立和使用流程的重要环节。在采集的样本从实验室处理到保存和分发时，需要对样本进行分装。样本内部转运遵照低温、安全的标准化流程操作。如果样本需要异地存储和使用，作为含有生物信息的特殊资源，除保障样本的质量以外，还要遵守国家和地区的生物样本转运的法律法规。

关于生物样本进出口管理的法律法规包括：《人类遗传资源管理暂行办法》《关于加强医用特殊物品出入境卫生检疫管理的通知》《出入境特殊物品卫生检疫管理规定》《关

于做好进境动物源性生物材料及制品检验检疫工作的通知》。

国内和国际关于生物样本安全转运的法律、法规与标准包括：国际航空运输协会《危险品规则》、国际民用航空组织《民用航空危险品运输管理规定》；中国《病原微生物实验室生物安全管理条例》《可感染人类的高致病性病原微生物菌（毒）种或样本运输管理规定》《人间传染的病原微生物目录》《危险物品安全航空运输技术细则》。

（四）样本库遵循的其他行业标准

随着生物样本库发展和标准化建设需求的增长，国际标准化组织（ISO）和中国国家标准化管理委员会相继成立了相关技术委员会，推出了系列生物样本库的国际标准、国家标准和行业标准等。我国样本库的建立、使用还需符合其他的国家行业标准：《生物样本库质量和能力通用要求》《人类尿液样本采集与处理》《人类血液样本采集与处理》《人类组织样本采集与处理　第 1 部分：手术切除组织》，以及《人类生物样本保藏伦理要求》《关于开展高通量基因测序技术临床应用试点单位申报工作的通知》《人胚胎干细胞研究伦理指导原则》《信息安全技术个人信息安全规范》。

第五节　医院生物样本库生物安全管理体系的构建及管理

作为转化医学研究的重要资源，生物样本库的规范建设、科学管理和可持续发展日益受到重视。精准医学研究促进了生物样本库的迅速发展，我国生物样本库的数量剧增，其生物安全问题也日益凸显（刘艳红和叶庆，2021）。生物安全管理是生物样本库及实验室重要的工作环节，生物安全的落实是维护国家安全的重要组成部分。临床生物样本库是医学研究资源储存的场所，实行生物样本库规范化管理是保护样本资源的重要措施，也是安全防护的必要手段。生物样本库要制定有效的管理制度，进行全方位的监控和管理。生物样本库的生物安全管理体系需要贯穿于生物样本库建设、使用和质量控制等多层级中，从医疗设备安全、医疗样本安全、转运安全、医疗数据安全、化学生物安全等各个方面进行严格管理（姚欣等，2023）。

一、生物样本库生物安全管理体系的内涵及构建

医院生物样本库具有特殊性，工作人员会频繁地接触临床组织、血液、其他体液及其微生物等样本，因此这涉及安全的方方面面，除需要防火、电、水、化生等安全问题外，还包括生物安全问题。为避免和处理由不安全操作引起的意外事故，保护工作人员及环境的安全，应建立生物安全管理体系，针对可能存在的危险因素要设计好工作流程和应急预案等一系列安全管理体系，以更好地指导生物样本库的生物安全工作（葛美玲等，2018）。

近年来，随着 SARS 和新冠病毒的蔓延，我国已逐渐认识到实验室生物安全的重要性，把生物安全纳入国家安全体系，全面提高国家生物安全治理能力，确保生物安全。2004 年，我国颁布了《实验室　生物安全通用要求》（GB 19489—2004），这是我国第

一部关于实验室生物安全的国家标准，同年又发布了《生物安全实验室建筑技术规范》（GB 50346—2004）、《病原微生物实验室生物安全管理条例》，提出了实验室生物安全建设的技术标准。一系列法律法规及标准规范，推动各类实验室生物安全防护意识和水平的提高，标志着国内各类实验室生物安全规范化、法制化管理时代的到来。

医院生物样本库安全管理的重点为生物安全和生物安保等方面。生物安全如之前所说，是采取系列防护措施（硬件）和管理措施（软件），避免微生物和医学实验室各种生物因子可能对工作人员造成危害、对环境造成污染与对社会造成伤害，以达到对人、环境和社会的安全防护目的的综合行为。生物安保一方面是指为防止病原体或毒素丢失、被盗、移出或误用造成疾病或死亡的风险而实施的方法和措施；另一方面也指保护生物样本库的信息安全，防止记载患者敏感数据和个人隐私的医疗记录遭到破坏。

所有生物样本库及实验室都要严格管理生物安全设施，需要按要求建立实验室生物安全管理体系并定期开展内部审核，及时发现问题，使实验室无论在设计建造阶段还是运行阶段都符合生物安全要求，为社会大众提供安全保证。生物样本库生物安全管理体系的建立对样本库生物安全管理起着重要作用，完善的生物安全管理体系对未发生的安全事件起到预防的作用；在发生安全事件时，可以通过应急预案进行有效控制、处理；在发生安全事件后，及时记录、总结事件并完善生物安全管理体系以避免事故再次发生。

生物样本库及实验室的生物安全管理体系由组织体系和管理制度构成，囊括制度、设施和人员等方面；体系是基础，制度是保障，人员管理是核心。生物样本库要有相应的管理机构和管理行政单位来负责生物安全的管理，由专业人员组成的生物安全管理委员会制定制度和标准流程，不断完善生物安全管理体系文件，对执行情况进行督导。样本库硬件方面包括专用场地、基础设施、设备、管理规章制度和实验操作程序等，不同级别的实验室必须按要求配备相应的硬件设施，并且建立生物安全实验室标准化管理体系，对开展的实验活动进行严格备案；软件方面主要是操作人员的生物安全意识、信息系统应用能力和实验操作技能等，建立完善的实验室生物安全备案管理系统，减少样本库和实验室生物安全的管理隐患。另外，人员的管理包括对工作人员进行规范化培训等。因此，确保样本库的生物安全，必须要在软硬件和人员管理上下功夫，建立健全的生物样本库及实验室生物安全管理体系。

样本库采用科学的管理方法，对管理过程中出现的问题，分析总结原因后制定改进措施，进行效果评价，并将改进措施纳入到程序性文件中，从而不断更新和完善生物安全实验室标准化管理体系，使生物安全管理更加规范化；增强实验人员的安全意识，最终实现生物样本库及实验室安全防护水平的提升。如果发生生物安全事故，不仅会危及相关从业人员的身体健康，还可能对环境、周边人群和社会造成不可估量的危害。因此，制定生物安全操作的相关标准并提高操作质量，对提升相关人员的生物安全防护意识具有重要作用。

生物样本库和实验室定期对工作人员进行安全培训。按照生物安全管理体系文件要求制定培训计划，包括生物安全知识、防触电、防火灾等培训。负责样本库日常工作的人员每天进行场地、设备等方面的各项安全巡查，节假日也不能放松样本库的安全工作，更加全面地保证人员、样本、设备和信息等方面的安全。

医院生物样本库需要建立生物安全管理体系，其文件包括人员安全、设施及设备维护、样本安全、信息数据安全、意外事故应急处理方案等方面的内容。

对既往实验室事故进行分析，发生的中毒、烧伤、皮肤腐蚀等人身伤害，最主要的原因是缺乏完善的防护装备。作为危险化学品事故应急救援的重要前提，个人防护装备包配备防护面罩、防护服、防护手套、防护镜等，可以避免火灾、气体、高温等危害，确保工作人员免受伤害。平时也要进行演练，增强协调组织、上下联动、紧急救援等各个环节的配合，不断完善危害演练预案，做到预防为主，切实保障安全的工作环境。

对于生物样本库的设施安全问题，应每隔相应的时间段，对生物样本库进行综合维护，做好日常的样本库保养。经常对超低温冰箱进行除尘，使用吸尘器对超低温冰箱的滤网进行清洁、除尘等，从而延长冻存设备的使用周期，并及时发现冻存设备中存在的问题。配备必要的应急设备，包含实时智能样本库温度监控器。采用远程监控的手段来进行系统优化，远程监控系统检测到样本库超出警戒值，则会报警。该系统能够及时通过短信将预警发送到多人手机内，促使大家能够在第一时间对预警进行紧急处理，减少可能发生的更大损失。

根据我国国家卫生健康委员会《经空气传播疾病医院感染预防与控制规范》（WS/T 511—2016），个人和场所生物安全防护等级分类和要求如下。

生物安全防护底线：医用普通口罩、工作服，认真执行手卫生。

一级生物安全防护：工作服、隔离衣、工作帽、医用外科口罩，必要时戴乳胶手套，严格执行手卫生。

二级生物安全防护：医用防护口罩、工作帽、工作服、手套、隔离衣或医用防护服、鞋套，必要时戴护目镜或防护面屏（罩）。严格按照清洁区、半污染区和污染区的划分，正确穿戴和摘脱防护用品，并注意口腔、鼻腔黏膜和眼结膜的卫生与保护。

三级生物安全防护：在二级防护的基础上，加戴正压头套或全面型呼吸防护器。

手套佩戴前须确认气密性，防护服穿脱应符合规范。脱手套和防护服前全身喷雾消毒（有效氯浓度 $0.5 \sim 1$ g/L 消毒液，或 75% 乙醇），按标准流程依次脱去个人生物安全防护装备，污染面切勿接触内部衣物，手不接触外表面。

综上所述，生物样本库生物安全管理体系的建立完善，能够充分保证生物样本库工作人员的安全、生物样本信息的安全以及生物样本的安全。生物样本库的生物安全管理体系工作贯穿于生物样本采集、保存、使用、处理的全部工作环节中，全体样本库工作人员需要重视生物样本库的安全管理，在生物安全管理团队建设、基础建设、样本库生物安全管理体系建设及平时检查培训等制度上不断完善优化，并通过不断的实践改进生物样本库生物安全管理体系中存在的不足，充分保证医院生物样本库的安全性。

二、生物样本库使用中的生物安全管理

医院生物样本库是医学科学研究资源的保存场所。医院生物样本库使用过程中的规范化管理是保护样本库的重要措施，也是生物安全管理的必要手段。生物样本库必须具

备高效的管理制度，对样本库进行全方位监控和管理。将医院生物样本库功能区域管理、人员管理、设备管理有效集成，进行督导和控制，实现医院生物样本库每个工作环节安全、有效、顺畅地运行，在规定的时间内保质保量地完成科研项目。

生物样本库工作人员在工作中受到病原体感染、受到有毒化学试剂损害导致身体伤害的案例时有发生，及时分析样本库的安全隐患因素，提出有效的防范措施，从而达到有效防止隐患发生的目的。样本库工作人员在日常工作中长期接触送检的标本及在处理和保存样本过程中可能接触有毒化学试剂，这些均可能引起工作人员身体受到损伤。因此，要针对实际情况加强科室的生物安全管理，采取有效的防范措施，防止隐患发生（余永国等，2013）。

（一）建立严格的管理制度

从样本的取材、保存、质量控制及管理等方面，完善样本库的管理及应用规范，制定相关的管理制度。

医院生物样本库的功能区域设置清洁区、半污染区和污染区，并且有明确的标记。

储存样本区域要有门禁系统，使外来人员无法随意进出样本库。实验室应有管理制度，保持清洁，不得进行与工作无关的事情。

实验人员进行样本分装、保存操作时，要遵循技术流程，使用仪器设备要遵守标准规程。

工作人员需充分认识样本库及实验室的潜在危险，自觉接受安全教育，提高警惕。

务必注意在处理各类样本时要戴手套，在接触感染性材料或者样本后，不得随意丢弃手套，必须按要求进行物品、桌面和手的消毒。每次操作完毕后，必须及时清理桌面和地面，及时倾倒垃圾。

（二）建立生物样本库的安全管理团队

生物安全管理体系的建立需要成立安全管理团队。聘请有资质和管理经验的实验人员参与生物样本库及实验室的生物安全管理，安全管理团队的成员要有临床、病理、检验等多学科专业背景，要进行全面的岗前培训。依据国家相关法律法规、条例及相关文件，结合样本库及实验室的实际情况，有针对性地制订出一系列相应的生物安全准则、细则、应急预案和安全手册，使样本库工作人员有章可循、有法可依。样本库应成立生物安全委员会，一般由医院领导担任委员会组长，下设生物安全办公室，由医疗部门领导和相关职能科室领导担任组员。生物安全委员会通常委任"安全负责人"来监管安全督导、计划实施等工作。安全负责人负主要安全责任，集中领导、统一指挥，督导生物安全工作，与各位工作人员齐心协力，努力防范和化解重大生物安全风险。

生物样本库的每个区域和实验室需要指定安全管理员，其全面、具体负责各区域和实验室的安全工作，督促各区域和实验室将安全规章制度落实到位。安全管理员的姓名和联系方式需要张贴在醒目的位置。各个安全管理部门统一协调工作，在工作中依章办事，将职责、措施落实到位，加强制度执行的监督力度，保障各项规章制度的贯彻落实，实现运转高效、安全无误。

生物样本库与医院其他相关科室如内科、外科、病理科、检验科、感控科、信息科、保卫科等多科室进行沟通协调，完善场地、人员、设备耗材、样本、信息等方面的安全防护措施。

（三）做好内务管理，完善管理细节

规范化的生物样本库及实验室都应该有严格的生物安全管理流程，进入实验室的人员都应该先详细了解其安全管理条例及设备的安全使用方法，样本库的工作可能涉及高致病性病原微生物菌（毒）种，如果工作人员疏忽或操作不规范，易导致实验室工作人员的感染，甚至造成社会人群的感染，酿成实验室生物安全事故。因此，必须严格遵循规章制度及各种仪器设备的使用要求，如实验室生物安全柜的使用、实验动物的管理等，最大程度地防止实验室安全事故；重要的病原微生物标本，如甲型 H1N1 流感病毒、HIV病毒、朊病毒、疱疹病毒、SARS 冠状病毒、结核分枝杆菌等，应加强管理。医院生物样本库的工作人员更应该具备实验室生物安全的概念和相关知识，对实验室生物安全有更全面的认识和警惕性，避免或者尽量减少因人为失误、错误操作和仪器使用不当造成实验室伤害及生物安全事故。

（四）生物样本库的消毒管理

生物样本库及实验室的生物安全管理的一项重要内容是生物样本库的消毒管理。清洁和消毒是保障样本库及实验室生物安全的重要环节，样本库及实验室清洁与消毒应严格遵循生物安全的要求。

实验室常使用含氯消毒剂进行消毒，对实验室不同区域需要采用相应的有效氯浓度。清洁区每天需要开窗通风、换气，每周使用含氯消毒液擦拭桌面、地面，一般情况下可使用现配现制的含有效氯 1g/L 的次氯酸溶液；处理溢出的血液或其他微生物样本时，有效氯浓度应达到 5g/L；也可用戊二醛进行表面污染的去除。

样本库及实验室的半污染区使用空气净化器进行空气消毒，而门窗、桌面等表面用含氯消毒液擦拭，需要设置紫外线消毒装备，采用紫外灯照射，及时对接触生物标本的环境、器材进行消毒与清洁，确保每立方米空间内的紫外灯数量不得少于 1.5W，每天室内空气消毒时间要达到 30min，并做好消毒记录，以避免病原微生物的传播。

样本库及实验室污染区的消毒工作更为复杂，除常用的空气消毒外，工作人员手部及门窗、桌面等物体表面应采用 0.5～1g/L 含氯消毒液进行消毒。

生物样本库及实验室的地面消毒采用湿式法，每个区域要有专用拖把，拖把要悬挂晾干，使用 0.5～1g/L 含氯消毒液，保持地面洁净。实验台面消毒可用含 1g/L 含氯消毒液的抹布擦拭，每天至少一次。如发生试管破裂、样本溢出，要用含季铵盐的湿纸巾覆盖住污染物表面，后用 2g/L 的含氯消毒剂进行处理，作用 30～60min。

样本库及实验室的设备，如培养箱、低温冰箱、高压灭菌锅、冷冻离心机及恒温干燥箱等，应由专业人员保管，并定期对设备的运行、保养等工作进行记录。对于需要在特殊条件下保存的设备，则应该按照严格的要求保管。对于实验室仪器设备的消毒，在生物安全柜、离心机等发生污染时，在每次实验操作后用乙醇擦拭器物表面，保持仪器全面清洁维护，保障研究人员安全使用。实验中用过的器材、耗材，如玻片、试管、移液管等实验室材料的消毒，放置到 2g/L 的含氯消毒液中 1h 以上，然后再进行下一步处理。所有消毒剂在有效期内使用，并按照厂商要求建立储存、使用和废弃的规程。

（五）生物样本库的生物样本的处理

对于血液、尿液及组织的处理，生物实验室人员存在职业暴露等生物安全问题，需要加强规章制度的管理，制定规范的操作流程，保证采样工作按照操作程序进行。依照防护标准，如果认定患者血液或分泌物中可能存在传染性因子，那么需要进行隔离，并进行防护处理，减少甚至杜绝生物安全事件的发生。

（六）生物样本库的医疗废弃物的处置

生物样本库应严格规范生物样本库实验室医疗废弃物的处理，按照实验室生物样本及医疗废弃物处理的科学化要求，医院及实验室相关的各项规章制度，如《医疗废弃物管理条例》《医疗器械监督管理条例》等，遵守医院垃圾分类的标准，将产生的垃圾分类放置，由专人按照规定时间和路线送至医疗废弃物站处理。医疗废弃物中含有病原体的培养基、菌种和病毒毒种等高危险废物必须进行高温灭菌或者化学消毒等处理后，再按污染废物进行处理。

做好实验室生物垃圾的处理工作，若生物废弃物得不到妥善处理，将危害环境和实验室人员的健康，这是生物安全的关键环节，要严格防止感染因子外泄而污染环境。严防废弃物的流失、泄漏和扩散，要有正确的处理方法。生活垃圾包括生活用品及办公用品等，放置在黑色专用垃圾袋内收集并处理。医疗垃圾包括感染性实验室污染性废物、病理性废物、药物性废物等，应放在有"生物危害"标志的垃圾桶或者黄色专用垃圾袋内，对具有高度危害性的细菌和病毒性废物必须高度重视，应该有专人负责收集、运送，并严格按照废弃物的处理原则杀菌、灭活，达到无害化，防止二次污染。化学性废物一律不得乱丢、乱倒，应该倒入废液回收罐中统一进行处理。损伤性垃圾，如皮下注射器针头、玻片等废弃物应放在带有生物危险标识的一次性锐器盒内。锐器盒是不易被刺破的，不能放得太满，不得超过 3/4，密封后运出实验室焚烧处理。实验室应当依照环境保护的有关法律规定，对废液消毒后经专用通道排放，不得把未处理的液体直接倒入市政下水道，防止污染环境。

（七）生物样本库应急预案及意外的处置

生物样本库及实验室的事故应急预案管理应贯穿于事故预防、发生、处理的整个周期，包括事故潜伏期的预防、发生期的应急处置和恢复期的善后处理。生物样本库及实验室事故应急预案管理的方法是建立应急管理预案，采取有效的应急措施，做到预防事故发生、减少事故损失、恢复正常工作秩序。因此，生物样本库及实验室必须构建并完善实验室应急预案机制，并将实验室的应急管理纳入全医院的安全管理体系中。

生物样本库及实验室的安全事故通常为火灾、毒气泄漏、生物感染事故等，安全事故的发生主要是由电气设备故障、危险试剂的使用和储存不当、生物污染等引发的。生物样本库及实验室安全事故的特点是突发性强,事故往往发生紧急;有毒、易燃易爆等危险化学品和病毒、细菌造成的生物危害会迅速扩散,波及面广。因此,需要完善生物样本库及实验室安全事故应急预案体系的构建,应急预案管理的组织体系一般由决策系统、实施系统、咨询参谋系统等组成。

应成立生物样本库安全应急领导小组,由医院领导和相关职能部门负责人组成。其主要职责是指挥和协调生物样本库及实验室的安全事故应急处置工作;组织制定和完善应急预案,组织分析研究安全事故的有关信息,对处理过程中的重要举措做出决策等。

生物样本库及实验室的工作人员要加强样本库生物安全防护意识,加强平时的培训和演练。生物样本库及实验室中的生物安全事件,如工作人员在样本分装过程中发生针刺伤、切伤、皮肤污染,感染性标本溅在体表和口鼻内,衣物污染,试验台面污染等,均视为生物安全隐患事故,应立即紧急处理。具体措施需形成书面文件后严格执行,并做好详细记录,由专家评估是否需要对职业暴露人员进行预防性治疗。

要做好实验室危险标记和风险评估工作,确定危险来源、种类和等级,组织制定成熟的实验操作规范,对人员和环境进行安全风险预评估,对相关指标进行全因素分析,科学评估安全风险,评价安全风险的严重程度,拟定出相应对策。对潜在的生物样本库和实验室安全事故的风险要素进行分析、判断,并及时发布预警信息,做到早发现、早报告、早处置。若确认了可引发事故的预警后,立即根据制定的应急预案,迅速通知或组织有关部门采取行动,防止事故发生或事态进一步扩大。

健全应急管理安全风险评估机制,建立科学有效的管理体系,防止发生样本库及实验室的生物感染事件。定期进行安全检查,保证管理制度及流程的持续改进、不断提高。此外,还应该设有生物安全监督员,对生物安全工作进行日常监督,并主动与专业技术人员商榷,及时更新生物安全相关的知识,提高对生物危害的认识和处理水平。

生物样本库及实验室人员必须定期开展样本库和实验室的生物安全培训,丰富安全知识,强化安全意识,培训安全技能,一旦出现意外事件能快速准确地做出反应。实验室的管理负责人应在员工培训和监督管理方面采取合理措施。生物样本库及实验室人员要学习国家及行业的相关法规和标准,了解样本库及实验室存在的危险性因素;直接接触危险生物因子的工作人员应佩戴合适的防护用具;生物样本库的样本、试剂放置有序,且对存放样本的冰箱设置防护措施;生物废弃物往往含有致病性危险生物因子,要进行合适的处理,避免造成污染,导致工作人员的获得性感染,甚至致病性危险生物因子的传播。

(八)生物样本库的成果管理

医院生物样本库的成果管理也是样本库质控的要素之一。其在样本库从建成初期到进入使用后的产出阶段会越来越受到重视,也是保障样本库可持续发展的重要条件。一方面,样本的使用过程也是对样本质量进行检测的过程,根据样本使用者的反馈可进一步优化样本库的管理流程以及样本的各种处理和保存的过程。另一方面,样本出库产生的科研成果由样本库统一管理,有利于样本库利用本身优势妥善保存和备份样本的大量生物学信息,通过加强互通,获取更多转化医学研究信息,争取更多的转化医学研究资源。

三、生物样本库信息安全管理

医院生物样本库的信息安全管理包括生物样本相关的生物信息数据管理、临床数据的信息管理和样本库日常工作常规的记录信息管理，是样本库科学管理的重要组成部分。目前，我国生物样本库建设向着信息化、共享化迈进，既能提高效率、减少误差，还能够满足高通量生物数据的分析要求。因此，加强样本库信息安全管理十分必要，需要按照标准建立样本库和保存规范的生物样本，配套相应设施、标准耗材、信息管理系统等（Vaught et al.，2009；陈凤秋等，2020）。

信息管理系统是医院生物样本的重要组成部分，是样本质量的重要衡量指标。生物样本库信息化管理应贯穿于生物样本库建设与使用的全过程，保障样本的收集、存储和动态追踪以及疾病数据加工分析。

（一）医院生物样本库信息化管理的要求

医院生物样本库信息化管理应有序、自动化，使用条码、二维码等技术，自动记录样本的空间位置，使低温冰箱或液氮罐的空间使用效率大大提高；对样本的流程管理应实时、可追踪，在样本的收集、处理、出库、入库等环节，应使用扫码登记录入，可以实时监测样本的使用情况；能够对样本的数据查询和检索，样本库信息管理系统能够提供简便的查询与检索功能，根据需要检索的字段准确、快速地找到样本的信息；保障数据安全，数据应妥善保存，不能丢失、损毁，要有数据备份，还要注意防止数据被随意泄露或者改动；信息管理系统要有权限管理功能。高质量的生物样本库还需要支持多中心共享样本信息。

（二）医院生物样本库信息化管理的功能模块

医院生物样本库信息管理系统应符合《中国医药生物技术协会生物样本库标准（试行）》中的管理要求，根据样本库的设备情况和临床科研的需求配置，应包括样本管理、储存设备管理、样本实验流程管理等功能模块，对样本整个周期所有数据进行全面的记录管理，对样本的存储状态和使用情况等全流程进行实时监控。样本库信息化管理的功能模块包括系统管理和用户权限管理，不同权限的用户可访问的数据和使用的系统功能不同。建立信息共享平台，通过对样本库的信息共享和合理使用，全面实现样本库临床信息和生物学信息数据的管理、交换及共享。

（三）医院生物样本库的信息管理内容

生物样本库信息管理系统应涵盖生物样本管理系统、临床数据管理系统、分子数据平台、科研项目以及仪器、人员、设备、财务等综合性管理系统。具体内容包括生物样本的具体信息及样本来源。生物样本与对应临床病历信息及随访记录的完整准确是科研实验准确性的基本保证，决定了生物样本可能的应用价值和适用范围。在生物样本采集过程中需要记录患者详细的临床信息，由医院的信息管理系统提供，包括病史、随访记录、治疗情况、住院病程、住院手术记录、住院医嘱、生活习惯、环境暴露、体格检查、化验结果、家族健康档案、病理信息、知情同意等信息。

生物样本库信息管理系统还包括样本的管理信息,入库管理是样本入库核收、处理、分装、标识、冻存的全过程管理,可进行样本类型定义、注释、冻存空间分配、冰箱和环境的实时温度管理、有效期管理、动态库存统计,通过唯一标识或编码实现样本谱系化溯源管理;样本使用管理信息包括出库日期、出库人、标本类型、名称编号、精确位置、出库状况、冻融次数、出库数量等。数据统计与查询功能,包括数据的导入与导出,多种主题的数据查询与统计,还包括科研结果的数据信息等。此外,样本库中冰箱等设备运行情况、耗材信息和出入库信息等均可嵌入信息管理系统中,便于样本库管理者对所有质控的环节进行系统审查。为提高标本储存质量,应严格按照相关规定,由专人负责信息管理系统的维护,规范操作流程,并制订标本出入库登记及使用申请等记录申请文书。

生物样本库信息管理系统对样本库质控过程进行记录,定期形成相应的质控报告,对样本采集、处理、运输、储存及信息管理等环节提出改进措施,便于样本库进一步完善,优化样本库的整个流程。全方位监控采集的生物样本是否符合要求,样本离体后的运输转移条件是否符合要求,样本离体后至入库的时间是否在规定范围内,是否按照标准操作流程处理样本和储存样本等方面,形成样本采集处理的质控评估报告;在样本信息是否正确,样本的临床病理、治疗、随访、知情同意等资料是否齐全,记录表格文件是否填写完整,记录的样本相关变量信息是否填写完整等方面,形成样本信息质控评估报告;在样本中提取的核酸浓度、纯度及完整性,组织样本切片与病理诊断信息的符合程度等方面,形成样本生物学质控评估报告。此外,生物样本库的质量关系到后续的研究数据分析结果,因此研究者申请使用样本时,通常需要提前进行质控,这些质控结果也应在信息管理系统中体现。利用资料数据录入、核查、质控等手段提高生物样本的管理效率和质量,确保样本的完整性、一致性和可追溯性。

(四)医院生物样本库的信息存储安全

医院生物样本库的信息安全十分关键,必须进行科学规划、注重信息安全隐私、确保数据使用安全,建立全面的信息安全管理系统,有效保证样本库的数据安全(郎涛等,2014)。

样本库的信息系统与医院内部各个网络系统联网共享,包括医院病历管理系统、临床检验管理系统、病理管理系统、电子病历系统、影像学诊断系统等,便于患者病理信息的查询和录入。因此,数据管理并非单纯局限于随访患者病历、追踪调查问卷、处理与保存生物样本以及运输生物样本等,还应当包含各类医疗信息的全方位管理与收集。开展管理指标体系的研究、生物安全信息化管理的设计、新技术的研发、新手段的应用都是有益的探索,这些将为生物安全管理带来崭新的工作模式。样本库存储管理系统随着信息管理系统的不断进步和完善,其功能也在不断扩展。

生物样本库数据安全的关键是存储数据安全和备份数据安全,也包括样本库相关数据的隐私安全,及时将数据存储于有安全备份功能的数据服务器上,并建立定期备份机制,并且做好日常性的医疗系统维护,由专门的负责人定期进行数据维护。

生物样本库的信息安全要防范计算机病毒侵入，在网络的环境中，病毒一般通过磁盘、网络、电子邮件或者互联网下载进行传播。需要注意，在网络管理方面，建立防病毒的规章制度，实行严格的使用机制，严格控制介质载体的来源去向，实行安全的备份、多级多形式的数据存放，实施网络防病毒策略。在技术方面，要加强预防措施，使用国家信息安全部门认可的杀毒软件，建立及时更新的杀毒引擎和病毒特征库。

加强生物样本库的网络安全管理，网络的互联是在物理层、链路层、网络层、运输层及应用层的不同协议层实现，各个层的功能特征和安全特性都不同，因而其网络安全措施也不同，利用网关的安全控制能力，可以限制节点的通信、应用服务，并加强外部用户识别和验证能力。需要构建硬件级专用防火墙部署，包括安全邮件服务、安全拨号验证服务器等符合安全级别的设备和措施。样本库的操作系统安全控制，可以采用的管理手段和技术措施有：加强用户责任意识，在短暂离开计算机操作台时退出网络、退出系统或者键盘锁定、设置系统登录口令、设置屏幕保护口令、妥善保存存储的介质。

（五）医院生物样本库的信息传递安全

生物样本库的生物安全管理还涉及信息数据的传递，在进行样本共享和转运时，会涉及样本信息的传递安全问题。样本库管理人员需要对涉及捐赠者和患者隐私的所有信息进行处理，如使用样本库的编号，不显示样本的具体姓名、性别、住院号或者门诊号、身份证号码、医保卡号等信息。在数据共享和传输方面要避免使用 U 盘等移动存储设备，必须使用时可以对数据加密处理后再使用，维护数据安全。防止移动存储设备丢失或者数据被截获时造成的伦理风险。信息泄露可能会对样本库的信誉造成无法挽回的影响。此外，样本库应该保证样本转运过程中出库样本的安全。生物样本库要根据出库样本的保存条件，提前将样本转运所需条件告知样本出库申请者。样本出库转运时需签署生物材料转让协议。

（六）医院生物样本库信息管理系统的安保措施

生物样本库信息管理系统需要有生物安保措施，用于样本、数据的信息管理系统应考虑到信息安全设计。医院生物样本库信息管理系统通过防火墙、入侵防御系统、入侵检测系统等构建信息安全保护系统，定期由专业的安全公司进行等级保护复评及整改。信息管理系统按用户等级管理并设置不同访问权限，并且每天进行数据自动备份，以保证信息数据的安全。

随着生物信息技术的发展和大数据时代的到来，5G 通信工程、远程操控以及人工智能等为生物安全实验室的安保措施带来了更多的技术方法，但是也带来了更大的挑战。同时，随着生命科学研究的深入和各类组学手段的出现，会出现各种生物组学等高通量数据，数据以 GB 的量级出现，需要保存的数据量将是一个天文数字，因此需要具备更大容量数据储存能力的信息管理系统及安全管理系统，才能进一步保证生物样本库的信息安全。

参 考 文 献

陈凤秋, 汪雪玲, 杨远, 等. 2020. 基于医院临床数据中心的生物样本资源信息共享平台的建设与管理. 中国数字医学, 15(9): 67-69, 93.

窦为娟. 2020. 血细胞样本长期低温保存后提取的 DNA 质量和产量分析. 南京: 南京大学硕士学位论文.

杜莉利, 郜恒骏. 2019. 生物样本库可持续性发展的探讨. 转化医学杂志, 8(5): 274-276.

冯君妍. 2022. 人体生物样本库的伦理问题研究. 武汉: 华中科技大学博士学位论文.

葛美玲, 丁杰, 胡月, 等. 2018. 生物样本库安全管理体系的建立与完善. 中国医药生物技术, 13(2): 185-188.

胡爱珍, 张雪, 齐苗苗, 等. 2021. 人类遗传资源管理的现状与实践思考. 中国医药生物技术, 16(6): 556-558.

季加孚. 2016. 精准医学时代肿瘤样本库的规范化建设. 浙江大学学报(医学版), 45(4): 331-334.

蒋兆强, 靳明英, 谢小萍, 等. 2021. 国外生物样本库大数据伦理管理的现状及启示. 医学与哲学, 42(11): 23-28.

郎涛, 周崇治, 徐晓寅. 2014. 基于 ISO 27001 体系的生物样本库信息风险评价. 中国医药生物技术, 9(3): 228-230.

刘妍, 张小燕, 林爱芬. 2020. 生物样本库建设过程中生物安全和生物危害指导文件: 了解生物安全等级, 满足生物样本库安全要求. 中国医药生物技术, 15(2): 139-143.

刘艳红, 叶庆. 2021. 精准医疗时代下生物样本库的建设与发展特点. 协和医学杂志, 12(2): 254-259.

佘琴英, 郑春霞. 2019. 生物样本库的规范化管理和标准化操作. 肾脏病与透析肾移植杂志, 28(5): 494-498.

宋敏, 赵敏婧. 2020. 微生物实验室生物安全现状. 西南国防医药, 30(6): 586-588.

王文秀, 黄涛, 李立明. 2021. 基于中国慢性病前瞻性研究的遗传资源建设与应用. 遗传, 43(10): 972-979.

姚欣, 王碧云, 古文清, 等. 2023. 综合性医院样本库的标准化操作流程及临床样本特征分析. 中国现代医生, 61(17): 116-120.

尹忠楠, 董熹璇, 薛丽香, 等. 2021. 基于样本科学的生物样本库建设. 科学通报, 66(15): 1812-1820.

尹忠楠, 杨小雪, 张春竹, 等. 2023. 临床生物样本库管理系统建设与应用. 中国医药生物技术, 18(5): 473-475.

余永国, 周学迅, 郭爱华, 等. 2013. 生物样本库的安全管理措施. 转化医学杂志, 2(2): 103-105.

曾令烽, 刘军, 潘建科, 等. 2015. 人体微生物研究和样本库建设中的伦理问题及对策. 中国医学伦理学, 28(2): 162-166.

张爽, 徐庆华. 2020. 生物样本库的现状、发展与思考. 中国医药生物技术, 15(4): 337-341.

赵小燕, 裴宇盛, 高华, 等. 2021. 生物安全样本库的发展、应用现状与探讨. 中国医药生物技术, 16(4): 378-382.

郑君, 杨志云, 王雅杰, 等. 2021. 医院实验室生物安全管理策略. 标记免疫分析与临床, 28(1): 144-146.

Organization for Economic Co-operation and Development. 2006. OECD glossary of statistical terms. Paris: Organization for Economic Co-operation and Development.

Vaught J, Kelly A, Hewitt R. 2009. A review of international biobanks and networks: Success factors and key benchmarks. Biopreserv Biobank, 7(3): 143-150.

第六章　医院特殊设施设备材料单元生物安全管理

第一节　生物安全柜

一、生物安全柜的作用

生物安全柜（BSC）是一个相对封闭，且具备通风功能的实验室工作间，用于安全处理受（或可能受）病原体污染的物料，包括细菌、病毒、霉菌、媒介昆虫、寄生虫、人体或动物组织、细胞培养物以及朊病毒。依据不同的病原体污染级别以及特定的工作场景，选择匹配的生物安全柜。

生物安全柜可以提供对以下 3 个方面的保护。

（1）操作人员：空气幕和高效空气过滤器保护使用者免受室内产生的生物有害气溶胶的影响。

（2）样品：提供经高效空气过滤器（HEPA 过滤器）滤过的洁净空气，以保护样品免受未灭菌实验室空气的污染。

（3）实验室环境：高效空气过滤器（HEPA 过滤器）过滤排气，保护实验室环境免受室内产生的生物有害气溶胶的污染。

二、生物安全柜的分级

根据气流及隔离屏障设计结构，可以将生物安全柜分为Ⅰ、Ⅱ、Ⅲ三个等级。其中Ⅱ级生物安全柜是应用最为广泛的生物安全柜，按照柜内气流流向、排风系统及内部设计结构等要素，可以将其分为 A1、A2、B1、B2、C1 五种类别（U.S. Department of Health and Human Services，2020）。

（一）Ⅰ级生物安全柜

Ⅰ级生物安全柜（图 6-1）直接连接到建筑物的排气系统或建筑物的排气风扇，其为安全柜提供必要的负压，抽吸实验室内空气进入安全柜。Ⅰ级生物安全柜能够实现为操作人员和环境提供保护，但是对所操作的样品是没有保护作用的。在空气流动方面，Ⅰ级生物安全柜与化学通风柜类似，但是它在排气系统中有高效空气过滤器（HEPA 过滤器），可以净化排出的气体，达到保护实验室及外界环境的作用。在Ⅰ级生物安全柜的运行过程中，没有经过过滤的实验室内空气需要通过前窗及操作台进入安全柜。在操作界面前窗处，实验室气体以极高速度（≥0.38m/s）在安全柜内形成定向气流，保护操作者免受传染性样本的污染。由于样品可直接接触实验室内未过滤的空气，无法对操作样品产生保护作用，因此其应用较为局限。Ⅰ级生物安全柜一般用于可能产生气溶胶但不需要对样品提供保护的场景，如动物饲喂笼倾倒、组织匀质化、仪器封闭等（Tennessee Tech University，2015）。

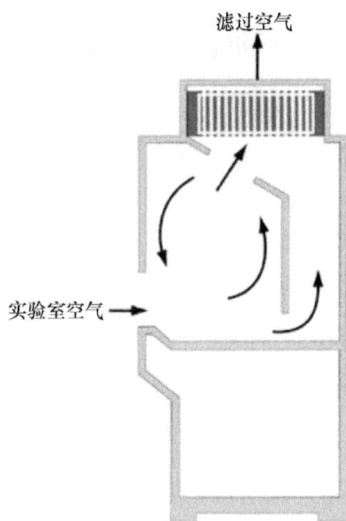

图 6-1　Ⅰ级生物安全柜结构及空气流向示意图

（二）Ⅱ级生物安全柜

随着生物医学研究人员开始用无菌动物组织和细胞进行生物相关操作，特别是进行病原体的体外传代培养，对操作样品的保护需求大大增加。20 世纪 60 年代，层流原理得到了极大发展，沿平行线以固定速度移动的单向空气可以减少湍流，从而产生可预测的气流。Ⅱ级生物安全柜将这种层流或均匀定向流动原理与高效空气过滤器的使用结合起来，以捕获和去除气流中的污染物，形成安全柜内气流的定向流动，可保护实验室工作人员免受柜内产生的潜在传染性气溶胶的影响，同时可为操作样品提供保护，免受实验室空气的污染。Ⅱ级生物安全柜可以理解为部分屏障系统，依靠空气的定向流动来提供保护作用（Tennessee Tech University，2015）。

Ⅱ级生物安全柜（A1、A2、B1、B2 和 C1 型）提供对操作人员、实验室及外界环境和操作样品的保护。

（1）高速气流被吸入机柜的前格栅，为操作人员提供保护。

（2）向下流动的经高效空气过滤器过滤的空气，可最大限度地减少实验室空气与操作样品交叉污染的机会，为样品提供保护。

（3）经高效空气过滤器（HEPA 过滤器）过滤后的从安全柜排出的空气，会变成洁净空气，能够再循环到实验室或排放到室外空间，从而对环境提供保护作用。

所有Ⅱ级生物安全柜可用于各类生物安全等级的病原微生物的相关操作，可提供洁净的操作环境供细胞培养、非挥发性抗肿瘤或化疗药物的配制等常规生物医学操作。依据不同的操作规程及要求，Ⅱ级生物安全柜可用于包括生物安全四级（BSL-4）实验室在内的全部生物安全等级实验室。

1. Ⅱ级生物安全柜（A1、A2型）

Ⅱ级生物安全柜（图6-2）的内部风扇提供负压，通过前窗吸入足够的实验室空气，并维持操作窗口处最小平均进气速度至少为0.38m/s（A1）。安全柜吸入的实验室空气，经前格栅吸入，通过空气加压装置及高效空气过滤器过滤，形成向下的高速气流，将无菌空气提供到工作台。向下高速移动的空气，在接近工作表面时沿两条气体流向行进，一部分空气被吸入前格栅，其余的被吸入后格栅，以这种方式提供的气流减少了工作区的湍流，并将交叉污染的可能性降至最低。自2010年以后，A1型及A2型Ⅱ级生物安全柜的区别只在于前窗处的最小进气速度，A1型为0.38m/s，A2型为0.50m/s。

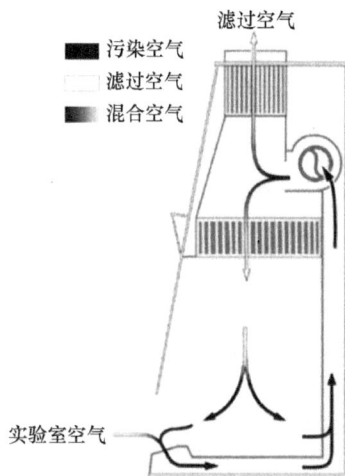

图6-2　A1、A2型Ⅱ级生物安全柜结构及空气流向示意图

2. Ⅱ级生物安全柜（B1、B2、C1型）

有些生物医学研究需要使用少量有毒的挥发性化学物质，如有机溶剂或药品等，在这种情况下，A型Ⅱ级生物安全柜则无法满足该需求。B型Ⅱ级生物安全柜应运而生，最早由美国国家癌症研究所（NCI）设计，旨在生物相关操作中应用少量有毒挥发化学品。

1）B1型Ⅱ级生物安全柜

B1型Ⅱ级生物安全柜（图6-3）的内置给排风系统提供负压，吸入室内空气，并维持操作前窗处最小平均进气速度至少为0.50m/s。安全柜吸入的实验室内空气，连同部分柜内循环空气，通过前格栅吸入，经位于工作台正下方的高效过滤系统过滤，形成洁净空气，然后流经机柜两侧的增压室通过背压板作用形成向下的高速气流，进入工作区域。在一些机柜中，有一个额外的高效过滤系统（HEPA过滤器）对向下气流进行二次过滤，以清除增压系统可能产生的污染。B1型Ⅱ级生物安全柜与A1型和A2型类似，向下高速气流在操作台面形成两个方向的气流走向。在B1型Ⅱ级生物安全柜中，大约70%的向下空气经后格栅流出，经过高效空气过滤器过滤后，从建筑物排出；其余30%的向下空气通过前格栅吸入，在柜内循环。由于流向前格栅的气体在柜内循环，而流向后格栅的空气被排放到排气系统中，因此在实际操作中，对可能产生有毒挥发性化学蒸气或生物气溶胶的操作应该尽量在安全柜工作区域的后部进行，便于将污染的气体排出安全柜。

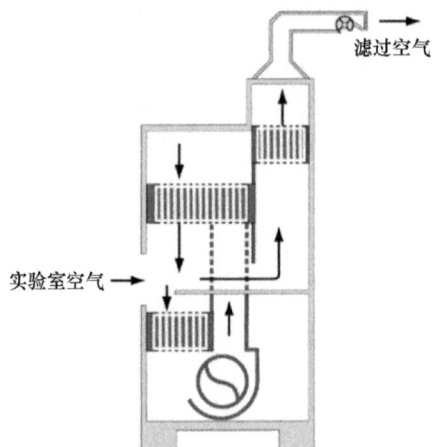

图 6-3　B1 型 II 级生物安全柜结构及空气流向示意图

2）B2 型 II 级生物安全柜

相较 B1 型 II 级生物安全柜，B2 型 II 级生物安全柜（图 6-4）就是一个能够实现完全排气的柜子，在安全柜内没有空气循环，可满足在生物相关操作中应用部分有毒挥发性化学品的要求。但在实际操作中，必须考虑安全柜中使用的化学物质的特性，因为一些化学物质会破坏过滤介质、外壳和/或垫圈，造成安全柜部件的损坏。B2 型 II 级生物安全柜的内置送风机将室内空气经安全柜顶部吸入，空气经高效过滤器过滤后会形成向下高速流动的洁净空气，进入操作区域。安全柜内的污染空气会同实验室前窗吸入的室内空气，经过滤后排出室外，确保实验室内空气与样本无交叉污染风险。

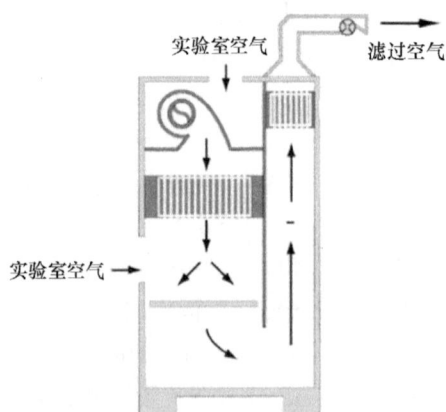

图 6-4　B2 型 II 级生物安全柜结构及空气流向示意图

3）C1 型Ⅱ级生物安全柜

C1 型Ⅱ级生物安全柜（图 6-5）和 B1 型Ⅱ级生物安全柜比较类似，其工作区域内有一个特殊的区域，可以发挥处理从建筑物中排出的有毒挥发性化学物质的作用。然而，它也有一个内部排气鼓风机，允许生物安全柜内的空气在柜内再循环。安全柜通过送风机提供负压，室内空气经前窗处以 0.5m/s 的流速吸入，在工作表面上方向下流动的空气被一种特殊的格栅模式分开，其中 70%的空气排出，剩下的 30%在安全柜内经高效过滤器过滤后在柜内循环，这些空气形成高速气流送至操作界面，并形成两条空气路径，一部分被后格栅吸入，经高效过滤器过滤后排出安全柜，另一部分被前格栅吸入，汇入内循环气流。

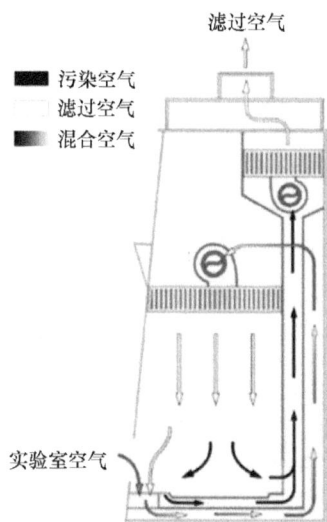

图 6-5　C1 型Ⅱ级生物安全柜结构及空气流向示意图

（三）Ⅲ级生物安全柜

为四级生物安全实验室（BSL-4）设计的Ⅲ级生物安全柜（图 6-6），是目前世界上已知的安全防护等级最高的安全柜。其柜体完全气密，气体经实验室吸入安全柜，经高效过滤器过滤后形成洁净空气，在安全柜内形成气流，被污染的空气经高效过滤器过滤后，实现 100%全排放。排出的空气经过两个高效空气过滤器，或者一个高效空气过滤器和一个空气焚化炉的处理，才能直接排放到户外。所有的气体都不参与循环，工作人员通过连接在柜体的手套来进行操作，这类设备一般称为手套箱，这种重型橡胶手套以气密的方式连接到柜内的端口，使工作人员能够直接操纵隔离在里面的材料。虽然这些手套限制移动，但它们可防止使用者与危险材料的直接接触，最大限度地保护操作者的安全。为了确保试验品不受污染，进出安全柜时使用了双门的传递箱，这对具有高风险的生物试验相关操作比较适用（Tennessee Tech University，2015）。

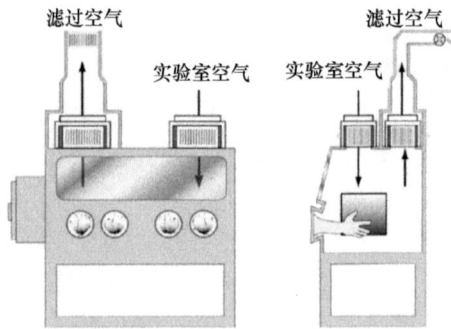

图 6-6　Ⅲ级生物安全柜结构及空气流向示意图

三、生物安全柜的使用规程与维护

（一）使用规程

1. 操作前

（1）根据实验室要求，做好个人防护。

（2）检查安全柜的认证标签，确保其仍在正常工作状态。

（3）使用前，打开紫外线灯灭菌至少 15min，通气运行 5min，以清除安全柜内滞留的空气。

（4）确保安全柜前窗处于适当的操作高度（根据制造商要求，通常为 15～20 cm）。

（5）检查警报器、压力表、流量表（如有）是否存在异常；对于Ⅰ级、Ⅱ级生物安全柜，可在前窗处放一张纸巾以检查气体是否正常流入安全柜。

（6）避免将裸露的皮肤暴露于安全柜内，应将手套塞在实验服袖口下，或实验服塞在手套袖口下方。

（7）在纸巾上喷洒适当的消毒剂（通常为 70%乙醇），从柜内向前窗擦拭操作台表面（从洁净到污染）；对于难以触及的空间，可以使用工具夹取纸巾擦拭，切忌将头部放在安全柜内。

（8）在将所有操作所需物料放入安全柜内之前，先用消毒剂（通常为 70%乙醇）进行擦拭，以确保安全柜内的无菌环境。

（9）确保前、后进气格栅不被异物阻挡。

2. 操作中

（1）操作开始后，伸入到安全柜内的双臂应该动作缓慢，需要至少静止 1min，进行下面的操作前需要等到柜内的气流稳定，应保证手臂稍稍抬起，不能将双臂放在前格栅上，以免阻挡气流。

（2）应按照污染区、半污染区和清洁区来区分柜内物品的摆放区域，应该确保操作过程中三区之间没有过多的交叉，并且柜内物品便于取用，在操作完成后瓶盖或试管帽应尽快重新盖上。

（3）操作中应避免扰动气帘。

a）使用缓慢的动作。

b）在操作过程中尽量避免手臂出入安全柜；如果必要，垂直缓慢进出。

c）避免双手在安全柜内左右移动。

d）工作时尽量减少背后人员走动以及快速开关房门的情况发生。

（4）操作时应按照从清洁区到污染区的顺序进行。

a）洁净物品摆放在安全柜的一侧（清洁区）。

b）操作在操作台中央进行，避免交叉污染（半污染区）。

c）物品污染后，则摆放至另一侧（污染区）。

（5）不能将前窗抬高，必须确保操作者的脸部在操作窗口之上，不同的安全柜能够根据高度进行提示报警。

（6）废物应保存在机柜内，仅在实验结束时移除。

3. 操作后

（1）操作结束后，维持风机运行 2～3min，以循环过滤所有的柜内空气。

（2）用适当的化学消毒剂擦拭实验相关材料，并从橱柜中取出所有物品。

（3）用适当的化学消毒剂擦拭橱柜表面，顺序是从洁净区至污染区。

（4）关闭前操作窗口，并开启紫外灯。

（5）解除个人防护，做好手卫生。

（二）维护

（1）每次操作结束后都需要用75%乙醇对安全柜内部的工作区域的表面、侧壁、后壁以及窗户表面彻底消毒，谨记不能用含氯消毒剂，防止安全柜内部件被损坏。同时，电源输出口和紫外灯的表面还需要清洁。操作人员清洁安全柜内部区域的时候，除了把手伸进去，任何其他的身体部位均不能进入到安全柜里面。

（2）在较长的时间没有进行实验操作时，对安全柜的维护清洁同样需要每隔两周进行一次。

（3）每个月都要对安全柜外部表面用湿布进行擦拭，安全柜上部以及前面尤其需要重视，要做到将堆积的灰尘彻底打扫干净，同时注意检查全部维护配件的合理使用情况。

（4）应半年或者每个季度对安全柜进行检查，如果安全柜存在任何故障或者物理异常，根据实际情况立即报修；为了防止因积尘引起的进风量不足而降低安全柜的洁净效果，需要拆下初效空气过滤器并且进行清洗。

（5）需要每年请具备资质的认证技术人员来检验安全柜的性能，并且依照紫外灯的使用寿命，更换紫外灯；当清洗或者正常调节初效空气过滤器之后，如果截面风速仍然不能达到理想状态，那么应该调节风机的工作电压（旋动旋钮），从而让其达到理想的截面风速（把调节风速的旋钮从低速向高速、从左向右缓慢地进行调节，若是新的工作台则不应该调节到最高的风速）。

（6）如果在使用 18 个月后把风机的工作电压调节到最高点，仍然不能达到理想的风速，说明高效空气过滤器存在过多的积尘，高效空气过滤器的使用期限通常被认为是 18 个月；在更换高效空气过滤器的时候，应该注意原生产厂家配置的型号、规格、尺寸，依照箭头风向安装高效空气过滤器，确认边框密封严密，确保绝对不存在渗漏现象。

四、生物安全柜对实验室环境的要求

在操作传染性材料的过程中，生物安全柜安装于实验室必须考虑满足某些因素，以确保发挥最大的工作效能。

（一）海拔

不同海拔的大气压不同，可能会影响生物安全柜的正常运行。所以安全柜安装位置会有海拔限制，一般安全柜设计的正常操作海拔为 2000m。当安装位置的海拔超过安全柜的设计范围时，应现场进行风速等性能的调试。

（二）电源及插座

要有能够满足安全柜运行的电源，为了避免无意间关闭电源，电源插座应有保护，如物理隔离或锁定装置。理想的电源插座应高于安全柜。由于电源电压的变化会影响安全柜的气流模式，必要时应安装宽电压波动的稳压器。生物安全柜应配备不会间断的备用电源，并保证电力供应至少能够维持 30min。

（三）地面

安装安全柜的地面要平整、牢固、耐火。

（四）房间

安装安全柜的房间应有足够的高度。对于室内排风的安全柜，其安装后顶部至少离房间天花板 20cm，以免影响安全柜排风。对于套管连接或密封连接的安全柜，要有足够的高度安装连接管道及相关部件。在柜子的后面和每一侧留有足够的间隙，以便于维修。为确保实验室能够稳定运行，通风系统应和 B 型 II 级生物安全柜、排风柜（罩）等局部排风设备进行联锁控制，并且在实验室通风系统开启和关闭的过程中需要保持有序的压力梯度。

（五）温湿度

安装安全柜的房间应有温湿度控制，一般要求温度为 15～40℃，相对湿度不得超过 90%。

第二节 生物气溶胶采样仪

一、生物气溶胶采样仪的作用

气溶胶指的是液体或者固体小质点在气体介质中分散开并且悬浮从而形成的胶体分散体系。气溶胶能较长时间悬浮于空气中，如众所周知的 $PM_{2.5}$，是指在环境空气中空气动力学当量直径≤2.5μm 的细颗粒物，这些气溶胶颗粒具有表面积大、在大气中的停留时间长及易附带微生物、重金属等有害物质等特点。而微生物气溶胶通常指的是在 1～100μm 粒径范围，包含病毒、花粉、真菌孢子、古真菌、细菌、植物或者动物碎片和碎屑以及活性生物分泌的有机物质的悬浮颗粒物，是由在空气中悬浮的微生物所组成的胶体体系。生物气溶胶具有明确的传染性与致敏性，同时结合气溶胶颗粒的长悬浮时间与易吸入性，会导致"病从鼻入"，对人体健康有很大影响。

医疗活动中涉及大量可产生生物气溶胶的环节，如咽拭子采样、气管插管、无创通气、气管切开、心肺复苏、插管前手动通气和支气管镜检查等过程，可能有大量分泌物出来，在短时间内形成气溶胶，同时手术、病原微生物操作、人员交谈等亦会产生大量生物气溶胶。一旦气溶胶中含有传染性病原微生物，依靠其物理特性可在空气中长时间悬浮，并通过空气流动以及空调管路、人员通道、物理携带等实现远距离播散，因此有必要对医院内部环境，尤其是对密闭空间中的生物气溶胶进行采样、检验和分析。生物气溶胶采样仪则是指针对不同目的对不同环境样本进行气溶胶粒子采样的仪器。

二、生物气溶胶采样仪的分类

生物气溶胶的浓度、粒径、活性等具有不确定性和不稳定性，不同的生物成分对采样过程的耐受力差异很大，且不同生物成分的分析方法也不相同，因此要依据不同的采样目的，兼顾采样量、对生物粒子的破坏程度，而采取不同的采样器及后续生物分析手段。

（一）撞击式采样器

撞击式采样器，也称为固体撞击式采样器或惯性撞击式采样器，是利用惯性作用，通过喷嘴、喷口或裂隙的加速作用把生物气溶胶粒子采集到固体或半固体介质表面的采样器。其通常可以分为筛孔式撞击式采样器、狭缝式撞击式采样器。如测量生物气溶胶粒径分布适合选择六级撞击式采样器等。撞击式采样器的工作原理（图6-7）：先利用抽气泵抽气，提供负压，空气通过小孔时会形成高速喷射气流，遇到挡板时，气体流向发生弯转，而其中的气溶胶粒子因惯性作用而撞击到挡板上，挡板上提前放置了特定收集材料，如培养皿，可实现对特定气溶胶粒子的收集；而惯性不够大的气溶胶粒子，因惯性不足使其无法撞击到挡板上，而随气流继续前行（杨莉等，2021）。

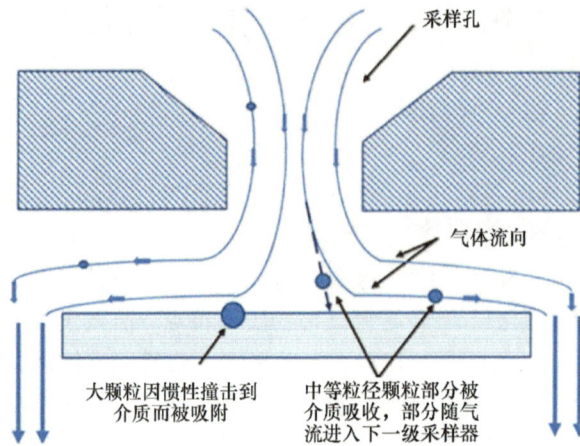

图 6-7   六级撞击式采样器工作原理

采样孔

气体流向

大颗粒因惯性撞击到
介质而被吸附

中等粒径颗粒部分被
介质吸收，部分随气
流进入下一级采样器

代表性的撞击式采样器有美国 TISCH 八级撞击式采样器，其由 8 级铝孔采样器、8个不锈钢采集盘、直径 81mm 的滤膜、11 个硅胶"O"形垫圈、真空泵和运输箱组成，这是一个多孔、多级的阶式撞击式采样器，用来分级采集大气中的颗粒物，对粒径分布与质量浓度进行分析。其突出的特点是能同时测定出气溶胶的数量及粒子大小分布，这两个参数对判定空气状况是缺一不可的。微粒被八级撞击式采样器撞击而采集至不锈钢表面或者多种其他的过滤膜上，在 28.3L/min 的流速下，粒径的分级范围从 10.0μm 至 0.4μm（空气动力学直径），所有直径小于 0.4μm 的颗粒在最后一级撞击盘被收集。多级撞击式采样器可模拟人体呼吸道的解剖结构及空气动力学特征（图 6-8），运用惯性撞击的原理，将悬浮于空气中的粒子按其空气动力学直径的大小，分别收集在各级采集板上，然后通过称重或进行物理、化学、放射学性质分析，以评价环境气溶胶对人类健康的危害程度。

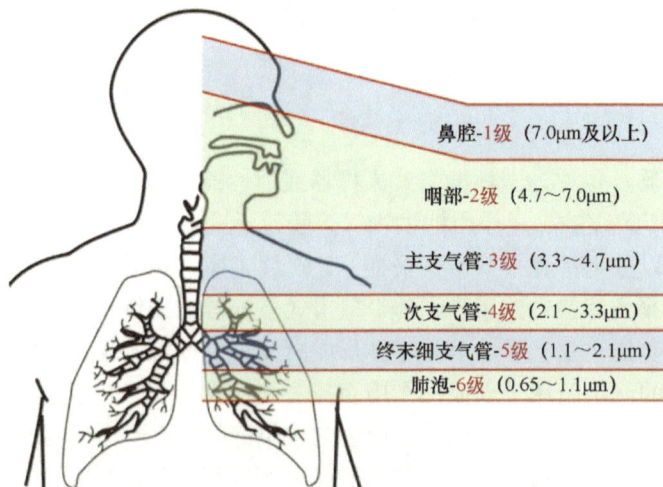

鼻腔-1级（7.0μm 及以上）

咽部-2级（4.7～7.0μm）

主支气管-3级（3.3～4.7μm）

次支气管-4级（2.1～3.3μm）

终末细支气管-5级（1.1～2.1μm）

肺泡-6级（0.65～1.1μm）

图 6-8   生物气溶胶粒子在人体呼吸道的分布示意图

（二）冲击式采样器

冲击式采样器，也称为液体冲击（撞击）式采样器，其能够使具有足够大惯性的生物气溶胶粒子撞击液体并进入液体介质中的采样装置内。通常可以选择全玻璃液体冲击式采样器、气旋冲击式采样器等。这类采样器采样的流量小，比较适用于采集高浓度的生物气溶胶；对浓度特别低的生物气溶胶还可以选择大流量采样器。其工作原理：也是撞击式原理，所不同的是其内部采样阻挡界面由固体介质转换为液体介质。在采样瓶底部之上，正对喷嘴下一定距离，装有一定量的采样介质。其经抽气泵抽气，产生负压，微生物气溶胶经喷嘴加速，撞击于液体采样介质上而被收集（杨莉等，2021）。

代表性的冲击式采样器有国产 JWL-5 型冲击式采样器，由采样瓶、进气弯管、喷嘴和控制器组成。其结构是呈 90° 弧形弯曲的进气管和一个盛有采样液的外瓶。进气管上部是弯管，通过模拟人的上呼吸道实现对气溶胶粒子的阻拦，且在末端还有一微孔喷嘴，气流经过此处时速度可达到声速，利用喷射气流将空气中的气溶胶粒子采集于采样介质中，利用采样液的液体黏性，从而能够捕获气溶胶粒子。

（三）过滤式采样器

过滤式采样器，也称为过滤阻留采样器，其是利用生物气溶胶粒子通过特定滤材时，滤材小孔对粒子的阻留和／或滤材对粒子的静电吸引产生阻留作用，能够将气溶胶粒子捕获在滤材上的采样装置。根据后续样本分析方法有针对性地选择滤膜。其工作原理：通过抽气泵提供负压，将含有生物气溶胶粒子的空气通过特定滤材，依据不同滤材的特性，过滤阻留目标大小的气溶胶粒子以实现气溶胶的收集（杨莉等，2021）。

（四）离心式采样器

离心式采样器，也称作旋风式或气旋式采样器，这是一种用气体高速旋转所产生的离心力将生物气溶胶粒子与气流分开，并撞击到固体介质表面上或富集到液体介质里的采集装置。其中液体介质的离心采样也称为气旋式采样。其工作原理：由外部吸入的含气溶胶的气流在离心式采样器中形成螺旋气流，并逐渐往离心式采样器底部运行，较大的颗粒在离心力的作用下会被收集到水质或其他液体的内壁上，而较小的颗粒在螺旋气流的内部，会由底部出口排出（马雪征，2021）。

（五）大流量采样器

大流量采样器是用较大采样流量将目标粒子分离、浓缩到采样介质中的采样装置。这种采样器适用于环境空气中低浓度目标生物气溶胶的采集（郭建树等，2022）。大流量采样器工作原理：通过抽风机抽风提供负压，使气体以 200L/min 以上的流量进入采样器中，结合冲击式或撞击式采样器工作原理，把生物气溶胶目标粒子分离、浓缩到采样介质中。

（六）静电吸附式采样器

静电吸附式采样器是用多种方法使生物气溶胶粒子带上电荷，在电场的作用下通过静电吸附而收集生物气溶胶粒子的采样装置。这类采样器适用于病毒气溶胶的采集，并且对病毒气溶胶存活力无明显降低；大流量静电吸附式采样器适用于低浓度病毒气溶胶的采集。其工作原理：当含有生物气溶胶的空气由进气口进入采样器后，先经高压电极放电区使气溶胶粒子带电，随着气体流动，空气经过带相反电荷的采样板（管）时，利用正负相吸的原理完成样本的采集（杨莉等，2021）。

（七）自然沉降式采样器

自然沉降式采样器工作原理：利用生物气溶胶粒子在重力作用下自然下沉降落到采样面（即微生物营养琼脂平皿表面）。这是粗略测量空气微生物粒子沉降量的方法，测量细菌总数一般用营养琼脂平皿采集样本，测量真菌总数一般用沙氏培养基平皿采集样本（杨莉等，2021）。

第三节　负压隔离病房

一、负压隔离病房的作用

负压隔离病房指的是用作隔离可能通过或通过空气传播的疑似传染病患者或者传染病患者的病房。采用机械通风的方式，使病房区域内的空气由清洁区向污染区进行定向流动，并使病房的空气静压低于周边相邻相通区域的空气静压，以防病原微生物向外扩散[《医院隔离技术标准》（WS/T 311—2023）]。负压隔离病房在传染病的防控中有重要的意义，从 2003 年的 SARS 大流行到 2019 年的新型冠状病毒肺炎的全球流行，在呼吸道传染病的救治中负压隔离病房扮演着非常重要的角色，是为医护人员的工作环境提供安全保障以及隔离病原微生物的重要的医疗设施。

负压隔离病房的主要功能可以总结为两点：一是运用负压原理使病原微生物被隔离，同时室内被患者污染的空气经特殊处理之后再进行排放，使其不污染外界环境，它的原理是因为特殊装置的存在，使病房外的气压高于病房内的气压，从而保证空气是单向流动的，流进病房的必须是外面的新鲜空气，而被患者污染的病房内的空气不会泄漏至病房外，有专门的通道把被污染的空气排放至固定的位置，从而减少医务人员被大量感染的风险。二是利用合理的气流组织以及换气通风，稀释病房内病原微生物的浓度，空气经过有序的组织，再依照一定的压力梯度，从清洁区流向潜在污染区、污染区，再经有效过滤、消毒排放至室外大气中，这会使医护人员能够位于有利的风向段，从而使得医护人员的工作安全得到保障。传染病负压隔离病房通常由卫生间、缓冲间以及病室三个部分组成。

二、负压隔离病房的基础模块

(一) 负压隔离病房的工作流程

严格的医疗流程以及功能分区是负压隔离病房必须采用的，且物品、患者以及医护人员都必须依照单向的流程来进行活动。污染物品与清洁物资、患者和医护人员各自有其严格的流经路线以及独立的出入口。患者从专用通道以及患者入口进入病房接受治疗，在治疗期间只能在病房内活动，医护人员从清洁区经其专用通道进入工作区（潜在污染区）。物品分污染以及清洁两种，进出时要区分不同的出入口。药品、食物等洁净物品经过工作人员通道到病房前室，再由传递窗进入病房。生活垃圾以及污物被工作人员收集和密封后，经过患者通道，由污物间经过传递窗送至病区外。负压隔离病房布局参考图如图 6-9 所示。

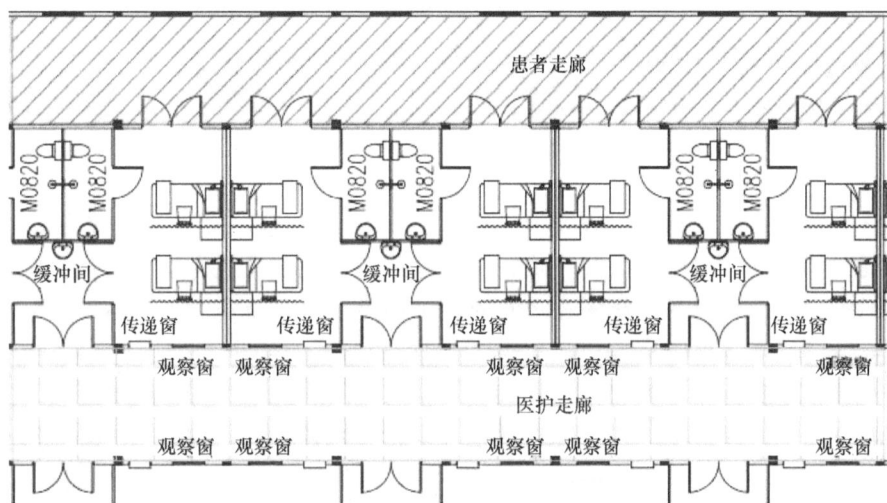

图 6-9　负压隔离病房布局参考图

(二) 负压隔离病房的建筑设计

负压隔离病房的建筑设计如下（国家质量监督检验检疫总局和国家标准化管理委员会，2017）。

可以把负压隔离病房的隔离分为流程隔离以及空气隔离两种类型。流程隔离是通过建筑平面，严格遵守相关流程，防止病原菌外泄；而空气隔离则是运用洁净技术，通过在各区形成气压差，从而达到防止病原菌向外扩散的目的。传染病负压隔离病房都使用两套排风净化装置以及一套送风净化装置。送风净化装置是由高效、中效、粗效过滤装置和送风柜构成的，它的过滤效率为 99.99%（粒径≥0.3μm）。排风净化装置由中效、粗效过滤装置和排风柜组建而成，它的过滤效率也为 99.99%（粒径≥0.3μm）。普通的通风系统仅能起到制冷的作用，病毒极易通过循环吸入而导致交叉感染；而专业病房的节能通风系统（energy saving ventilation，ESV）对空气品质的要求非常高，对洁净度、

$PM_{2.5}$、湿度、温度等都有极高的要求，甚至对相邻的两个病房空气品质的要求都完全不一样，专业 ESV 通风系统具有杀菌、防菌、恒温恒湿恒氧、热回收高效节能等功能，有效保障病房空气品质安全。

（三）负压隔离病房的设置

1. 负压隔离病房的选址

应该依照医院的具体情况来选定负压隔离病房的位置，其尽可能在医院人流较少的地方设置，并且其排风口与周围公共建筑的距离应大于 20m。其应独立设置，宜设置在建筑的一端、一侧，并自成一区；若是设在高层建筑中，宜靠近顶层。负压隔离病房所在的病区的出入口应独立设置；负压隔离病房或负压隔离病房所在病区在所属医院内的位置，应处于全年最多风向的下风向。

2. 负压隔离病房的功能分区

负压隔离病房的功能分区设置是严格的，根据其功能的需求设置了 4 个区域：设备区（空调排风机房）、病房区（污染区）、工作区（潜在污染区）、工作人员生活区（清洁区）。各区既相互连接又相互独立，缓冲区在各区连接处设置，并且隔离是通过隔离门来进行的。

工作人员值班室、休息室以及卫生间在工作人员生活区（清洁区）设置。因为在收治患者之后，会同时隔离医护人员，所以应该适当地多设置男女值班室。电视、电话、电脑以及生活设施应该配置在休息室，来满足工作人员的对外联系以及休息娱乐的需要。

工作区（潜在污染区）设置工作人员卫生间、污洗间、库房、缓冲间、卫生通过室、更衣室（包括一更、二更）、医生办公室、治疗室以及护士站。工作区的核心是护士站，护士站的监控台上可反映出包括监控图像、生命体征信息、心电监护在内的患者的所有信息；病室压力差、温度等信息，控制病房的对讲、电视、照明等的开关也在这里设置，护士可以依据患者的情况不同，调节和控制温度、照明等，患者的状况也可以随时通过监控来了解。辅助用房如更衣室、治疗室和医生办公室等与普通病房的装修要求一致。

可按单间形式来设置病房区（污染区），每个房间均应设置独立卫生间，患者通道在病区兼作患者的活动区。为了防止病菌的扩散，可供患者活动的空间应该被严格限制。在病房和工作区之间必须有前室缓冲间，病房前室设置自动门，每间病房和前室之间应设置自净型互锁式传递窗。传递窗自带的过滤净化风机系统可以实现该传递窗的空气自净。

负压隔离病房既要求负压又须洁净，且设备比较多，设备区（空调排风机房）应配置足够的排风机房以及空调。为了方便检修，设备最好安装在负压病房上层。

3. 负压隔离病房的建筑布局要求

（1）负压隔离病房的使用面积（不含卫生间）应符合表 6-1 的规定。

表 6-1　负压隔离病房的使用面积

单人病房			双（多）人病房（每床）		
标准值	最小值	床（不含床头）与任何固定障碍的最小距离	标准值	最小值	最小床间距
11m²	9m²	0.9m	9m²	7.5m²	1.1m

（2）负压隔离病房的净高不宜低于 2.8m。

（3）负压隔离病房应设置独立卫生间。

（4）负压隔离病房宜设为单人间；若设为多人间不宜超过 3 人。

（5）负压隔离病房所在的病区，应划分清洁区、潜在污染区和污染区；不同区域之间应设缓冲间，缓冲间面积不宜小于 3m²。

（6）负压隔离病房可设内（前）走廊或内（前）、外（后）走廊。走廊净宽不宜小于 2.4m，有高差者应该使用无障碍坡道相接，并采用防滑措施。

（7）负压隔离病房应在与其相隔的内（前）走廊墙上设置传递窗。

（8）人流通道上不应设空气吹淋室，病区的门口不应设空气幕。

（9）负压隔离病房和缓冲间之间可使用普通的平开门或上悬吊式推拉门；缓冲间和走廊之间宜使用平开门；均不应为木质门。

（10）安全门和通向外界的门应向外开启，安全门应有明显标识，并备有应急开启装置，应有安全逃生标识；其余门均应向压力高的一面开启。

（11）缓冲间的门不仅应该设置应急解锁的功能，而且需要具备互锁功能，清洁区侧的互锁门在缓冲间的污染区侧的互锁门关闭 1min 之后才允许被开启。

（12）负压隔离病房应设有不可开启的密闭窗并加装窗帘等遮挡装置。

（13）负压隔离病房内宜设置内外通话系统、视频监控系统。

（14）负压隔离病房应增设门禁系统，限制患者的活动范围。

4. 负压隔离病房的气流控制要求

（1）应该依照符合定向气流组织的原则来布置负压隔离病房的排风口与送风口，其中应该在房间的上部设置送风口，而在病床床头的附近设置排风口，采用这种布置方案使得污染空气可以被尽快就近排出。负压隔离病房气流组织参考图如图 6-10 所示。

（2）在负压隔离病房中应采用上送下回气流组织，使气流总方向与微粒沉降方向保持一致，负压隔离病房及其所在病区内的气流应为定向气流，使其从清洁区流向污染区。

（3）应该在负压隔离病房设置主送风口以及次送风口。在医护人员常规站位的病床边的顶棚设置主送风口，长度最好不小于 0.9m，离床头距离不能大于 0.5m；在床尾的顶棚处设置次送风口，距床尾的距离应不大于 0.3m，长度不宜小于 0.9m。

（4）主、次送风口的面积比为 2∶1～3∶1。送风口出口风速不宜低于 0.13m/s。

（5）送风口宜采用双层百叶的形式。

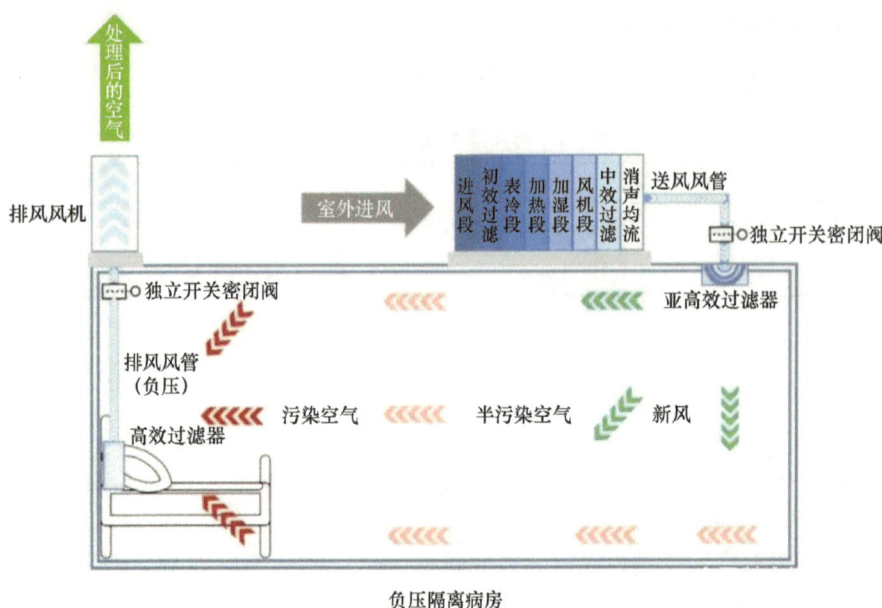

图 6-10　负压隔离病房气流组织参考图

（6）回（排）风口应采用可调的单层竖百叶的形式。应将其设置于与送风口处于相对的床头下侧。风口进口面的上边沿不宜高于地面 0.6m，并且下边沿应高于地面 0.1m。此外，回（排）风口风速应不大于 1.5m/s。

5. 负压隔离病房的压力控制要求

（1）应该依照符合定向气流组织的原则来设置不同污染等级区域的压力梯度，区域内的气流应该保证是从清洁区→潜在污染区→污染区方向进行流动的。

（2）相通相邻的不同污染等级的房间的压差（负压）不应小于 5Pa，负压程度按由低到高的顺序依次为潜在污染走廊、缓冲间、病房房间与病房卫生间，清洁区的气压相对于室外的大气压应该保持正压，如图 6-11 所示。

（3）在有压差的区域，微压差计应该设置在病房外侧人员目光所能及的区域内，并且应该标出明显的安全压差范围指示值。

（4）对所设置的微压差计应定期进行检查校正，并及时记录。

6. 负压隔离病房通风空调设计

（1）清洁区、潜在污染区、污染区应分别设置空调系统。

（2）负压隔离病房区可采用室内自循环风的部分新风系统，其中宜有 1 间至数间病房的净化空调系统可切换为全新风供给。

（3）负压隔离病房的人均新风量不应低于 40m³/h，换气次数应为 8～12 次/h，其他的辅助用房为 6～10 次/h。

（4）负压隔离病房送风应符合相关规范的要求，送风口应使用低阻的高中效（含）以上过滤设备；缓冲间送风口应安有高效过滤器，换气次数≥60 次/h。

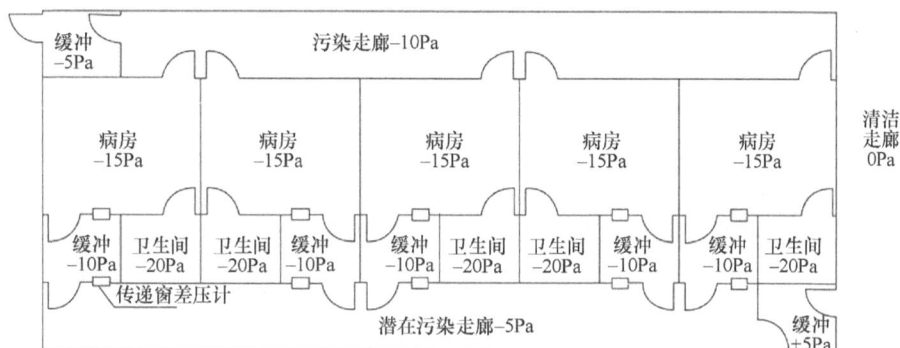

图 6-11　负压隔离病房不同区域压差参考图

（5）在负压隔离病房的回风以及排风方面，应该在室内风口处设置不低于 B 类的高效过滤器。

（6）能安全拆卸的零泄漏的排风装置应该被负压隔离病房以及相应的卫生间的排风所采用。

（7）高效过滤器应经现场扫描进行检漏，确认无漏后方可安装入零泄漏装置。

（8）排风管出口应直接通向室外，应有逆止阀、防雨水措施；应远离进风口 20m 以上并处于其下风向，不足 20m 时应设围挡。

（9）净化空调系统应 24h 运行。夜间风量应设在低挡，送风口速度不应大于 0.15m/s。

（10）负压隔离病房内不宜再设房间净化、消毒装置。

（11）负压隔离病区辅助用房的回风口，应设有初阻力不高于 20Pa、微生物一次通过的净化效率不低于 90%、颗粒物一次通过的计重效率不低于 95%的过滤器。

7. 负压隔离病房其他建筑设施要求

（1）给水管检修阀应设在清洁区内。

（2）所有用水设备应使用非手动水龙头或冲洗阀。

（3）地漏不应该在治疗室、医护办公室等区域设置。无水封地漏加存水弯应该在其他设有地漏的房间采用；存水弯高度应该设为 50～70mm。

（4）负压隔离病区排水管上的通气管的气体应经高效过滤器过滤后排放，并远离进风洞、口。

（5）负压隔离病区应按一级负荷供电，且应设置备用电源。

（6）对于负压隔离病房的潜在污染区和清洁区、污染区和潜在污染区之间的压差，应该在空调系统上使用自动监测的方式进行。

三、负压隔离病房的人员培训

（一）严格进行手卫生

手卫生参照《医务人员手卫生规范》（WS/T 313—2019）、《病区医院感染管理规范》

（WS/T 510—2016）执行。

（1）洗手与卫生手消毒应遵循以下原则。

a）当手部沾有血液或者其他体液等肉眼可见的污染或者有可能接触到肠道病毒、艰难梭菌等对速干手消毒剂不敏感的病原微生物之时，应用肥皂（皂液）和流动水进行洗手。

b）手部在没有肉眼可见污染时，宜使用手消毒剂进行卫生手消毒。

（2）在下述的情况下，医务人员应该洗手或使用手消毒剂进行卫生手消毒。

a）在接触患者前。

b）在进行无菌、清洁操作之前，包括进行侵入性操作前。

c）在有暴露于患者体液的风险情况之后，包括接触患者黏膜、破损皮肤或者伤口、伤口敷料、排泄物、分泌物、体液等后。

d）在接触患者后。

e）在接触到患者周围环境之后，包括接触患者周围的医疗相关器械、用具等物体表面之后。

（3）在下述情况时医务人员应该先洗手，然后再进行卫生手消毒。

a）在与传染病患者的分泌物、体液及被传染性病原微生物污染过的物品有接触之后。

b）直接对传染病患者进行护理、治疗、检查或在处理传染病患者的污物后。

（4）手消毒以及洗手的方法应符合要求。

（5）切记戴手套不能代替手卫生，摘手套后应立刻进行手卫生。

（二）使用必要的防护用品

使用必要的防护用品应参照《医院隔离技术标准》（WS/T 311—2023）、《病区医院感染管理规范》（WS/T 510—2016）执行。

医务人员在进入负压隔离病房进行工作时应佩戴好防护用品，应戴好医用防护口罩，穿好防护服或隔离衣，戴上防护面罩或者防护眼镜，套上鞋套，戴好手套等；在可能会发生体液污染到身体或者大面积飞溅的情况时，应该穿戴具备防渗透功能的防水围裙或者隔离衣。

1. 穿戴防护用品应遵循的程序

（1）从清洁区进入潜在污染区：洗手→戴帽→戴好医用防护口罩→身穿工作服→进入潜在污染区。如果手部皮肤存在破损，应该戴好乳胶手套。

（2）从潜在污染区进入污染区：身穿隔离衣或者防护服→根据需要佩戴防护面罩/护目镜→戴好手套→穿上鞋套→进入污染区。

（3）在对患者进行气管插管、气管切开、吸痰等操作，可能会被患者的体内物质以及分泌物喷溅的护理诊疗工作之前，应该戴好全面型呼吸防护器或者防护面罩或者护目镜。

2. 脱去防护用品应遵循的程序

（1）医务人员离开污染区进入潜在污染区之前：摘手套、消毒双手或者洗手→摘防护面屏/护目镜→脱防护服或隔离衣→脱鞋套→手消毒和/或洗手→进入潜在污染区，手消毒或洗手。

（2）从潜在污染区进入清洁区之前：手消毒和/或洗手→脱工作服→摘掉医用防护口罩和帽子→手消毒和/或洗手后，进入清洁区。

（3）离开清洁区：沐浴、更衣→离开清洁区。

3. 穿脱防护用品的注意事项

（1）在持续佩戴医用防护口罩6～8h后或者遵循厂家的使用说明，遇到潮湿或者污染，医用防护口罩应该及时更换。

（2）佩戴过的眼镜应该在离开隔离区之前清洗与消毒。

（3）对于隔离衣、医用一次性防护服等防护用品，不同类别的传染病患者之间以及疑似患者之间应进行更换。

（4）使用后的物品应分别放置于专用的污物容器内。

（5）隔离衣、医用一次性防护服等如果被污物、患者体液（组织液、血液等）污染时，应该立即更换。

（6）检查佩戴装备的气密性，应该在佩戴全面型呼吸防护器或者医用防护口罩时进行。

（7）埃博拉出血热及突发不明原因的传染病的医务人员的防护用品穿脱流程，应遵循卫生行政部门届时发布的相关规定进行。

（三）落实隔离与预防措施

（1）预防措施应该和隔离、消毒措施同时实施。在预防的同时，医务人员必须严格执行无菌技术的各项操作规程及遵守各项消毒、隔离制度。

（2）被患者排泄物、分泌物、体液污染的被服、仪器设备以及医疗用品等物品，应立即进行正确的处理；在重复使用的医疗仪器、设备用于下一个患者之前，应进行清洁和有效的消毒。

（3）污染物可能发生喷溅时，应佩戴好护目镜/防护面屏和口罩，并穿好隔离衣/防护服，以防污染医护人员的皮肤、黏膜和衣服。

（4）应该立即更换被严重污染的防护用品；必须采取有效的灭菌或者消毒措施来处理重复使用的用品。

（5）应该立刻采取消毒措施来处理被污染的工作环境，必要时需要监测消毒效果。

（6）在实验室必须采用专用容器来采集标本，并且容器应存在明显标志，需要采用适当的方法在其使用后进行消毒处理。在处理标本的时候，个人防护必须做好。

（7）被服若被体液、分泌物、排泄物污染，应严格密封运送。

（8）严格按照相关规定处理医疗废弃物。正确进行收集以及分类，黄色废物袋内放置感染性医疗废弃物，锐器盒内放置锐器，当锐器盒中锐器的数量达到容器的3/4时，必须严密封口。禁止在处理医疗废弃物的时候进行二次分拣，禁止在处理过程中用手直接抓取医疗废弃物，特别注意手不能伸入垃圾袋中并向下挤压医疗废弃物。

（四）防止锐器损伤

（1）医务人员在进行护理操作、侵袭性诊疗的过程中，如在进行经椎管穿刺、置入导管等操作时，应该保证操作环境中光线充足，应该穿戴好医用防护用品如医用外科口罩等，并且严格根据正确的规程来进行操作，防止被各种破裂的安瓿瓶、刀片、针具等医用锐器划伤或刺伤。

（2）使用过的针头不应该回套针帽，如果必须回套时，应该使用器械加以辅助或者单手进行操作；不能用手直接接触污染的锐器物品，如刀片、针头等。废弃的锐器应该直接放入防渗漏、耐刺的专用锐器盒里面；锐器盒需有清晰可见的明显标志。锐器如果需要重复使用，应放置在防刺的容器内密闭运输以及进行处理。

（3）为了防止被刺伤，应该提倡使用具有安全防护性能的医用锐器输液器、注射器等。

（4）在进行与安瓿瓶有关的操作时，应使用指套或手套，如果手上沾有碎玻璃，禁止用力擦拭，应该用流动的水将碎玻璃冲走。

（5）在对精神异常、躁动等不合作患者进行护理、治疗操作时，必须有他人从旁协助。

（6）防止锐器损伤的其他措施。

（五）安全注射

（1）医务人员应掌握治疗和用药的指征。

（2）注射使用一次性的灭菌注射装置。

（3）对血源性传播疾病患者实施注射时，宜使用安全注射装置。

（4）尽可能采用单剂量注射用药。在多剂量用药无法避免时，要保证"一人一针一管一用"，不得使用用过的针头及注射器再次抽取药液。

（5）使用后的注射针头等锐器应及时放入符合规范的锐器盒内。

（六）做好医疗废弃物管理

负压隔离病房的确诊及疑似患者产生的废弃物，包括医疗废弃物和生活垃圾，均应当按照医疗废弃物进行分类收集。

规范包装容器。医疗废弃物专用包装袋、锐器盒的外表面应当有警示标识，在盛装医疗废弃物前，应当进行认真检查，确保其无破损、无渗漏。医疗废弃物收集桶应为脚踏式并带盖。医疗废弃物达到包装袋或者锐器盒的3/4时，应当有效封口，确保封口严密。应当使用双层包装袋盛装医疗废弃物，采用鹅颈结式封口，分层封扎。

做好安全收集。按照医疗废弃物类别及时分类收集，确保人员安全，控制感染风险。盛装医疗废弃物的包装袋和锐器盒的外表面被感染性废物污染时，应当增加一层包装袋。分类收集使用后的一次性隔离衣、防护服等物品时，严禁挤压。每个包装袋、锐器盒应当系有或粘贴中文标签，标签内容包括：医疗废弃物产生单位、产生部门、产生日期、类别、重量，并在特别说明中标注"疾病名称"。

第四节　传染病方舱医院

一、方舱医院的概念

方舱医院是在最短的时间内充分利用既有的建筑,以最小的成本改造以及建设而成的临时性收治场所,从而可以实现对患者的最大限度的救治、对传染源的有效控制的目标。容量大和空间大是方舱医院的特点,安全至上是在改建以及设计上要遵循的原则,来确保消防安全、环境安全、设施设备运行安全、建筑结构安全以及患者和医护人员的安全。

方舱医院由具有不同技术或者医疗保障功能的一系列方舱组建而成,具有实施早期治疗的救治能力。方舱医院内不仅具备持续的电源供应、器械消毒灭菌、药品及无菌物品存储、流动水手卫生设施等条件,还可以开展手术,进行 X 射线、彩超、检验等检查。方舱医院由于具有环境适应性强、能快速展开部署、机动性好等诸多优点而能适应突发的应急医学救援任务。在我国青海玉树地震、四川汶川地震等突发的紧急医疗救援任务中都有方舱医院的参加,其接收并且救治了灾区的重症伤员。经过在实际应用中的检验,方舱医院快速、机动的医疗救治优势能够有效发挥,在各项任务的执行中经受住了全面考验(刘俊峰等,2020)。

二、方舱医院在传染病疫情防控中的应用

以往大多数的方舱医院用于抗震救灾、紧急医学救援等场景。在抗击新冠疫情中,方舱医院发挥了隔离治疗传染病的作用。方舱医院如果用作隔离用途,必须要满足传染病医院的设置要求,对场所的基本要求包括:①需远离人口密集的活动区和居民区;②为了方便医务人员上下班及转运患者,需要保证交通便利;③设计医疗辅助用房以及病床时,需要保证有足够的空间;④需要设置多个出入口,并且有足够的距离隔开每个出入口,按照传染病医院三区(污染区、潜在污染区、清洁区)两通道(患者通道、医务人员通道)的流程进行改造,方便消防疏散的进行。一般来说,大型会展中心、体育场馆等场所均基本符合上述条件,因此可在此基础上改建,也可以专门建立方舱医院以备长期抗击传染病的使用,比如,在 2003 年 SARS 疫情中建立的北京小汤山方舱医院,以及在新冠疫情期间建立的火神山、雷神山方舱医院。突发的重大传染性疾病传染性强,病例数迅速增长,大大超出了当地现有的医疗资源容量,只能通过迅速改建方舱医院来扩充病床资源,不管何种形式的方舱医院,都在抗击传染病中发挥了里程碑式的作用(张天宝等,2020)。

三、方舱医院的管理策略

(一)基本要求

1. 选址原则

方舱医院应当依托单体封闭式大空间建筑设置,按照社会影响小、安全性高的原则

确定地址，具体位置应远离人口密集区域如幼儿园、学校、居民区等，远离饲料及食品生产加工企业，远离易爆易燃产品、有害气体生产、储存的场所等区域（刘俊峰等，2020）。

2. 建设标准

每个方舱医院应满足 200～3000 张床位的规模，每张床位的净使用面积不少于 6m²，每 20 张床作为一个单元设置必要的隔断设施，每 100 张床位配备 5～10 个卫生间厕位。可将患者诊疗区作为污染区，而在医务人员出入口外设置清洁区。要规范建设院区污水排放、医疗废弃物处置等设施，患者活动空间的设置要恰当。足够量的救护车停车位应该在医院入口处被设置（国家卫生健康委员会办公厅等，2022）。

3. 人员配备

在方舱医院依照医护比 1∶5、床护比 1∶0.2 来配备医护人员，实行 24h 轮流值班的制度，每 6h 为 1 班次。同时，配备保安、保洁、公安民警等保障人员，和医务人员同班次进舱，每班次每 100 张床位需要配备 1 名保洁、2 名保安和 1 名公安民警（上海国家会展中心方舱医院三分院和空军军医大学援沪医疗队专家组，2022）。

4. 防护要求

对每天进入污染区的医护人员以及保障人员如保安、公安民警、保洁等实行二级防护，对其他的工作人员则实行一级防护，在开展呼吸道操作性诊疗时对医务人员实行三级防护，需要依据实际情况来对防护物资进行测算配备。

5. 设备设施配备

（1）建立医疗信息化系统。医院要建立污染区与清洁区信息互通互联的医生、护士工作站，要具备信息统计系统和电子病历系统，在有条件的情况下也应该设置患者身份识别系统等。

（2）建立病区视频监控系统。清洁区和指挥部能够通过视频监控系统实时监测病房的全景以及局部情况。

（3）配备必要的医疗设备、药品和器械。在院内要配置具有核酸检测能力的移动检测车和移动 CT 车，配备一些常用药品、输液架、氧气瓶及配套的吸氧用品、听诊器、电子血压计、体温测量仪、血氧饱和度监测仪、轮椅、平车、必要的抢救药品、简易呼吸器、监护仪、除颤仪、无创呼吸机等。

（4）病区的医务人员应配备移动电话、对讲机等通信设备。

（二）组织管理

方舱医院所在地的市/县级人民政府需要履行其属地管理责任，并且需要明确 1 名政府相关负责人员对接医院的日常管理工作，统筹组织环保、应急、公安、消防、城管、后勤等工作力量，全力保障方舱医院的正常运行。当地卫生健康行政部门要为该方舱医院指定一家综合实力强、救治水平高的医疗机构作为托管医院，其主要负责方舱医院的整体运行。承担托管任务的医院需要派出强有力的管理团队，并且指派一名具有非常丰富管理经验的院级领导来担任方舱医院院长。当地卫生健康行政部门要组织相关医院派出医疗队整建制接管相关病区，医疗队由管理、后勤、信息、院感、护理、医疗等人员组成。

（三）隔离分区与流程要求

方舱医院的隔离分区与流程要求如下（张天宝等，2020）。

1. 三区两通道要求

建立"三区两通道"（清洁区、潜在污染区、污染区；患者通道、医务人员通道）的格局，洁污分离、医患分离的交通组织及平面的隔离防护。

明确界定污染区、潜在污染区、清洁区的范围，并且在醒目位置张贴公示，在各区交界处设置醒目的警示标志。清洁区包括淋浴间、更衣室、人员休息室、清洁区库房、会议（会诊）室、医生办公室等；潜在污染区包括缓冲间（如一脱间、二脱间）；污染区包括病区（室）、检查检验区、活动区、处置室、污物间、标本存放间等。

医务人员通道与患者通道要保证路线清晰。医务人员从清洁区进出污染区的出入口处应分别设置入舱通道和出舱通道，并应该根据舱内的床位数量设置适当多个平行出舱通道，从而减少医护人员出舱等待时间。

2. 个人防护要求

一级防护：适用于清洁区。

一级防护用品主要包括：一次性乳胶手套或丁腈手套、工作服、一次性工作帽、医用防护口罩或外科口罩等。

二级防护：适用于潜在污染区、污染区，包括进行医疗废弃物处置、非呼吸道标本采集和转运、患者护送及转运、影像学检查等的工作人员。

二级防护用品主要包括：鞋套、一次性乳胶手套或者丁腈手套、一次性防渗隔离衣或者防护服、一次性工作帽、护目镜或防护面屏、医用防护口罩等。

三级防护：适用于经评估需要进行产生气溶胶操作的工作人员。

三级防护用品主要包括：鞋套、一次性乳胶手套或丁腈手套、防护服、正压头套或全面防护型呼吸防护器等。

3. 人员进出卫生流程

进入卫生通过室和返回卫生通过室需要在清洁区进出污染区的出入口处分别设置。进入流程为："一次更衣—二次更衣—缓冲间"，以供医护人员穿戴好防护装备之后，从清洁区进入到隔离区。返回流程为："缓冲间—脱隔离服间—脱防护服间—脱制服间—淋浴间—一次更衣"，从隔离区返回清洁区，应该分设男、女返回卫生通过室。在出舱通道潜在污染区以及入舱通道入口各设置 1 名专职感染防控护士。入舱时，医务人员必须经过入舱感染防控护士检查其所做的防护是否到位，有无暴露、不规范穿戴的情况，发现问题之后应该及时沟通并协助医务人员解决问题，以保证每一位入舱人员的防护都符合感染防控要求。在人员出舱经过缓冲区、潜在污染区以及清洁区的时候，应该确保出舱人员严格依照脱防护用具的步骤以及流程进行操作。在潜在污染区有出舱专职感染防控护士协助和指导医务人员脱防护用具，保证医务人员操作规范，减少暴露机会。

4. 床位设置要求

方舱医院内病床区应做到男女分区、床位分区，每区床位数不宜大于 42 张，每个分区应设置明显的隔离带或标识，床位的排列应该保证合适的距离，两张平行的床净距不宜小于 1.2m，并且设置有床头柜。双排床位（床端）之间的通道净距不应小于 1.4m，单排床时床与对面墙体间的通道净宽不宜小于 1.1m，这样有助于空气流通，便于医生进行治疗和看护。

5. 厕所设置要求

需要分开设置医护人员和病患使用的厕所，患者使用临时厕所如厕，并且走另外搭建的密闭专用通道；泡沫封堵型的移动厕所可优先被选用，根据患者的实际需求确定蹲位，应该在建筑下风向的位置设立厕所，并且尽可能远离供水点和餐饮区。临时厕所中患者的粪便等排泄物需经集中无害化处理或者投药消毒。仅身体健康的医务工作人员可以使用建筑内外的固定厕所。需要依照传染病医院的要求严格管理所有厕所的粪便，严禁直接向外排出。

（四）消毒措施

方舱医院的消毒措施如下（张天宝等，2020）。

1. 消毒原则

分区分类消毒的原则在方舱医院被实行，预防性消毒措施在清洁区被采用，而污染区和潜在污染区采取随时消毒与疫源地终末消毒措施。

（1）清洁消毒顺序：清洁区→潜在污染区→污染区。

（2）清洁消毒频次要求：清洁区每天 2 次；潜在污染区每天 2~3 次；污染区每天 2~3 次；如遇污染应立即消毒。

2. 消毒范围和对象

消毒范围和对象主要包括方舱医院的空气流通与消毒；物品和出方舱医院车辆（包括转运患者车辆）的随时消毒；整个隔离病区（潜在污染区和污染区）的血液、呕吐物、分泌物、物品的随时消毒；生活污水和粪便污水的定时消毒；患者病情加重转院或患者痊愈出院后床单元的终末消毒；方舱医院功能使命终结、疫情平息后的终末消毒。无症状感染者或者病例短暂经过的没有明显污染物的场所，不需要进行终末消毒。

3. 消毒人员的防护

不同级别的防护应该依照具体情况被消毒人员采取。对清洁区进行预防性消毒，按一级防护要求着装，穿戴工作服（白大褂）、一次性外科口罩及一次性工作帽，戴一次性乳胶手套，外部戴长袖橡胶手套。因使用含氯消毒剂、过氧化物消毒剂等消毒药品时都有刺激性，应该佩戴防护眼镜。

进入病区（潜在污染区和污染区）按二级防护要求着装，穿戴一次性防护眼镜（防雾型）、医用防护口罩、工作帽、一次性乳胶手套、一次性防护服、一次性防水靴套或者防水胶鞋。在处置可能发生喷溅的液体废物时，应加戴正压式头套或防护面屏。

4. 消毒剂的选择

医疗机构应尽量选择一次性的诊疗用品，而非一次性诊疗用品的处理首选压力蒸汽灭菌，还可以选择使用化学消毒剂或低温灭菌设备消毒或灭菌不耐热的用品。

可以选择使用二氧化氯消毒剂、含氯消毒剂喷洒、擦拭或者浸泡消毒来处理环境物体表面。对于仪器设备操作面板、键盘、鼠标、个人电子产品等局部小表面，可以选用双链季铵盐类消毒剂、75%医用乙醇等擦拭消毒。

手和皮肤应优先选择流动水冲洗，再用合适的消毒剂如碘伏、含乙醇、过氧化氢等手、皮肤消毒剂擦拭消毒。醇类速干手消毒剂应选择乙醇含量在60%以上的产品。

方舱医院的功能终结以后，其室内空气的终末消毒可选择用二氧化氯、过氧化氢、过氧乙酸等消毒剂进行气溶胶喷雾消毒。应该选用符合国家法规管理要求的消毒产品，并且在有效期内使用。

5. 消毒方法

1）随时消毒

方舱医院的随时消毒指的是及时消毒处理有可能被收治患者污染的环境场所和物品，包括定时定期常规消毒环境表面以及及时消毒明确污染物，以及空气的消毒与流通。①室内空气消毒：方舱医院容量大、空间大，适宜采取自然通风或机械排风方式，集中空调通风系统应开启空气净化消毒装置，排风机入口宜加装高效过滤器。气流的方向是从医护人员区域到病房区域，排、送风机（口）的设置位置应尽量保证没有通风死角，以形成合理的气流通道。可使用循环风空气消毒机在隔离病区的局部持续运转来进行消毒。不得在有人的情况下使用化学消毒剂进行超低容量喷雾消毒和使用紫外线灯进行空气消毒。②物体表面和地面消毒：可用消毒液对物体表面和地面进行湿法拖地与擦拭消毒。不建议在有人的情况下常规对病区进行喷洒消毒。可以采用浸泡消毒或者消毒液擦拭来处理患者的用品。③厕所消毒：供患者使用的厕所很多是方舱医院里没有全套污水处理系统的临时厕所。为了加强排风应该采用排气扇，并且需要对厕所的马桶、厕坑、挡板、地面、2m以下墙面、洗手池、水龙头或者门把手等部位进行擦拭或者喷洒消毒，投放消毒剂来处理粪便污水。④污染物消毒：明显的污染物首先被安全去除掉之后，再对被污染的物品、墙面、地面等进行消毒，污染物包括患者的排泄物、呕吐物、分泌物以及血液。⑤手消毒：医护人员开展手卫生时应该遵循手卫生指征。进行手卫生时，戴手套之后在手套无明显污染的情况下，一双手套不应该有超过10次的搓手次数；在手套明显被污染时，外层手套应该被更换。消毒、洗手应该在护理、诊疗工作结束后。并且鼓励患者经常使用手消毒剂搓手消毒或者洗手。

2）终末消毒

终末消毒指的是对场所和物品等在传染源离开方舱医院之后进行的彻底消毒处理，应该保证不再有病原体存在于终末消毒后的场所以及其中的物品。不能对室外环境（包括空气）开展大面积消毒处理。①床单元的消毒：应该对进展为重症转院后或治愈出院后的患者的附近地面、一般用品、织物、床头柜、床架等进行终末消毒的处理。②车辆的消毒：应该对运载患者后的车辆开展终末消毒的处理，为运载新的患者做准备。③方舱医院的终末处置：可在住院患者不多时的疫情后期，将患者相对集中在几个病区进行观察与治疗，开展终末消毒来处理已经腾空的病区的环境。应该在疫情平息、方舱医院使命终结后，将医院关闭封锁使病毒自然失活或进行终末消毒。④终末消毒程序：终末消毒程序按照《疫源地消毒总则》（GB 19193—2015）附录 A 执行。

6. 常见污染对象的消毒方法

常见污染对象的消毒方法如下（国家卫生健康委员会办公厅，2020）。采用湿式卫生清洁方式，按由上到下、由里到外、由轻度污染到重度污染的顺序进行全面彻底清洁及消毒。

1）空气管理与消毒

方舱医院在随时消毒时适合选择机械排风或者自然通风的方式，换气次数（新风量）应≥6 次/h，并且送风量应该小于排风量。高效过滤器应该加装在排风机入口，集中空调通风系统的空气净化消毒装置应该启动。气流的方向是从医护人员区域到病房区域，排、送风机（口）的设置位置应该尽量确保不存在通风死角，以形成合理的气流通道。可应用循环风空气消毒机在隔离病区的局部持续运转来完成消毒。在进行终末消毒的时候，密闭方舱医院以后，以 500～1000mg/L 二氧化氯消毒液或者 30g/L 过氧化氢溶液或者 2000～5000mg/L 过氧乙酸溶液气溶胶喷雾消毒，20～30mL/m^3 的喷洒量的作用时间为 1h。需要严格依照设备的操作说明来选择过氧化氢干雾或者气雾来完成对方舱医院的终末消毒。应该注意在消毒之后开窗通风。不得在有人的情况下使用化学消毒剂进行气溶胶喷雾和使用紫外线灯进行空气消毒。

2）污染物消毒

方舱医院内的污染物包括患者排泄物、呕吐物、分泌物和血液等。可以使用抹布、纱布等一次性吸水材料蘸取含有效氯 5000～10 000mg/L 的含氯消毒液（或者能达到高水平消毒的干巾/湿巾），谨慎移除少量污染物。应该采用漂白粉或者消毒粉完全覆盖大量污染物，或使用对折 3 次的大块纱布/一次性吸水材料完全覆盖后，浇洒足量的含有效氯 5000～10 000mg/L 的含氯消毒液至全部湿透，作用时间在 30min 以上，或者使用能够达到高水平消毒的干巾/湿巾谨慎清洁干净，并且立即放进医疗废弃物袋里。注意在清除的过程中不要与污染物有接触。应该设置带盖的容器来收集患者的呕吐物、分泌物，按药、污比例 2：1 使用含有效氯 20 000mg/L 的含氯消毒液浸泡消毒 2h。在污染物被清除之后，应该消毒被污染的环境物体表面。使用含有效氯 5000mg/L 的含氯消毒液来浸泡消毒盛放污染物的容器 30min，然后再小心冲洗干净。

3）地面和墙面消毒

当污染物肉眼可见时，应该先去污然后进行消毒。当污染物肉眼不可见时，可以用含有效氯 500mg/L 的二氧化氯消毒液或者 1000mg/L 的含氯消毒液喷洒或者擦拭消毒。地面消毒应该先以 $100\sim300mL/m^2$ 的喷洒量喷洒一次，方向为从外向内，等到完成室内消毒之后，再重复喷洒 1 次，方向为由内到外。需要不少于 30min 的消毒作用时间。

4）一般物体表面消毒

通常有肉眼可见的污染物存在于物体表面时，应该首先去污然后进行消毒。当污染物肉眼不可见时，可以选择含双链季铵盐的卫生湿巾或者 75%乙醇来擦拭消毒个人电子产品；可以依据诊疗设备物品表面是不是耐腐蚀，灵活地选择 500mg/L 的二氧化氯消毒液、含有效氯 1000mg/L 的含氯消毒液或者 75%乙醇等来擦拭消毒；门把手、床头柜、床架等使用含有效氯 500mg/L 的二氧化氯消毒液或者 1000mg/L 的含氯消毒液等喷洒、擦拭消毒，在作用时间持续 30min 之后用清水小心擦拭干净。对上述物品也可用含过氧化氢、双链季铵盐的消毒湿巾来擦拭消毒。

5）衣服、被褥等纺织品消毒

对衣服、被褥等纺织品应该尽可能动作轻缓地收集，避免气溶胶的产生。可以按照医疗废弃物对一次性使用的物品进行集中焚烧处理。如果需要反复使用，可采用煮沸或者流通蒸汽持续消毒 30min，或使用衣物洗涤消毒剂浸泡，或用含有效氯 500mg/L 的含氯消毒液持续浸泡 30min，然后再常规清洗；或者被水溶性的包装袋包装后直接投入洗衣机持续洗涤消毒 30min，并且有效氯含量保持在 500mg/L。可以选择环氧乙烷灭菌器来处理贵重衣物。

6）餐（饮）具消毒

应该先去除餐（饮）具的食物残渣，再清洗，然后煮沸消毒持续 30min。也可以浸泡于含有效氯 500mg/L 的含氯消毒液 30min，然后使用清水小心冲洗干净。

（五）医疗废弃物处理

生活垃圾：应该按照医疗废弃物来处理污染区以及潜在污染区的生活垃圾。

医疗废弃物：应该按照《医疗卫生机构医疗废弃物管理办法》以及《医疗废弃物管理条例》的要求来处置医疗废弃物。采用双层黄色的医疗废弃物袋来规范收集，当包装袋所盛装的医疗废弃物达到 3/4 时，要严密紧实封口，在隔离病区污物暂存区，先喷洒消毒剂对封口进行处理，然后放入外层医疗废弃物袋并且封口。

（六）后勤保障

（1）应为每张床位安装电源插座，提供必要的生活用品，满足收治对象基本的生活需求；要供应可以保障营养的食物给患者，并可以使糖尿病患者、儿童、老人等不同的饮食需要被充分满足，应确保热水可以持续供应 24h，食品卫生安全标准必须被严格遵守。

（2）病区的干净和整洁必须要保持，保洁员应该及时做好垃圾清运、卫生间消杀、地面清洁等工作。

（3）在方舱医院内封闭式的管理必须被严格实行，视频监控系统在院内被配备完善。把医疗服务与安全工作结合到一起，保安与公安民警的值守都要加强，并且及时对矛盾纠纷进行处置。

（4）要对消防安全进行强化，建筑平面布局和应急逃生路线图、安全出口位置图等要张贴在院区的醒目位置。方舱医院应与前置执勤力量以及辖区消防队一起建立起联动联勤的机制，共同制定应急疏散以及灭火的预案，相继开展消防安全的培训以及演练。

参 考 文 献

北京市质量技术监督局. 2009. 负压隔离病房建设配置基本要求(DB 11/663—2009).

郭建树, 程鹏博, 吕蒙, 等. 2022. 大流量湿壁气旋式生物气溶胶采样器的设计及其性能评价. 中国消毒学杂志, 39(6): 401-406, 409.

国家卫生健康委员会. 2023. 医院隔离技术标准(WS/T 311—2023).

国家卫生健康委员会办公厅. 2020-02-06. 新型冠状病毒肺炎防控方案(第四版). http://www.nhc.gov.cn/xcs/zhengcwj/202002/573340613ab243b3a7f61df260551dd4.shtml[2023-05-22].

国家卫生健康委员会办公厅. 2022-07-01. 方舱医院装备配置指南(试行). http://www.nhc.gov.cn/guihuaxxs/s7824/202207/1e1f396ae91343218c926796542b2580.shtml[2022-07-13].

国家卫生健康委员会办公厅, 国家发展和改革委员会办公厅, 住房和城乡建设部办公厅. 2022-07-06. 关于印发方舱医院设计导则(试行)的通知. https://www.gov.cn/zhengce/zhengceku/2022-08/12/content_5705168.htm[2023-02-08].

国家卫生健康委员会办公厅, 国家发展和改革委员会办公厅. 2020-07-30. 关于印发综合医院"平疫结合"可转换病区建筑技术导则(试行)的通知. https://www.gov.cn/zhengce/zhengceku/2020-08/18/content_5535492.htm[2023-12-18].

国家卫生健康委员会办公厅, 住房和城乡建设部办公厅. 2020-02-27. 新冠肺炎应急救治设施负压病区建筑技术导则(试行). http://www.nhc.gov.cn/xcs/zhengcwj/202002/f6a6da92bfd649b699464b54591d68db.shtml[2020-02-28].

国家质量监督检验检疫总局, 国家标准化管理委员会. 2017. 医院负压隔离病房环境控制要求(GB/T 35428—2017).

刘俊峰, 翟晓辉, 向准, 等. 2020. 应对新型冠状病毒肺炎疫情的方舱医院建设管理探讨. 中国医院管理, 40(3): 12-14.

马雪征. 2021. 气旋式生物气溶胶采集关键技术研究. 北京: 中国人民解放军军事科学院博士学位论文.

上海国家会展中心方舱医院三分院, 空军军医大学援沪医疗队专家组. 2022. 方舱医院医疗管理专家共识. 医学争鸣, 13(1): 1-5.

杨莉, 张铮, 殷文军, 等. 2021. 病毒环境污染采样及其检测方法的研究进展. 工业卫生与职业病, 47(6): 521-523, 526.

张天宝, 姚璇, 熊进峰, 等. 2020. 新型冠状病毒肺炎方舱医院消毒与感染防控措施. 中国消毒学杂志, 37(4): 300-303.

Tennessee Tech University. 2015. Biological Safety Cabinet(BSC)Use Standard Operating Procedure.

U.S. Department of Health and Human Services. 2020. Biosafety in Microbiological and Biomedical Laboratories.

第七章 医院药物使用生物安全管理

生物安全指的是当国家面临与各种生物有关的影响因素对国家的生态环境、人类健康以及经济情况造成影响与风险时,能够做出有效应对、防范以及维护安全的能力。生物安全主要包括防御生物恐怖袭击和武器威胁、防控动植物疫情与传染性疾病、防止生物技术滥用、保护生物遗传资源及与生物有关的其他安全,即确保生态环境安全、生物产品安全、生物物种安全和生物技术安全。生物安全对保障人类的生命健康、促进国民的经济发展以及保护生态环境至关重要,是我国国家安全的重要领域之一,与我国的核心利益和战略目标密切相关。

第一节 抗菌药物的生物安全管理

一、抗菌药物概述

抗菌药物是指治疗细菌、支原体、衣原体、立克次体、螺旋体、真菌等病原微生物所致感染性疾病病原的药物,不包括治疗结核病、寄生虫病和各种病毒所致感染性疾病的药物以及具有抗菌作用的中药制剂。

(一)抗生素

抗生素是指由细菌、真菌或其他微生物在生活过程中所产生的具有抗病原体或其他活性的一类物质。抗生素可分为β-内酰胺类、氨基糖苷类、四环素类、大环内酯类、林可霉素类与其他主要抗细菌的抗生素和抗肿瘤的抗生素(陈新谦等,2018)。本部分所讲的抗生素主要是指具有抗微生物作用的抗生素。

(二)化学合成抗菌药物

化学合成抗菌药物包括磺胺类、甲氧苄啶类、硝基呋喃类、喹诺酮类、硝基咪唑类等药物。

(三)抗菌作用机制

抗菌药物主要通过干扰病原微生物的细胞结构或代谢过程产生抗菌作用,其作用机制大致可以分为4类。①抑制细菌细胞壁合成:如β-内酰胺类抗生素与细菌细胞膜上的青霉素结合蛋白结合,妨碍细胞壁黏肽的合成;②破坏细胞膜结构:如多黏菌素 B 可通过与膜磷脂结合,破坏细菌细胞膜的完整性;③抑制或干扰细菌蛋白质合成:如大环内酯类、氨基糖苷类和氯霉素类抗生素等,与细菌核糖体 50S 亚基或 30S 亚基结合,阻碍细菌蛋白质合成；④抑制细菌核酸合成：如喹诺酮类药物阻断细菌 DNA 的合成。

二、细菌耐药性

（一）耐药性

细菌耐药性（bacterial resistance）是指细菌与药物多次接触后对药物的敏感性下降甚至消失的现象。

抗菌药物滥用是细菌获得性耐药的重要的驱动因素，可导致细菌耐药性不断增强并广泛传播，多重耐药菌已严重威胁公众健康。目前，细菌耐药涉及公共卫生、环境污染、生物安全等多个领域，已成为全球亟待解决的重要公共卫生问题之一。

细菌耐药的机制非常复杂，主要包括：产生灭活酶或钝化酶，使药物失活或结构发生改变；改变药物作用靶点或数目；改变代谢途径；改变细菌细胞壁/膜通透性；通过主动转运将药物泵出菌体；改变逆转录酶结构等。

（二）遏制细菌耐药的策略

1. 发挥政府引导和监管功能

有效遏制全球范围内细菌耐药的蔓延，需要各国政府和国际机构的高度重视，并且需要多领域、多地区、多国家采取联合措施以发挥引导与监管功能，如 2015 年 WHO 审议通过了控制细菌耐药全球行动计划；2016 年和 2017 年召开的 G20 峰会，均将微生物耐药列入主要议题；我国国家卫生健康委员会等部门联合发布了《遏制细菌耐药国家行动计划（2016—2020 年）》和《遏制微生物耐药国家行动计划（2021-2025 年）》。

2. 建立细菌耐药监测体系，加强药政管理

目前，各国已建立了不同规模的细菌耐药监测体系或监测项目，如美国医院感染监测系统、欧洲细菌耐药监测系统、欧盟抗菌药物使用量监测网、德国医院感染监测体系等；国际 SENTRY 抗菌药物监测项目、重症监护细菌耐药流行病学研究项目、亚历山大项目以及英国抗菌化学治疗学会细菌耐药监测计划等。各国加强国际合作与数据共享，以获取更广泛的细菌耐药发展趋势信息、确定可能的耐药机制。

2021 年 9 月前，我国二级以上的综合性医院应当全部加入全国抗菌药物临床应用监测网和全国细菌耐药监测网，并且鼓励其他二级以上医疗机构加入。我国药政管理部门加强多部门间的合作，逐步建立起覆盖各级机构的细菌耐药监测体系和大数据库，不断完善细菌感染流行病学资料数据和防控技术规范（全国细菌耐药监测网，2021；国家卫生健康委员会合理用药专家委员会和全国细菌耐药监测网，2021；国家卫生健康委员会，2021），制定与落实细菌耐药相关的政策和制度。

我国医疗机构建立细菌耐药的预警相关机制，并及时采取对应措施（卫生部，2012）。

主要目标细菌耐药率超过 30% 的抗菌药物，应当及时将预警信息通报本机构医务人员。

主要目标细菌耐药率超过 40% 的抗菌药物，应当慎重经验用药。

主要目标细菌耐药率超过 50% 的抗菌药物，应当参照药敏试验结果选用。

主要目标细菌耐药率超过 75% 的抗菌药物，应当暂停针对此目标细菌的临床应用，根据追踪细菌耐药监测结果，再决定是否恢复临床应用。

3. 加强抗菌药物合理使用，减少耐药菌传播

医疗机构细菌耐药发生的主要原因，一是抗菌药物不合理使用造成的细菌基因突变及耐药基因转移；二是人员接触导致的耐药细菌的交叉传播。因此，医疗机构需加强抗菌药物的合理使用和用药监管，定期分析抗菌药物使用情况，评估用药适宜性，严格掌握抗菌药物局部应用、预防应用和联合用药规范。同时，将抗菌药物合理使用与感染控制措施相结合，通过多学科团队合作建立有效沟通和协同管理的模式，加强细菌耐药的源头管控、传播防控和监测分析反馈（邹妮等，2024）。此外，同时需加强对社区医院、药店等机构抗菌药物合理使用的监管。

4. 加大宣传教育力度，提升公众合理用药认知度

可通过网站、手机 APP、网络视频、健康讲座、宣传栏及医护人员的宣传讲解开展多样化的宣教活动，提高公众卫生健康意识和细菌耐药认知度，还提高患者合理使用抗菌药物的依从性。

5. 加强农业、畜牧业和渔业等部门管理

农业、畜牧业和渔业中抗菌药物的不合理使用可导致植物、养殖动物及环境中存在耐药细菌与耐药基因，不仅造成环境污染，还可以通过食物链等传播途径进入人体（史晓敏和王少林，2018；Wang et al.，2017）。2006 年，欧盟提出禁止在农业、畜牧业等行业使用促生长的抗菌药物，第四届环境抗生素耐药性国际讨论会强调减少农业中抗生素排放的关键是对抗生素的管理（Topp et al.，2018）。我国农业部要求加强对这些行业抗菌药物的审批、生产、使用全链条监管，不断完善相关政策法规，制定具体实施方案，严格规范其用药行为（农业部，2017）。

6. 研制新型抗菌药物

新型抗菌药物的研发是治疗各种耐药细菌感染的有效手段。加大研发新型抗菌药物的力度，比如具有不同分子结构与作用机理的创新药物研发（Eljaaly et al.，2021；Wu et al.，2020；File et al.，2019）；使用生物信息学分析结果指导新型抗菌物质的发现与合成（Hover et al.，2018；Vila et al.，2017）；利用代谢产物鉴定与化合物筛选方法发现新型抗菌物质（Kim et al.，2018；Ling et al.，2015）；针对耐药机制筛选和发现抗菌药物增效剂等（Bergstrom et al.，2018；Somboro et al.，2015）。近年来，国际研发的已上市或处于III期临床试验的耐药菌感染治疗药物主要包括新型 β-内酰胺酶抑制剂复方制剂、糖肽类、噁唑烷酮类、喹诺酮类、四环素类及头孢菌素等抗菌药物（叶静等，2021）。

三、抗菌药物的临床应用

长期不合理使用抗菌药物可导致携带多种耐药基因的细菌出现。全国抗菌药物临床应用监测网数据表明，我国抗菌药物在品种选择、手术患者首次预防用药时机及联合用药等方面均存在不合理使用的现象（国家卫生和计划生育委员会，2017），这不仅增加药物不良反应和药害事件的发生概率，而且更为严重的是诱导和产生耐药菌株，为抗感染治疗带来困难的同时还增加了治疗费用，给人民的身体健康和生命安全造成极大威胁。

抗菌药物的应用涉及临床各科室，其合理使用是提高治疗效果、减少不良反应发生率以及延缓细菌耐药发生的关键（颜青等，2017；国家卫生和计划生育委员会办公厅等，2015）。严格落实《抗菌药物临床应用指导原则（2015年版）》、《抗菌药物临床应用管理办法》、《医疗机构药事管理规定》、《处方管理办法》、《医疗机构管理条例》、《中华人民共和国药品管理法》和《医院处方点评管理规范（试行）》等相关规定，规范抗菌药物的临床应用。

（一）抗菌药物的治疗性应用

1. 明确临床与病原学诊断，严格掌握抗菌药物应用指征

1）明确是否存在感染性疾病

确定是否存在感染性疾病应综合患者的临床症状、体征、实验室和影像学检查结果等进行判断，并排除风湿结缔组织病、肿瘤疾病乃至药物热等非感染性疾病（颜青等，2017）。

2）明确感染部位和疾病严重程度

明确感染部位是临床诊断的必需环节，也是合理使用抗菌药物的重要基础。疾病严重程度的判断是抗菌药物选择的重要依据。

3）力争明确病原学诊断

正确的病原学诊断是有效治疗的重要前提。临床医务人员应当根据患者感染部位规范采集相应标本送病原学检测，怀疑全身性感染或局部病灶播散至血液时应采集血液标本。采集病原学检测标本时应当防止污染，取新鲜合格标本及时送检，力争标本采集和送检合格率达到100%。

4）严格掌握抗菌药物临床使用指征

根据患者的症状、体征及实验室检查或超声、放射等影像学的结果，诊断为细菌、真菌感染者方有指征应用抗菌药物；由结核分枝杆菌、非结核分枝杆菌、支原体、衣原体、螺旋体、立克次体及部分原虫等病原微生物所致的感染亦有指征应用抗菌药物。缺乏细菌及上述病原微生物感染的临床或实验室证据、诊断不能成立者、病毒性感染者，均无应用抗菌药物指征（国家卫生和计划生育委员会办公厅等，2015）。

2. 及时予以抗菌药物的经验治疗

对于临床诊断为细菌性感染的患者，在未获知细菌培养及药敏试验结果前或无法获

取培养标本时，可根据患者的感染部位、基础疾病、发病情况、既往抗菌药物用药史及治疗反应等推测可能的病原体，并结合当地细菌耐药性监测数据，先给予抗菌药物经验治疗。待获知病原学检测及药敏试验结果后，结合先前的治疗反应调整用药方案；对培养结果阴性的患者，应根据经验治疗的效果和患者情况采取进一步诊疗措施（国家卫生和计划生育委员会办公厅等，2015）。

3. 根据药物特点选择抗菌药物

抗菌药物品种较多，且细菌耐药的问题日益突出，因此药物选择成为临床抗感染治疗面临的重要挑战。不同种类抗菌药物的药动学和药效学特点各异，临床适应证不同。临床治疗时抗菌药物的选择原则上应满足：①抗菌谱覆盖已知或可能的病原菌；②药物在感染部位能达到有效浓度；③注意适用人群（尤其是儿童、孕妇、哺乳期妇女和老年人等特殊人群）与药物的相互作用，尽可能减少不良反应；④考虑经济性和给药方便性，选择性价比高的药物。

4. 根据患者的生理病理情况选择抗菌药物

在新生儿、小儿、老年人、孕妇、哺乳期妇女等的特殊生理情况及肝肾功能减退等病理情况下，抗感染治疗需要根据患者的特殊情况选择抗菌药物。其中，孕妇用药必须考虑对胎儿的影响，美国食品药品监督管理局（FDA）根据药物对妊娠女性及胎儿的影响将其分为 A、B、C、D 和 X 等 5 类，可作为孕妇用药的重要参考。

肾功能减退患者应用抗菌药物时，应尽量选择无肾毒性或低肾毒性的抗菌药物。可按照肾功能减退程度计算内生肌酐清除率，以调整给药剂量并严密监测。肝功能减退患者使用主要经肝脏代谢或排泄的药物时应减量，避免选择有肝脏毒性的抗菌药物。

5. 制订恰当的给药方案

依据《抗菌药物临床应用指导原则（2015 版）》，应根据病原菌、感染部位、感染严重程度和患者的生理、病理情况及抗菌药物药效学与药动学证据制订治疗方案，包括抗菌药物的选用品种、剂量、给药次数、给药途径、疗程及联合用药等。

1）品种选择

以药敏试验结果和病原菌种类为依据，尽可能选择针对性强、窄谱、安全、价格适当的抗菌药物。可根据可能的病原菌和当地耐药状况选用抗菌药物来进行经验性治疗。

2）给药剂量

通常以抗菌药物的治疗剂量范围给药。治疗中枢神经系统感染等抗菌药物不易达到的部位的感染和感染性心内膜炎、血流感染等重症感染时，宜使用较大剂量的抗菌药物（治疗剂量范围的高限）；由于多数药物的尿药浓度远高于血药浓度，对单纯性下尿路感染治疗时，抗菌药物可应用较小的剂量（治疗剂量范围的低限）。

3）给药途径

治疗轻、中度感染的大多数患者时，可选择口服吸收良好的抗菌药物，无须采用静脉或肌内注射给药。仅在出现下述情形时可先予以注射给药：①患者吞咽困难等不能口服给药或不能耐受口服给药；②患者存在呕吐、肠道吸收功能障碍、胃肠道病变、严重腹泻等明显可能影响口服药物吸收情况；③药物具有合适抗菌谱但没有口服剂型；④对于感染性心内膜炎、化脓性脑膜炎等以及感染严重、病情进展迅速，需在感染组织或体液中迅速达到高药物浓度以达杀菌作用的情况。肌内注射给药只适用于不能口服给药的轻、中度感染者，不宜用于重症感染者。接受注射用药的感染患者经初始注射治疗病情好转并能口服时，应及早转为口服给药。

治疗全身性感染或脏器感染时应避免局部应用抗菌药物。抗菌药物的局部应用只限于少数情形：①全身给药后在感染部位难以达到有效治疗浓度时加用局部给药作为辅助治疗（如治疗中枢神经系统感染时某些药物可同时鞘内给药，包裹性厚壁脓肿脓腔内注入抗菌药物等）；②眼部及耳部感染的局部用药等；③某些皮肤表层及口腔、阴道等黏膜表面的感染可采用抗菌药物局部应用或外用，但应避免选用主要供全身应用的品种。局部用药宜采用刺激性小、不易吸收、不易导致耐药性和过敏反应的抗菌药物。青霉素类、头孢菌素类等较易产生过敏反应的药物不可局部应用。氨基糖苷类等耳毒性药不可局部滴耳。

4）给药次数

为保证药物在体内能发挥最大药效，杀灭感染灶病原菌，应根据药动学和药效学相结合的原则给药。青霉素类、头孢菌素类和其他β-内酰胺类、红霉素、克林霉素等时间依赖性抗菌药物，应一日多次给药。氟喹诺酮类和氨基糖苷类等浓度依赖性抗菌药物可一日一次给药。

5）疗程

抗菌药物的疗程因感染不同而异，一般宜用至体温正常、症状消退后72～96h，有局部病灶者需用药至感染灶控制或完全消散。但血流感染、感染性心内膜炎、化脓性脑膜炎、伤寒、布鲁氏菌病、骨髓炎、B组链球菌咽炎和扁桃体炎、侵袭性真菌病、结核病等需较长的疗程方能彻底治愈，减少或防止复发。

6）严格抗菌药物联合应用指征

单一药物可有效治疗的感染不需联合用药，仅在下列情况时有指征联合用药：①病原菌尚未查明的严重感染，包括免疫缺陷者的严重感染。②单一抗菌药物不能控制的严重感染，需氧菌及厌氧菌混合感染，2种及2种以上复数菌感染，以及多重耐药菌或泛耐药菌感染。③需长疗程治疗，但病原菌易对某些抗菌药物产生耐药性的感染，如某些侵袭性真菌病；或病原菌含有不同生长特点的菌群，需要将不同抗菌机制的药物联合使用，如结核分枝杆菌和非结核分枝杆菌。④毒性较大的抗菌药物，联合用药时剂量可适当减少，但需有临床资料证明其同样有效。如两性霉素B与氟胞嘧啶联合治疗隐球菌性脑膜炎时，前者的剂量可适当减少，以减少其毒性反应。

联合用药时宜选用具有协同或相加作用的药物联合，如青霉素类、头孢菌素类或其他β-内酰胺类与氨基糖苷类联合。联合用药通常采用2种药物联合，3种及3种以上药物联合仅适用于个别情况，如结核病的治疗。此外，必须注意联合用药后药物不良反应亦可能增多。

7）疗效评估

抗感染治疗的疗效是指患者对治疗的反应，包括临床症状、指征和相关检查结果的变化。评估显示抗感染治疗的疗效不理想时，应重新作以下判断：①是否为感染性疾病；②已发现感染部位是否为唯一病灶；③经验治疗是否完全覆盖可能的病原体；④目标治疗所依据的培养结果是否可靠，或病原菌是否发生交替；⑤给药方案是否合理；⑥是否存在药物热；⑦引流、支持等其他措施是否充分。此外，应避免过早、过频繁地更换治疗方案（颜青等，2017）。

（二）抗菌药物的预防性应用

根据《抗菌药物临床应用指导原则（2015 年版）》，抗菌药物的预防性应用包括以下几个方面。

1. 非手术患者抗菌药物的预防性应用

1）预防用药目的

预防特定病原菌所致的或特定人群可能发生的感染。普通感冒、麻疹、水痘等病毒性疾病患者，昏迷、休克、中毒、心力衰竭、肿瘤、应用肾上腺皮质激素等患者，留置导尿管、留置深静脉导管以及建立人工气道（包括气管插管或气管切口）患者，原则上不应预防使用抗菌药物。

2）预防用药基本原则

预防用药基本原则：①用于尚无细菌感染征象但暴露于致病菌感染的高危人群；②预防用药适应证和抗菌药物选择应基于循证医学证据；③应针对一种或两种最可能细菌的感染进行预防用药，不宜盲目地选用广谱抗菌药或多药联合预防多种细菌多部位感染；④应限于针对某一段特定时间内可能发生的感染，而非任何时间可能发生的感染；⑤应积极纠正导致感染风险增加的原发疾病或基础状况。

2. 围手术期抗菌药物的预防性应用

1）预防用药目的

预防用药目的主要是预防手术部位感染，包括浅表切口感染、深部切口感染和手术所涉及的器官/腔隙感染，但不包括与手术无直接关系的、术后可能发生的其他部位感染。

2）预防用药原则

围手术期抗菌药物预防用药应根据手术切口类别、手术创伤程度、可能的污染细菌种类、手术持续时间、感染发生机会和后果严重程度、抗菌药物预防效果的循证医学证据、对细菌耐药性的影响与经济学评估等因素，综合考虑决定是否预防用抗菌药物。抗菌药物的预防性应用并不能代替严格的消毒、灭菌技术和精细的无菌操作，也不能代替术中保温和血糖控制等其他预防措施。

清洁手术（Ⅰ类切口）：手术脏器为人体无菌部位，局部无炎症、无损伤，也不涉及呼吸道、消化道、泌尿生殖道等人体与外界相通的器官。手术部位无污染，通常不需预防用抗菌药物。但在出现下列情况时可考虑预防用药：①手术范围大、手术时间长、污染机会增加；②手术涉及重要脏器，一旦发生感染将造成严重后果者，如头颅手术、心脏手术等；③异物植入手术，如人工心脏瓣膜植入、永久性心脏起搏器放置、人工关节置换等；④有感染高危因素如高龄、糖尿病、免疫功能低下（尤其是接受器官移植者）、营养不良等患者。

清洁-污染手术（Ⅱ类切口）：手术部位存在大量人体寄殖菌群，手术时可能污染手术部位导致感染，此类手术通常需预防用抗菌药物。

污染手术（Ⅲ类切口）：已造成手术部位严重污染的手术。此类手术需预防用抗菌药物。

污秽-感染手术（Ⅳ类切口）：在术前即已开始治疗性应用抗菌药物，术中、术后继续，不属于预防应用范畴。

3）抗菌药物品种选择

（1）根据手术切口类别、可能的污染菌种类及其对抗菌药物的敏感性、药物能否在手术部位达到有效浓度等因素综合考虑。

（2）选用对可能的污染菌针对性强、有充分的预防有效的循证医学证据、安全、使用方便及价格适当的品种。

（3）应针对手术路径中可能存在的污染菌，尽量选择单一抗菌药物预防用药，避免不必要的联合用药。

（4）头孢菌素过敏者，针对革兰氏阳性菌可用万古霉素、去甲万古霉素、克林霉素；针对革兰氏阴性杆菌可用氨曲南、磷霉素或氨基糖苷类。

（5）对某些手术部位感染会引起严重后果者，如心脏人工瓣膜置换术、人工关节置换术等，若术前发现有耐甲氧西林金黄色葡萄球菌（MRSA）定植的可能或者该机构 MRSA 发生率高，可选用万古霉素、去甲万古霉素预防感染，但应严格控制用药持续时间。

（6）不应随意选用广谱抗菌药物作为围手术期预防用药。鉴于国内大肠埃希菌对氟喹诺酮类药物的耐药率高，应严格控制氟喹诺酮类药物作为外科围手术期预防用药。

4）给药方案

（1）给药方法：给药途径大部分为静脉输注，仅有少数为口服给药。静脉输注应在皮肤、黏膜切开前 0.5～1h 或麻醉开始时给药，在输注完毕后开始手术，保证手术部位暴露时局部组织中抗菌药物已达到足以杀灭手术过程中沾染细菌的药物浓度。万古霉素或氟喹诺酮类药物等由于需输注较长时间，应在术前 1～2h 开始给药。

（2）预防用药维持时间：抗菌药物的有效覆盖时间应包括整个手术过程。手术时间较短（<2h）的清洁手术术前给药一次即可。如手术时间超过 3h 或超过所用药物半衰期的 2 倍，或成人出血量超过 1500mL，术中应追加一次。清洁手术的预防用药时间不超过 24h，心脏手术可视情况延长至 48h。清洁-污染手术和污染手术的预防用药时间为 24h，污染手术必要时延长至 48h。

3. 侵入性诊疗操作抗菌药物的预防性应用

常见侵入性诊疗操作的推荐预防用药包括第一代和第二代头孢菌素、甲硝唑、氟喹诺酮类和氨基糖苷类等抗菌药物。

（三）抗菌药物临床应用分级管理

根据抗菌药物临床应用的安全性、疗效、细菌耐药性、价格等因素，抗菌药物使用分为"非限制使用级"、"限制使用级"和"特殊使用级"三级。

1. 抗菌药物的分级原则

1）非限制使用级

该级药物是经长期临床应用证明安全、有效，对病原菌耐药性的影响较小，价格相对较低的抗菌药物。其应是已列入基本药物目录，《国家处方集》和《国家基本医疗保险、工伤保险和生育保险药品目录》收录的抗菌药物品种。

2）限制使用级

该级药物是经长期临床应用证明安全、有效，对病原菌耐药性的影响较大，或者价格相对较高的抗菌药物。

3）特殊使用级

该级药物是具有明显或者严重不良反应，不宜随意使用的抗菌药物；抗菌作用较强、抗菌谱广，经常或过度使用会使病原菌过快产生耐药的抗菌药物；疗效、安全性方面的临床资料较少，不优于现用药物的抗菌药物；新上市的，在适应证、疗效或安全性方面需进一步考证、价格昂贵的抗菌药物。

2. 抗菌药物分级管理目录的制定

应结合本地区实际状况制定抗菌药物分级管理目录。

3. 临床应用

临床应用抗菌药物应遵循《抗菌药物临床应用指导原则（2015年版）》，根据感染部位、严重程度、致病菌种类以及细菌耐药情况、患者病理生理特点、药物价格等因素综合考虑，对轻度与局部感染患者应首选非限制使用级抗菌药物进行治疗；严重感染、免疫功能低下者合并感染或病原菌只对限制使用级或特殊使用级抗菌药物敏感时，可选用限制使用级或特殊使用级抗菌药物治疗。

特殊使用级抗菌药物的选用应从严控制。临床应用特殊使用级抗菌药物应当严格掌握用药指征，经抗菌药物管理工作机构指定的专业技术人员会诊同意后，按程序由具有相应处方权的医师开具处方。①特殊使用级抗菌药物会诊人员应由医疗机构内部授权，由具有抗菌药物临床应用经验的药学部门、微生物检验科、重症医学科、呼吸科、感染性疾病科等的具有高级专业技术职务任职资格的医师和抗菌药物等相关专业临床药师担任。②不得在门诊使用特殊使用级抗菌药物。③有下述情形之一可以考虑越级使用特殊使用级抗菌药物：已有证据表明病原菌只对特殊使用级抗菌药物敏感的感染；免疫功能低下患者发生感染时；感染病情严重者。使用时间限定在24h之内，其后需要补办审办手续并由具有处方权限的医师完善处方手续。

（四）抗菌药物的治疗药物监测

1. 治疗药物监测

治疗药物监测（therapeutic drug monitoring，TDM）是对个体差异大、毒性作用强、治疗指数窄的药物，测定其在血液或其他体液中的浓度，依据药动学原理来制定个体化的给药方案。开展治疗药物监测、推广个体化给药方案可提高药物治疗水平，达到临床安全、有效、合理用药的目的。

2. 抗菌药物监测指征

抗菌药物监测指征主要包括以下几个方面。

药物有效血药浓度安全范围狭窄，需要根据血药浓度调整给药方案的药物。

药物浓度或者药动学参数个体差异较大的药物。

肝肾功能减退的患者：肝肾功能减退可影响药物的代谢和排泄。

特殊部位感染：如中枢神经系统感染，需监测脑脊液中抗菌药物浓度以确定感染部位是否已达到有效浓度。

合并用药存在药物相互作用：药物相互作用可以改变抗菌药物的动力学过程。

具有非线性药物动力学特征的药物。

毒性反应不易识别或常规剂量易出现毒性反应的药物。

特殊人群用药：如老年患者、儿童患者的生理特点导致抗菌药物的动力学过程与成人存在差异。

第二节　细胞毒性药物的生物安全管理

一、细胞毒性药物概述

细胞毒性药物（cytotoxic drug，CD）是指在生物学方面具有危害性影响的药品，可通过皮肤接触或吸入等方式造成对包括生殖、泌尿、肝肾系统的毒害，还有致畸或损害生育功能的作用。

临床上细胞毒性药物多为抗肿瘤药物，主要通过杀伤肿瘤细胞或抑制肿瘤细胞的增殖来达到抗肿瘤的目的。按作用机制其大致可以分为以下几类：直接影响 DNA 结构与功能的药物；干扰核酸生物合成的药物；干扰转录过程和阻止 RNA 合成的药物；抑制蛋白质合成与功能的药物；调节体内激素平衡以抑制肿瘤的药物。

二、配制人员生物安全管理

由于细胞毒性药物具有特殊的人体危害性，静脉用药的配制需在静脉用药调配中心（Pharmacy Intravenous Admixture Services，PIVAS）内进行，并且需要严格的管理防护措施以最大程度地避免细胞毒性药物在工作环境中的扩散以及人员与细胞毒性药物的接触，减轻其对人体健康的危害（国家卫生健康委员会，2021；张红银等；2023；叶伟斌等，2019；张丽珍等，2018）。

（一）潜在危害

细胞毒性药物在配制过程中产生的细微颗粒、药液气溶胶等可通过呼吸道或者消化道进入人体，或与皮肤接触后被直接吸收进入人体，造成人体脱发、血小板水平下降、染色体异常、器官损害、流产、胎儿畸形、消化道黏膜损伤等危害。医护人员若频繁接触细胞毒性药物、长期从事细胞毒性药物配制工作，可引起药物在体内的蓄积，产生慢性毒性反应（Zhang et al.，2016；Moretti et al.，2015）。

（二）接触途径

1. 细胞毒性药物配制前接触

配制前接触包括细胞毒性药物的脱包及表面清洁；安瓿瓶、西林瓶的破裂或渗漏；安瓿瓶、西林瓶掉落时碎片的飞溅及药粉、药液的渗出等。

2. 细胞毒性药物配制中接触

1）配制人员未严格遵守生物安全柜的操作规程

如未正确清除溢出或者溅出的药物；重复使用接触过细胞毒性药物的抹布或暴露于室内空气中；未或未按要求严格密封处理使用后的空安瓿瓶、注射器，造成残留药物挥发扩散；在操作过程中因堵塞回风口导致细胞毒性药物形成的气雾无法排出等，都会对配制环境造成污染，引起生物安全危害。

2）配制人员未严格遵守药物配制的操作规程

配制药物时药瓶未进行减压排气，造成瓶内压力过大，导致拔针时药液溢出或喷溅至皮肤黏膜、眼结膜而进入人体；配制药物时针头脱落，造成针头意外刺伤；药物溶解稀释时进行的振荡操作及吸取药液、排气、配液时针头处未敷无菌纱布，造成含毒性微粒的气溶胶、气雾或液滴播散于空气中，经呼吸道吸入进入人体；西林瓶、安瓿瓶或其他容器破裂导致药物溢出至配制环境中。

3. 细胞毒性药物配制后接触

配制后接触包括清除细胞毒性药物溅出或溢出的残液，处理细胞毒性药物配制过程中使用过的物质及医疗废弃物等操作。

（三）人员岗位培训

PIVAS配制人员与细胞毒性药物的接触概率大，容易导致生物安全性问题。接触细胞毒性药物的工作人员应该接受岗位专业知识的培训，通过相关岗位考核并且定期接受药学专业继续教育。

培训内容应包括：工作制度、操作规程和档案记录培训，要求熟悉细胞毒性药物配制工作制度、PIVAS操作规程、岗位职责、无菌操作技术规范、质量管理规范等；药物知识培训，要求掌握细胞毒性药物的治疗学性质、毒副作用、配伍与相互作用、暴露风险等；防护知识培训，要求掌握洁净间的操作实践、防护用具的使用方法、药物泄漏的应急预案及处置程序、配制废弃物处理的操作规范等；个人健康教育培训，加强体育锻炼、注意劳逸结合、合理安排饮食、增强机体免疫力（庞国勋等，2020）。

（四）人员操作防护

配制人员按照操作规程进行配制前的防护准备，包括洗手及穿戴一次性防护服、N95（含）以上级别口罩、手套、鞋套等（侯洁等，2018；李芸等，2021）。防护服应由聚乙烯涂层聚丙烯材料制成，使用时间不得超过 3.5h。手套可使用一次性无粉乳胶/丁腈手套，如有需要可戴双层手套，内层手套应戴在防护衣袖口内，外层手套应戴在防护衣袖口外。一般每操作 30～60min 即可更换手套，如发现破裂应立即更换。戴手套前和脱去手套后必须洗手，而且洗手的时间不能少于 1min。佩戴 N95 口罩应紧密贴合面部皮肤；穿戴一次性具有防渗透作用的鞋套；人员无头发外露并尽量减少皮肤暴露（包健安等，2023；邹林珂等，2023）。

在配制过程中如细胞毒性药物不慎接触衣物、皮肤，应立即脱掉受污染的衣物，用肥皂彻底清洗接触部位皮肤，并用大量清水冲洗至少 15min；眼睛接触细胞毒性药物后，立即用洗眼器冲洗，或用清水或等渗盐水冲洗，冲洗时间至少为 15min，必要时就医。

（五）人员健康管理

配制人员每年应至少进行一次血常规和全身的健康检查，建立健康档案，评估健康状况。建议备孕、怀孕或哺乳期人员避免接触和处理细胞毒性药物；对患有传染病或者其他可能污染药品的疾病，或患有精神病等其他不宜从事药品配制工作的人员，应调离相应岗位。

三、配制环境生物安全管理

（一）环境生物安全管理

环境生物安全管理内容具体如下（余波等，2020；吴永佩等，2016）。

1. 洁净区洁净度

洁净度表示空气洁净的程度，以含有的微粒浓度衡量。配制细胞毒性药物要求一次更衣室的洁净度为十万级；二次更衣室和药品配制操作间的洁净度为万级；洁净工作台（A2 型 II 级生物安全柜和水平层流台）的洁净度为百级。

2. 洁净区温湿度

洁净区室温控制在 18～22℃，湿度控制在 40%～65%，换气率不低于每小时 20～25 次。每天 2 次（上午、下午）检查温湿度并记录。

3. 压力差

空气洁净级别不同的相邻房间的静压差应＞5Pa；普通加药混合配制操作间与二次更衣室间的静压差应＞5Pa；细胞毒性药物配制操作间与二次更衣室间的静压差应为5～10Pa。每天2次（上午、下午）检查压差并记录，发现压差低于限度或压力梯度混乱时，应及时对压力进行调节。

4. 空气净化系统

初效过滤器每15天清洗一次；中效过滤器每半年更换一次；高效过滤器每1～2年更换一次。

5. 工作环境的控制

洁净区内照明度应＞300lx。洁净区的边台、地面、传递窗等每天进行清洁消毒；暂存容器、转移容器、洁净区墙面、屋顶等每月进行清洁消毒。每月做洁净间内空气培养、操作台细菌培养、工作状态下浮游菌和沉降菌培养；每年对超净工作台进行风速测定、层流空气微粒监测、层流空气微生物监测，定期更换高效过滤网，检测送风系统（唐伟樑，2014；张洁等，2007）。仪器设备的维护保养应有相应记录并存档。

（二）生物安全柜使用的安全管理

静脉用细胞毒性药物配制应使用Ⅱ级A2型及以上级别的生物安全柜（杜雅薇等，2021）。

Ⅱ级A2型生物安全柜正面开口处的空气流入速度至少应达到0.5m/s。配制静脉用细胞毒性药物时，需提前30min启动生物安全柜循环风机和紫外线灯，30min后关闭紫外线灯，用75%乙醇从上到下、从里到外喷洒擦拭生物安全柜顶部、两侧及台面，然后开启照明灯方可进行配制。静脉用药配制在离工作台外沿20cm、内沿8～10cm、台面10～15cm的区域内进行；配制时应拉下防护玻璃，前窗玻璃不可高过安全警戒线，否则可能造成药物气雾外散；配制过程中不得遮挡操作台内的换风扇，需保持操作台内气体流动和设备的正常运行；每完成一组加药混合配制后及时清理台面，并用75%乙醇对台面进行消毒；每天配制结束后清场，依次用清水和75%乙醇进行清洁消毒。每年对生物安全柜进行各项参数检测以保证其运行质量（仲学萍等，2016）。

四、配制药物生物安全管理

（一）药物配制的生物安全管理

1. 配制前操作管理

1）药品储存

细胞毒性药物应设固定区域专柜存放，并设置明显标识进行警示；需冷链储存的药品应尽量使用专用冰箱单独存放；储存过程中应小心轻放，避免渗漏。

2）药品拆除包装

细胞毒性药物通过呼吸道或皮肤黏膜进入人体，在拆除外包装时可能会使黏附在西林瓶或安瓿瓶外的药物颗粒或粉尘扩散到工作环境中，造成潜在危害。细胞毒性药物配制前的拆包应在专用的负压拆包台上进行，拆包台内部的空气净化系统可使台面保持相对负压，防止拆包时药物粉尘或微粒的扩散。拆包的工作人员应全程穿戴手套和防护服。

3）药品摆放

摆放药物时应双人核对，对相似或易混淆药物应做醒目标记。

细胞毒性药物配制区域使用前应依次使用含氯消毒液试剂、水和75%乙醇进行清洁消毒。

2. 配制中操作管理

配制安瓿瓶装药物时，应先准备好注射器再将安瓿瓶掰开，以免不慎触碰安瓿瓶造成瓶身倾倒而引起药液外漏；割痕应位于安瓿瓶身上端1/4处，掰开上端前轻弹安瓿瓶颈部，使附着在瓶身的药液流至底部；用纱布包裹割痕处，掰开安瓿瓶；溶解粉针剂药物时，先用注射器抽取适量溶媒沿瓶壁缓慢注入西林瓶内，静置待药物充分润湿后在水平方向摇匀，全部溶解混匀至无明显泡沫后抽取药液；抽取药液时，插入注射器针头后倒转药瓶，使排气针保持在液面以上再抽取药液，避免因瓶内负压过大造成抽吸困难；从安瓿瓶抽取药物时应倾斜安瓿瓶，注射器针尖斜面/侧孔朝下，紧靠安瓿瓶颈口抽取药液，抽取药液以不超过注射器容量的3/4为宜，药液抽出后立即将针头竖直以避免药液外溢（吴俐，2018；邓燕等，2016）。

抽取药液后，在瓶内进行排气或排液后再拔针以避免药液排入空气中；排气时可将一个无菌干棉球置于针头周围，避免药液外流造成污染；向输液袋中加入溶解的细胞毒性药物药液后，注意避免加药后残存药液的外流，及时清理残留在输液袋加药口的药液。

配制人员对配制完成的药物签字确认；复核人员再次核对药物品种、剂量，检查成品外观完好、在配制复核区内签字确认后，将药物放置于密封袋内，由传递窗传出。

3. 配制后操作管理

在细胞毒性药物配制完成后，应立即将双层手套脱掉，严禁在脱掉手套前接触任何物品或自己身体。对医疗废弃物进行分类管理，在配制过程中所使用的注射器要完整进行丢弃，不得折断、回套针头或压碎针筒；针头应放入专用利器盒内，以避免意外针刺伤和尽量减少潜在的意外暴露；配制后的细胞毒性药物空安瓿瓶装入密封袋，袋外粘贴"细胞毒性药物废弃物"标识；将药品脱包、摆药、配制、打包等接触细胞毒性药物全过程中所用的手套、口罩、帽子、一次性防护服、纱布、棉签等相关物品及药品包装盒等放入专用医疗垃圾袋内，密封并粘贴"细胞毒性药物废弃物"标识（刘剑和董占军，2022）。

废弃物品及时由专人运送至指定地点进行统一处理，不得在空气中暴露过长时间，以免残余药液在空气中挥发弥散而污染空气。

配制操作完成后需用75%乙醇对操作台进行仔细擦拭清洁，并使用紫外线灯对操作台照射 30min。

（二）药物溢出后的生物安全处理

细胞毒性药物溢出可分为小剂量细胞毒性药物溢出和大剂量细胞毒性药物溢出两种情形。小剂量细胞毒性药物溢出是指体积≤5mL 或剂量≤5mg 药液的溢出；大剂量细胞毒性药物溢出是指体积>5mL 或剂量>5mg 药液的溢出。

1. 溢出箱（包）

细胞毒性药物准备、调剂、配制、运输和丢置的场所都应备有溢出箱（包）。溢出箱（包）中应具备但不限于以下物品：一次性防护服、N95 口罩、护目镜、乳胶/丁腈手套、鞋套、利器盒、有细胞毒性药物标识的医疗废弃物专用袋、一次性镊子/铲子、剪刀、纱布、吸水介质、自封袋、警示牌、含氯消毒液、75%乙醇、生理盐水、清水、创可贴等（余波等，2020；秦飞等，2018）。

2. 细胞毒性药物溢出处理

发生细胞毒性药物溢出时，首先需正确评估暴露在溢出物环境中的人员安全。人员如果有衣物或皮肤接触药物时，应立即脱掉受污染的衣物，用肥皂彻底清洗接触部位皮肤，并用大量清水冲洗至少 15min；如溢出物溅入眼睛，立即用洗眼器冲洗，或用清水或等渗盐水冲洗，冲洗时间至少为 15min，必要时就医。

处理细胞毒性药物溢出的操作程序如下（余波等，2020；夏文斌等，2016）。

（1）放置警示牌，处理人员穿戴帽子、一次性防护服、鞋套、第一层手套、N95 口罩、护目镜和第二层手套等个人防护用具。

（2）用一次性镊子将破碎的玻璃夹入利器盒中，关闭利器盒盖，粘贴"细胞毒性药物废弃物"标识，置于医用废弃袋中。

（3）将吸水介质覆盖于溢出区域上，迅速吸干防止药液扩散，然后封于自封袋中；如为固体药物溢出，用小铲、小扫帚将碎玻璃及药粉铲起放入利器盒，用镊子夹取蘸有少量生理盐水的纱布，吸取散落药品粉末后封于自封袋中。

（4）用一次性纱布/吸水介质依次用清水和 75%乙醇由外向内擦拭溢出处至少 5 次，再用干的吸水介质由外向内擦拭将溢出处吸干。废弃的纱布/吸水介质封于自封袋中。

（5）将丢弃的自封袋装入有细胞毒性药物标识的医疗废弃物专用袋，脱去第一层手套，再依次脱去护目镜、防护衣、口罩、鞋套、内层手套，置于废弃物专用袋并封口，交由专责人员处理。

（6）记录以下信息：药物名称、大概的溢出量；暴露于溢出环境中的人员情况；溢出处理过程；溢出发生原因；通知相关人员注意药物溢出。

3. 生物安全柜内药物溢出处理

生物安全柜内药物溢出时，应立即停止配制工作。当药物溢出体积≤150mL 时，溢出处理按照大剂量细胞毒性药物溢出流程操作；当药物溢出体积>150mL 时，清洗溢出药物和溢出地点后，需额外清洁整个安全柜的内表面，具体方法如下。

（1）戴上工作手套，用小镊子将碎玻璃全部放入生物安全柜内的利器盒内。

（2）用清洁剂彻底清洗安全柜（包括各种凹槽）内表面。

（3）如果污染范围较大，需进行特殊清洗。

（4）如果溢出的药物污染了 HEPA 过滤器，需要将整个安全柜密封，直到 HEPA 过滤器更换完毕。

（三）细胞毒性药物破损后的生物安全处理

细胞毒性药物储存和配制时都应小心轻放，避免破损。细胞毒性药物破损发生后应立即处理：①首先应划出污染区域，评估溢出周围人员是否被污染；②经培训的人员穿戴好防护服、手套、口罩、目镜等防护用具；③液体药物用吸收性织物吸干并擦去，固体药物用湿的吸收性织物覆盖后再擦拭；如有玻璃碎片，用小镊子拾起并放入利器盒中；④污染区域擦净后用清洁剂反复清洗 3 遍，再用清水清洗，清洗范围从小到大逐渐进行；⑤所有用于清洁的物品均应放入有细胞毒性药物废弃物专用标识的黄色医疗垃圾袋中并封口，交由专责人员处理；⑥如果溢出物污染了生物安全柜的 HEPA 过滤器，用塑料袋封住整个安全柜，直到过滤器更换完毕（刘新春等，2009）。

第三节 实验室的生物安全管理

安全用药基因检测是针对与药物反应相关的基因密码进行解读，预测患者对不同药物的不良反应程度，对临床用药起到一定的指导作用。参考基因检测的结果，医生可以在联合用药、药品选择以及剂量控制等方面制定适合患者的个体化用药方案，达到提高药物疗效、降低药物毒副作用以及减少医疗费用的目的。

一、实验室人员准入制度及健康监护制度

加强实验室的生物安全和防护，保护环境及人身安全，预防职业危害。

（一）实验室人员准入制度

进入实验室并从事检测工作的人员必须经过严格的实验室生物安全和实验操作技术等培训，并接受过最新的生物安全操作培训，熟悉相关实验的安全操作规程，了解实验潜在的危险；从事实验室工作需获得实验室负责人同意，并接受生物安全员的管理和监督。

工作人员进入实验室前必须根据实验室的生物安全级别做好相应的个人防护，并掌握紧急情况下的应急措施。非工作人员禁止进入实验室；参观实验室人员须经实验室负责人批准后方可进入。

实验室钥匙管理应严格遵守相关规定，严禁任何人以任何借口私自配制钥匙或转借他人，与本实验室无关的人员不得持有钥匙。

（二）实验室人员健康监护制度

每年组织实验室工作人员进行体检，评估健康状况，建立健康档案，指定专人负责健康监测工作。体检指标除常规项目外，还应包括与从事工作有关的特异性抗原、抗体检测。对患有传染疾病、精神疾病等其他不宜从事实验室工作的人员，应调离相应岗位。

二、实验室生物安全管理要求

根据实验室的特点制定生物安全管理规章制度、易燃易爆剧毒试剂管理制度、废弃物管理制度、医疗废弃物管理制度、报告制度、安全防护制度和相应标准操作规程等，完善生物安全管理的规章制度和工作规范。

专人负责危险品的管理。实验室易燃、易爆和剧毒危险品的申请、领用、保管、使用和报废工作，必须经相关负责人同意并严格登记，登记内容至少包括日期、品种、数量、用途、领用人、保管人等信息；实验中剩余的危险品及时交还管理人员并登记，严禁带出实验室。实验过程中产生的有害、有毒废液及其他污染物，严禁随意倒入下水道，应倒入指定的废液桶中进行统一处理。

实验室应制定大型（精密）仪器的使用管理制度和标准操作规程。压力容器和设备必须严格按照规程操作，不熟悉使用方法或者未经相关培训的人员严禁动用相关压力容器和设备，不得擅自更改有关参数。

实验室必须严格执行消防部门的安全防火和电力部门的安全用电的有关规定，不准乱接电源，消防器材定点存放，严禁任何人借用或挪用。实验室人员定期检查灭火器，确保其处于随时可用、完好状态；必须熟练掌握常用灭火器材的使用方法。发生火灾时，实验室人员在可能的条件下及时扑救的同时应立即报警，并逐级报告。

实验室发生人身伤害、中毒、污染、被盗或贵重、精密、大型仪器设备损坏等重大事故时，应及时保护现场并立刻逐级报告。对因忽视安全、玩忽职守、违章操作、不遵守管理规定而造成事故的人员，或缩小/扩大事故、隐瞒不报的人员，根据有关规定予以严肃处理。

实验室管理人员下班前严格检查水、电、门窗，切实做好防爆、防水、防盗和防火工作。严禁在实验室内存放私人物品、随地吐痰、乱扔杂物、吸烟，发现安全隐患及时处理。

三、实验室人员生物安全行为规范

实验室负责人是实验室安全工作的第一责任人；实验室安全负责人具体负责本实验室的安全管理工作，有权对不利于安全的因素或者不符合规定的操作进行监督和管理，有权停止有碍安全的行为或者操作。

实验室工作人员需定期组织开展实验室工作人员的生物安全知识培训，并建立生物安全管理考核标准。

实验室工作人员在进行危险性操作前应详细阅读安全准则，了解试剂及药品的理化性质，掌握实验程序和使用器材的类型；危险性操作应在具有防火防爆安全设施的隔离空间内进行；使用挥发性毒物时应在通风橱中进行；对可能引起爆炸或释放毒物的实验应予以控制并进行远距离监测。

四、实验室废弃物管理制度

实验室废弃物应按规定分类放置、密闭保存和运送。实验用一次性个人防护用品、实验器材、生物样本和被污染的废弃物应消毒灭菌，达到生物学安全后再按感染性废弃物收集处理。

实验用非一次性个人防护用品和实验器材，应放置在有生物安全标记的密封防漏袋中，送至指定地点消毒灭菌后方可清洗。运送过程中应防止有害生物因子的扩散。其他可能接触感染性或潜在感染性材料的相关场所的消毒和废弃物处置，应根据实际工作需要参照相关要求执行。

实验室废弃样本和其他生物材料应弃置于具有专用标识的、密封防漏的、专门设计的生物废弃物容器内，生物废弃物容器的充满量不能超过其设计容量的 3/4，打结封口、贴好标签后存放于指定地点。利器（包括针头、小刀、金属和玻璃等）应弃置于耐刺、防渗漏的利器盒中，禁止用手直接接触使用后的利器（张绮萍等，2021），利器盒禁止丢弃于垃圾场。

使用消毒剂时，应使废弃物充分接触消毒剂（不能有气泡阻隔），并根据所使用消毒剂的性质保持适当的接触时间。含有 PCR 产物的所有液体及废弃物应放入含有 1mol/L HCl 的容器中浸泡，浸泡时间不宜少于 6h。实验过程中使用过的移液器吸头应放入含 10% 次氯酸钠溶液的容器内浸泡，浸泡时间不宜少于 24h。

废液、污水、有害气体等应经适当无害化处理后排放，应符合国家相关要求。污染材料的焚烧必须符合实验室生物安全、公共卫生以及环保部门的要求。

五、实验室消毒隔离制度

根据所操作的实验样本、污染的对象及污染程度选择敏感的消毒方法，并验证确认消毒效果符合要求。生物样本、其他感染性材料和污染物应选用高压蒸汽灭菌法处理；实验防护服、实验器具等可选用高压蒸汽灭菌法或化学浸泡法处理；实验仪器、工作台面和实验室环境等可选用化学消毒剂或紫外线照射的方法处理。被生物样本或其他感染性材料污染的器材和物品应先消毒后清洗，使用前再按物品危险性种类选择适当的消毒、灭菌方法进行消毒或灭菌处理。

工作人员在实验室内需规范穿着工作服，在工作过程中按规定要求进行防护。试验、工作后均应按规定步骤洗手，必要时用消毒液泡洗。无菌操作时需严格遵守无菌操作规程。无菌器械、容器需定期消毒灭菌，消毒液需定期更换。

六、事件、伤害、事故和职业性疾病报告制度

实验室应制定相应程序报告实验室事件、伤害、事故、职业性疾病以及潜在危险。报告以文件形式保存，应包括事件的详细描述、经过、处理、原因评估、预防类似事件发生的建议及为实施建议所采取的措施。事件报告（包括补救措施）应经相关管理者、安全委员会或实验室安全负责人评审。

七、实验室职业防护制度

实验室工作台面日常清洁时首先用 0.5%过氧乙酸消毒液擦拭，再使用 75%乙醇擦拭。

所有来自患者的血液或体液标本均应视作传染源。在标本的采集、运输过程中，标本容器应为无渗漏的密闭容器。

处理标本时工作人员应按规定穿工作服、戴手套。实验过程中试剂或患者标本（体液或血液）不慎溅入眼内应立即用洗眼器冲洗，根据严重程度必要时去眼科就诊；如沾染手或其他部位皮肤时应立即用 75%乙醇擦拭，然后用清水冲洗；标本（血液或体液）外漏时应先去除污染物再进行清洁，可先滴入 0.5%过氧乙酸消毒液，吸水纸覆盖半小时后用 75%乙醇擦拭，再用紫外灯消毒 30min。

在实验过程中手若被锐器刺破，应立即脱下手套，尽量挤压伤处使血流出，然后用碘酒、乙醇消毒，必要时进行预防补救措施（游灿青等，2017）。实验完毕离开时按规定操作流程脱下所有该实验区的个人防护装备。

发生意外事故应立即报告实验室负责人；当事人应立即注射相关疫苗或进行预防性治疗，并进行医学观察，情况严重时报告医院技术负责人。

参 考 文 献

包健安, 邓谷霖, 李国春. 2023. 静配中心危害药品调配的环境建设与人员防护——《静脉用药调配中心建设与管理指南》系列解读(七). 中国医院药学杂志, 43(2): 123-126.

陈新谦, 金有豫, 汤光, 等. 2018. 新编药物学. 北京: 人民卫生出版社: 40.

邓燕, 陈凤莲, 唐晓榕. 2016. 细胞毒性药物集中配置的职业危害及防护措施. 海峡药学, 28(6): 284-285.

杜雅薇, 庞宁, 毕玉, 等. 2021. 北京市地方标准《静脉用药集中调配规范》解读. 中国药房, 32(1): 12-16.

国家卫生和计划生育委员会. 2017. 中国抗菌药物管理和细菌耐药现状报告. 北京: 中国协和医科大学出版社.

国家卫生和计划生育委员会, 国家发展和改革委员会, 教育部, 等. 2016. 关于印发遏制细菌耐药国家行动计划(2016—2020 年)的通知.

国家卫生和计划生育委员会办公厅, 国家中医药管理局办公室, 解放军总后勤部卫生部药品器材局. 2015. 抗菌药物临床应用指导原则(2015 版).

国家卫生和计划生育委员会合理用药专家委员会, 全国细菌耐药监测网. 2020. 2018 年全国细菌耐药监测报告. 中国合理用药探索, 17(1): 1-10.

国家卫生健康委员会. 2021. 关于进一步加强抗微生物药物管理遏制耐药工作的通知.

国家卫生健康委员会. 2021. 静脉用药调配中心建设与管理指南(试行).

国家卫生健康委员会, 教育部, 科技部, 等. 2022. 关于印发遏制微生物耐药国家行动计划(2022—2025年)的通知.

国家卫生健康委员会合理用药专家委员会, 全国细菌耐药监测网. 2021. 2019年全国细菌耐药监测报告. 中国合理用药探索, 18(3): 1-11.

侯洁, 郝志英, 段金菊. 2018. 不同医院不同环境表面化疗药物污染情况调查. 药物流行病学杂志, 27(1): 49-52.

李芸, 沈国荣, 张晶晶, 等. 2021. 我国10家医院静脉药物调配中心抗肿瘤药物环境污染评估及工作人员防护措施效果比较. 中国医院药学杂志, 41(24): 2591-2596.

刘剑, 董占军. 2022. 静配中心危害药品废物与一般医疗废弃物处置原则与流程——《静脉用药调配中心建设与管理指南》系列解读(四). 中国医院药学杂志, 42(20): 2089-2092.

刘新春, 米文杰, 马亚兵. 2009. 静脉药物配置中心临床服务与疑难精解. 北京: 人民卫生出版社: 121.

农业部. 2017. 农业部关于印发《全国遏制动物源细菌耐药行动计划(2017-2020年)的通知》. 中华人民共和国农业部公报, 7: 45-46.

庞国勋, 王涛, 靳会欣. 2020. 我国静脉用药集中调配中心可持续发展的关键要素分析. 中国药房, 31(23): 2901-2908.

秦飞, 赵灿虎, 陶艳萍, 等. 2018. 细胞毒性药物溢出箱的配备与使用方法经验交流. 临床合理用药, 11(1): 178-179.

全国细菌耐药监测网. 2021. 全国细菌耐药监测网2014-2019年细菌耐药性监测报告. 中国感染控制杂志, 20(1): 15-31.

史晓敏, 王少林. 2018. 食品动物养殖环境中细菌耐药性研究进展. 生物工程学报, 34(8): 1234-1245.

唐伟樑. 2014. 细胞毒静脉药物配置中心的药事安全管理. 实用药物与临床, 17(8): 1080-1084.

卫生部. 2012. 抗菌药物临床应用管理办法.

吴俐. 2018. 细胞毒性药物配置和使用过程的职业. 中国卫生标准管理, 8(15): 15-17.

吴永佩, 颜青, 张健, 等. 2016. 全国静脉用药集中调配工作模式与验收管理培训教材. 北京: 科学技术文献出版社: 1-3.

夏文斌, 朱珠, 杨丹, 等. 2016. 医疗机构药学工作质量管理规范操作手册. 北京: 人民卫生出版社.

闫红琳, 袁静萍, 吴昊, 等. 2017. 病理科生物安全管理体系的建立. 诊断病理学杂志, 24(10): 799-801.

颜青, 夏培元, 杨帆, 等. 2017. 临床药物治疗学感染性疾病. 北京: 人民卫生出版社.

叶静, 肖婷婷, 王雪婷, 等. 2021. 新型抗菌药物研究进展与临床应用. 药学进展, 45(6): 403-412.

叶伟斌, 吕台中, 李添. 2019. 细胞毒性药物配制的职业危害及对策研究. 哈尔滨医药, 39(4): 388-389.

游灿青, 罗光英, 查筑红, 等. 2017. 医务人员血源性病原体职业暴露调查. 中国感染控制杂志, 16(3): 251-253.

余波, 翟青, 张艳华, 等. 2020. 医疗机构静脉用细胞毒性药物调配质量管理工作规范. 中国药学杂志, 55(1): 77-79.

张红银, 朱红梅, 张慧琴, 等. 2023. 云南省静脉用药调配中心工作人员细胞毒性药物职业暴露及防护调查分析. 昆明医科大学学报, 44(7): 105-112.

张洁, 蒋惠留. 2007. 细胞毒性药物集中配置中必须注意的一些问题. 中国药房, 18(10): 794-796.

张丽珍, 王丽芳, 石崇爱. 2018. 细胞毒性药物集中配置存在的问题及干预措施. 中国卫生标准管理, 16: 88-89.

张绮萍, 王霄滕, 陆锦琪, 等. 2021. 某三甲综合医院医务人员血源性职业暴露监测分析及防护对策. 中国消毒学杂志, 38(3): 185-188.

仲学萍, 薛慧, 初晓玲. 2016. 静脉用药调配中心细胞毒性药物调配安全管理. 东南国防医药, 18(6): 663-665.

邹林珂, 闫峻峰, 刘慧, 等. 2023. 医疗机构细胞毒性药物职业暴露风险防控指南. 中国药房, 34(13):

1537-1546.

邹妮, 朱丹, 王丹, 等. 2024. 感染预防控制与抗菌药物管理协同降低细菌耐药水平的临床实践. 中国感染控制杂志, 23(7): 860-867.

Bergstrom A, Katko A, Adkins Z, et al. 2018. Probing the interaction of aspergillomarasmine A(AMA)with metallo-β-lactamases NDM-1, VIM-2, and IMP-7. ACS Infect Dis, 4(2): 135-145.

Eljaaly K, Ortwine J K, Shaikhomer M, et al. 2021. Efficacy and safety of eravacycline: A meta-analysis. J Glob Antimicrob Resist, 24: 424-428.

File T M, Goldberg L, Das A, et al. 2019. Efficacy and safety of intravenous-to-oral lefamulin, a pleuromutilin antibiotic, for the treatment of community-acquired bacterial pneumonia: The phase III lefamulin evaluation against pneumonia (LEAP 1) trial. Clin Infect Dis, 70(11): 1856-1867.

Hover B M, Kim S H, Katz M, et al. 2018. Culture-independent discovery of the malacidins as calcium-dependent antibiotics with activity against multidrug-resistant Gram-positive pathogens. Nature Microbiology, 3(4): 415-422.

Kim W, Zhu W P, Hendricks G L, et al. 2018. A new class of synthetic retinoid antibiotics effective against bacterial persisters. Nature, 556: 103-107.

Ling L L, Schneider T, Peoples A J, et al. 2015. A new antibiotic kills pathogens without detectable resistance. Nature, 517: 455-459.

Moretti M, Grollino M G, Pavanello S, et al. 2015. Micronuclei and chromosome aberrations in subjects occupationally exposed to antineoplastic drugs: A multicentric approach. Int Arch Occup Environ Health, 6: 683-695.

Somboro A M, Tiwari D, Bester L A, et al. 2015. NOTA: A potent metallo-β-lactamase inhibitor. J Antimicrob Chemother, 70(5): 1594-1596.

Topp E, Larsson D, Miller D N, et al. 2018. Antimicrobial resistance and the environment: Assessment of advances, gaps and recommendations for agriculture, aquaculture and pharmaceutical manufacturing. FEMS Microbiology Ecology, 94(3): fix185.

Vila F X, Chu J, Inoyama D. 2017. Antimicrobials inspired by nonribosomal peptide synthetase gene clusters. J American Chemical Society, 139(4): 1404-1407.

Wang H X, Wang N, Qian J H, et al. 2017. Urinary antibiotics of pregnant women in Eastern China and cumulative health risk assessment. Environmental Science and Technology, 51(6): 3518-3525.

Wang H X, Wang N, Wang B, et al. 2016. Antibiotics detected in urines and adipogenesis in school children. Environmental Science and Technology, 89: 204-211.

Wu J Y, Srinivas P, Pogue J M. 2020. Cefiderocol: A novel agent for the management of multidrug resistant Gram-negative organisms. Infect Dis Ther, 9(1): 17-40.

Zhang J, Bao J, Wang R, et al. 2016. A multicenter study of biological effects assessment of pharmacy workers occupationally exposed to antineoplastic drugs in Pharmacy Intravenous Admixture Services. J Hazard Mater, 315: 86-92.

第八章 医院生物信息安全

第一节 医院生物信息资源类型

生物信息学是一门由现代生命科学、数学、物理、化学、统计学等多个领域深度融合和交叉发展而产生的新兴学科。

一、医院生物文献信息资源

医院生物文献信息资源（国家市场监督管理总局和国家标准化管理委员会，2020）是以文献为载体的信息资源，根据载体进行区分，具体如下。

书写型文件：医疗机构专业人员的纸质手写病历、手工登记的信息、原始档案等。

印刷型文件：医药卫生类图书、报刊、图片及特殊文献资料（医药技术标准文献、医药卫生专利文献等）。

视听型文件：以磁力材料为载体记录的文献。

电子型文件：记录在电脑储存介质上的文件。

网络文献信息资源：通过计算机网络可以利用的信息文献资源。

二、医院生物数据资源

该数据库资源由第三方公司研制开发，并已形成市场化运作。

它包含各类疾病预防资料、职业健康保健资料及公共卫生领域疾病监测数据的采集、登记、储存、检索资料和统计分析。

此外，医院生物数据资源还包含卫生系统领域的各种结构化报表数据和非结构化影像资料等。

三、医院信息网络与系统资源

信息网络资源：构建局域网/广域网，保证内部数据的快速有效传输。

医院信息系统资源：为实现医疗数据信息化而建立的计算机信息系统，以及为保证其运行所需的相关设备。

四、医院组织机构信息资源

医院组织机构信息资源是指各类学术团体和医疗卫生领域的教育机构、行业协会等组织以及国际组织和政府有关部门（周成祖等，2023）。

五、医院专业人员信息资源

医院各岗位专业技术人员的工作经历和专长也是医院生物信息资源的重要内容，包括医疗机构的规划和管理团队、系统的开发与保养团队、数据的采集和处理团队以及管理团队等，他们在讨论和交流工作过程中都会涉及大量的专业信息资料。

第二节　医院生物信息安全现状与存在问题

一、生物信息安全现状

随着社会高新科技的不断更迭，信息化技术与生物学科的结合技术被广泛应用到人们的日常生活中，与传统的生物信息技术相比，新的科学技术如生物信息支付技术、语音识别监控技术等已日渐出现在人们的日常生活中。生物信息技术的应用改变了百姓的生活，但风险也如影随形。

生物数据具备深远的影响力与重要性，对于国家和社会来说，掌握更丰富的生物数据将带来更强的竞争力。无论是应对未来的冲突，还是处理未来的经济与社会难题，生物科学的力量始终如一。提升生物科技实力离不开生物信息，国家掌握的生物信息越多，就越有主动权。生物科技能给我们的工作和生活带来极大的便利，因此发达国家也在不断收集各种生物信息，这导致我国在生物信息资源上面临着巨大的考验。如今试验品外泄、技术滥用、信息丢失、新型病菌传播等生物威胁，都对国家和个人的安全构成了新的挑战。近年来，我国对生物信息安全的研究主要围绕生物数据安全，从数据挖掘及分析过程中的信息安全问题、基因特征、数据安全以及患者隐私泄露等方面进行理论探索，并对基因数据立法保护困境进行讨论，而相关研究仅展示了生物信息安全的冰山一角，针对该问题尚未形成系统性认知和研究体系。

总体来看，我国在生物信息安全领域的研究成果十分有限，研究深度和广度也不够，缺乏综合、系统、前瞻性的研究，与欧美国家的差距较大。此外，我国对公民个人生物信息的保护也是顾此失彼，随着生物科技以及互联网的高速发展，复杂的用户信息蕴含着巨大的商业价值，因此导致一些组织和个人盗取公民的生物信息，如通过电脑和手机病毒、钓鱼网站等获取个人的面部或指纹信息，转移财产，进行违法犯罪活动，有的甚至通过公民的信息进行敲诈勒索、诈骗，对公民的人身财产安全造成极大威胁（田静，2021）。

二、生物信息安全存在问题

（一）生物信息安全意识比较薄弱

尽管从单个机构来看，生物信息资源的保存与流动是受到重视的，建有不同规模的专业数据库，但其仅用于支撑单位和部门运行层面的业务活动。一些单位内部的生物信息资源出于个体利益的考虑，甚至出现对内封闭、对外开放的不正常现象。从总体上看，现有的生物信息是分散保存的，没有形成系统的信息资源。此外，很多生物信息处于"出口转内销"模式，即将科研数据提交到国外数据库，需要数据时不得不从国外数据库下载，生物信息资源自由流向国外。对这种不加区分的生物信息存取和处理方式，尤其对我国已出现的向国外流失民族基因信息的现象，必须保持高度警惕（王小理等，2016）。

（二）生物信息存储中的安全问题

生物信息存储中的安全问题是生物信息安全最大的隐患。

1. 数据丢失风险

生物信息规模大，存储和备份需要耗费大量的资源，数据可能会因硬件损坏、网络有延迟、服务器的负荷过大、数据备份系统不够完善等有丢失的风险。

2. 信息外泄风险

在网络环境下，用户注册、使用授权管理不够完善，让一些不法分子有可乘之机，利用资源管理漏洞来窃取生物信息数据，给数据安全带来巨大威胁。此外，数据库信息泄露、注册密码被盗、个人隐私信息泄露等问题在当今互联网环境下普遍存在，都属于信息存储安全问题。

3. 存储服务器存在被病毒、木马入侵的风险

现在各种病毒、木马层出不穷，操作系统也会出现漏洞，有被病毒、木马入侵的可能，信息安全因此受到威胁。

（三）生物信息识别技术自身的缺陷问题

当今生物技术仍处于初级阶段，生物信息识别技术存在一些明显的缺陷，如指纹和人脸技术中可复制的问题较为突出，这一问题在一定程度上对生物验证和技术的安全性造成了影响。以指纹技术为例，目前许多企事业单位及第三方支付平台都普遍使用指纹分别实现考勤和支付功能。而人们仅需一个指纹贴膜就可以骗过指纹识别系统，暴露了技术的易受攻击性。

（四）存在不正当收集和使用生物信息的现象

现在一些商家、小区以及一些互联网产品，在用户不知情的情况下采集人脸信息，并进行存储，存在泄露个人生物信息的安全隐患。

（五）相关法律不够完善

因为过去相当长一段时间人们的目光较多地聚焦在生物信息的开发利用上，加之过去生物科学还不成熟，生物信息的重要意义未能得到充分的重视。因此，我国生物信息安全的法治体系十分欠缺，仍有很多亟待解决的问题，尤其是生物信息立法规范方面欠

缺度相当大。此外，尽管公民信息安全相关的法律制度数量不少，但它们的内容过于笼统且普遍呈现分散的倾向，没有针对性和指导性。不法分子在侵害公民信息安全尤其是生物信息安全后的惩罚措施过于单一，导致非法窃取公民生物信息安全的犯罪成本低。我国生物信息领域的发展日新月异，若立法工作跟不上，生物信息安全保障就会变得无法可依、无章可循，时间一长问题就会愈加严重（陈宗波，2019）。

第三节　医院生物信息安全管理方法

生物信息安全管理的本质是保障生物数据来源免遭各种类型的扰动、危害与损害等影响，并保障生物数据的安全，它涉及的内容广泛，包括技术、方法、保障体系等多个方面。应结合生物信息的特点以及当前医院信息化建设的实际，对医院生物信息安全防护体系进行设计和实施。

一、技术防护规划

医院生物信息安全的建设过程是一项系统工程，需对各环节统一进行规划，同时也要兼顾单位内部和外部的持续变化，任何一个环节上的安全缺陷都会对系统造成威胁。

（一）医院生物信息安全技术防护规划遵循的原则

（1）合规性原则，安全防护要求应符合国家和行业主管部门颁发的标准要求。

（2）体系性原则，规划应遵循科学先进的安全防护制度。

（3）风险管理原则，根据信息系统面临的安全风险，在系统安全性和可用性、经济性之间实现适当平衡，有针对性地采取安全防护措施。

（4）等级化原则，针对不同安全等级的信息系统，采取相应的安全防护措施，做到安全防护各有侧重。

（5）可靠性原则，保证系统运行安全可靠，是技术防护规划设计的根本目标。

（6）经济性原则，规划设计应以经济性为主。

（二）医院生物信息安全技术防护规划内容

1. 边界安全保护

区域边界安全保护是从各个信息系统的业务流程完备性上加以区分的。边界安全保护的目标是保护边界内的本地计算环境和通信网络不会受到来自边界外部的攻击，同时也能阻止内部恶意人员跨边界攻击外部信息系统。并且在安全事件发生时，可以提供从边界的网络访问日志中发现的入侵事件的记录，以便审核跟踪。

2. 环境安全防护

本地计算机环境是指对定级系统的信息进行存储、处理并执行安全策略的有关元件。在有效的区域边界安全保护下，本地计算环境可以避免外部网络的攻击和非授权访问。因此，本地计算机环境的安全防护主要是加强各种计算机元件（如操作系统、数据库等）的安全性能，防止由于元件本身的脆弱性而遭受攻击。同时，本地计算机环境的安全防护也要实现对来自系统内部的攻击、非授权访问，尤其是内部人员的违规操作等的防范。

3. 通信网络安全保护

通信网络是在系统域内本地计算机环境之间进行信息传输并实施安全策略的相关通道，包括各种网络链路和信息流。通信网络可能位于系统域边界内部或外部，尤其是网络信息流可能需要通过一个未知的网络环境进行传输。因此，通信网络的安全防护不仅要保障网络设备自身的安全，防止其被攻击和非授权访问，更重要的是要保障网络信息流的安全，保护网络信息流的保密性、完整性。如果通信环节出了问题，那么信息安全的基础也就失去了。

4. 安全管理信息系统

作为信息系统的核心，安全管理信息系统的各项安全机制发挥着重要作用。它可以作为对整个企业信息系统区域的本地计算机环境、区域边界、通信网络等各个环节的安全保护措施，进行统一协调和调度，从而实现包括用户身份、授权、门禁、运行审核、集中事件和风险管理在内的全过程安全管理措施，在整体安全防护体系中发挥作用（何新华，2011）。

二、防护体系建设

医院生物信息安全防护体系建设应作为医院信息化建设的一部分，结合生物信息的特点，从技术、人员和管理三个方面进行考量，其中技术是实现生物信息安全的基础保障。

（一）技术方面

1. 网络安全技术

在运行生物信息的网络上部署防火墙、入侵侦测等安全组件，提高网络的安全等级，防止资料外泄、丢失和被破坏。在应用端提供存取控制措施，防止非授权存取。安装网络监控软件系统过程中是否存在违反安全策略行为或入侵行为，应进行实时监控和记录，并采取相应的防入侵、防护措施。建立生物信息备份数据机制，对数据存储设备、服务器、网络交换设备等进行合理调配，实现数据中心之间数据级灾备。

2. 物理安全

物理安全是对信息系统所处的环境、所使用的设备、所承载的方面的安全防护。对于环境的安全，机房设计要求符合《计算机场地安全要求》（GB/T 9361—2011）的 A 类安全标准，实行分区管理。采用不间断供电，创建双路供电保障并设应急发电机，保证服务器 24h 持续供电，避免因停电造成生物信息系统服务中断以及数据库损害，安装使用安全的防静电、避雷设施，保证医院空调系统正常运行等；对于设备的安全，主要是设置安全防盗报警装置和监视系统，利用电源保护、防雷、防电击、防噪声干扰等措施，对设备的物理安全进行防护。

3. 主机系统安全

在医院的生物信息网络中，主机系统的安全性至关重要，它是整个网络运行的原动力，也是网络储存的核心。其安全性主要有：身份识别、门禁、审计安全、防入侵、资源控制等。其具体措施包括以下两个方面：一是操作系统中最根本的安全措施是存取控制，即在程序执行过程中检查使用资源的合法性，加强操作系统超级用户的密码管理，防止任意修改数据程序和删除系统文件，安全补丁应及时更新；二是审核留痕技术，系统日志文件是自动生成的，对用户是开放的，日志机制可以用来记录系统运行的完整过程，可以对系统的运行监督、维护分析、故障恢复起到至关重要的作用。

4. 数据安全

1）生物信息数据库安全

数据库通过权限控制、加密、日志、审计和数据一致性维护来实现安全保障。系统权限用于控制操作，对相应权限进行归类；敏感数据加密，防止恶意操作和修改；归档日志用于分析资料操作全过程，及时发现安全隐患并解决；安全审核记录和用户操作追踪，防止对数据库安全责任的否认；数据库自身机制和程序控制，确保数据的完整性和一致性，提高原始数据的可靠性。

2）数据传输安全

数字证书系统的应用不仅可以实现用户身份的鉴别和识别，还可以对网络上传输的信息进行加密、解密和校验，确保网上传输信息的保密性、完整性以及签名信息的真实性和不可否认性，从而保障网络应用的安全性。

3）数据备份与恢复

为了确保数据系统的安全，并保证在紧急情况下能够进行应急处理，系统数据必须采用备份和恢复机制。当系统数据出现问题时，利用数据恢复可以还原被损坏的数据。

4）应用系统安全

在管理信息系统中，资源和人员是两个客观存在的实体，授权实际上是在人员和资源之间建立一种映射关系，以指定什么样的人可以拥有什么样的资源。一般而言，管理信息系统中的资源包括以下三类：模块类、资源类和操作类。相对于这三大资源，权限管理也由浅入深地分为三层：功能级、数据级和操作级。管理员应该严格进行身份认证和授权，根据管理信息系统用户的需求，配置相应权限的动态密码和安全口令，供每一位用户使用，对用户的身份和操作进行合法性检验。同时，应该安排专人管理重要系统的口令，定期更换，并做好使用记录（沈亚琴和王跃军，2014）。

（二）人员方面

人员信息化素质和信息安全意识十分重要，加强对医院相关人员的信息安全教育培训就显得十分重要。在医院，生物信息的使用主体包括医生、护士、医疗技师和管理人员等。由于网络用户人数多、涉及面广，为了确保医院生物信息系统的正常安全运行，必须加强对医院相关人员的系统安全知识教育培训，对每一位网络用户进行基本技能培训，使其熟练掌握业务流程和基本的网络知识，同时制定相关规章制度，强化安全保密意识，严禁医务人员私自使用存在安全隐患的光盘、U盘等设备，防止其安装使用与工作无关的外来软件，不得随意泄露密码供他人使用，以确保信息系统的安全。

医院要配备专门的信息安全管理员，负责医院生物信息安全的具体工作，定期维护信息安全设备和系统，开展相关人员的安全培训、信息疏导等工作。医院还应借用外部力量，与专业安全服务机构合作，定期委派专业人员对医院信息系统进行全面检测、评估和规划，主动找出问题并提出相应的改进措施。

（三）管理方面

据统计，在信息安全问题中，有60%的问题是由于内部安全管理不到位，因此强化内部安全管理非常重要。加强医院信息安全管理机制建设被称为"七分管理"的信息安全，系统能否正常运行很大程度上取决于信息系统内部的安全。因此，医院必须根据系统的不同层次，制定切合实际的规章制度、安全防护标准和工作流程，设立专职安全负责人，强化定人定位的安全责任，明确各级信息安全职责，确保这些制度得到有效落实（沈亚琴和王跃军，2014）。

三、制度管理

（一）安全管理制度

医院信息安全管理部门制定了具体的网络维护制度、信息安全管理制度、机房管理制度等，并结合相关科室和医院信息管理的实际情况，建立了信息安全应急预案，做到信息安全管理有据可依，保证在较短的时间内系统能够恢复运行，并定期开展应急演练以做到人人熟知、个个知晓。

（二）规范与职责

通过规定计算机网络操作规程以及相关使用方法，制定医院计算机的操作规范，并明确电脑用户的数据安全责任，从而降低木马病毒在网络系统中无意传播的风险。

（三）用户管理制度

用户管理制度是用来规范计算机操作人员使用权限的。完善的用户管理制度要求对所有计算机使用者均保留记录痕迹，不同用户之间获得的操作权限不同。未经授权，用户不可读取和修改设有权限要求的文件、信息数据以及程序，这是一种常用的保护重要数据的安全管理措施。

（四）值班制度

信息安全管理部门每天安排专门的技术人员 24h 值班，以确保医院电脑网络系统正常运行，并按时备份生物信息资料。当发生危害计算机信息系统安全的事件时，值班人员应能立即采取相应的安全防护措施，以减少资料损失（何雁等，2021）。

四、安全宣传教育

信息安全意识薄弱是导致信息安全问题的最根本原因。人作为主体，是网络发展的基本动力，是信息安全的最后一道防线，因此我们要通过切实有效的措施，努力做好医院相关人员的信息安全宣传教育工作，提高广大用户的信息安全意识。主要对策措施有以下几方面。

（一）加强教育宣传

医院要以正面宣传为重点，强调生物信息安全的重要性和必要性，紧紧围绕信息安全问题的发展趋势、网络信息的传播途径、卫生信息安全的宣传教育等方面开展工作。要通过各种形式和载体宣传信息安全法律法规和制度，使有关人员在思想上重视起来。还要开展反面教育，通过剖析信息安全事故典型案例，警示相关人员严格遵守信息安全法律法规和制度，引起对信息安全的重视，从中吸取教训，在全院形成维护信息安全的思想观念。

（二）改进方式方法

信息安全常识普及教育工作直接关系到宣传教育的实际效果，若方式过于单一，人员信息安全意识的提升将大打折扣，因此必须创新改进方式方法，要多样化、趣味性、多手段，甚至要妙趣横生、寓教于乐。可采取培训、宣讲、讲座等方式，介绍当前信息安全领域的热点问题和前沿技术，把大家的注意力引向生物信息安全方面。要把专业知识转化为通俗易懂的内容，把深奥枯燥的理论知识做成生动形象的小故事，用恰当的方式展示出来，使大家看得懂、爱看、记得牢，潜移默化地影响大家的信息安全意识。

（三）建立长效机制

信息安全意识培训是一项需要长期坚持、全方位、立体化的工作，只有持之以恒才能取得成效。由于信息安全意识培训工作本身就落后于信息安全技术，加之当前信息安全宣传教育在形式、内容、深度等方面存在诸多问题，如人手不足、制度不健全、宣传深度不够等，应把信息安全宣传教育作为一项长期性工作来抓。全院各科室，尤其是涉及生物信息的科室，应建立强制性学习规范并建立考评机制，纳入个人和单位的考评内容，督促其加强信息安全宣传和自我教育。

（四）加强组织领导

做好生物信息安全工作十分重要，应由院领导主抓，做好统筹规划，制定网络与信息安全的培训规划，就提高每个人的安全意识、技术、法治等方面进行宣传。坚持齐抓共管、密切配合，进一步健全各部门之间的联动机制，加强技术保障与宣传教育的协调配合，不断提高信息安全管理工作整体水平。有关部门应明确专人负责宣教工作。建立健全信息安全工作的组织体系、管理规章和责任制度，把信息安全宣传教育工作列入部门重要议事日程，与其他工作一同落实，而且部门一把手要亲自抓，切实把这项工作落到实处，抓出成效（叶青等，2014）。

第四节　医院生物信息安全技术手段

一、网络信息安全防护技术

随着计算机技术的快速发展，当今基于网络的应用和信息终端设备的使用日益扩大和普及，用户对接入网络的安全性提出了更高的要求。因此，除要求防控病毒和提高系统对外来非法入侵的抵御能力外，还要求提高远程数据传输的保密性，以防止在传输过程中发生不法窃取的情况。网络信息安全防护技术包括以下几个方面。

（一）防火墙技术

防火墙技术是目前最广泛使用的网络安全技术之一，最常用于阻止网络攻击。它能够使内部网络与其他外部网络形成隔离，限制网络之间的相互访问，从而保护内部网络。保护内部网络是其主要目标，应强化网络安全策略，防止内部信息泄露以及外部人员入侵，同时控制对网络资源、审计、监督等功能的访问。防火墙技术通过详细配置后，可以为内外网络提供有效的网络安全防护，降低网络安全风险（牟力，2016）。

（二）包过滤技术

在 TCP/IP 网络上，所有信息均以包的形式传输。包过滤技术基于对包的 IP 地址的校验，读取信息包中的发送者与接收者 IP 地址、TCP 端口、TCP 链路状态等信息，并依据系统管理员所设定的过滤规则进行过滤，这确保不符合规定的 IP 地址信息包会被防火墙屏蔽，从而保证网络系统的安全。包过滤技术是一种基于网络层的安全技术，对应用层即内部用户的黑客行为则无法发挥作用（牟力，2016）。

（三）代理服务技术

代理服务技术适用于特定的互联网服务，如 HTTP 服务、FTP 服务等。代理服务器接收内部客户端的请求后，会检查验证其合法性，验证通过后取回所需外部信息再转发给内部客户端。未通过验证的请求则被阻挡，将内部系统与外界隔离，外部只能看到代理服务器而无法获取任何内部资源，并详细记录所有访问的状态信息。代理服务器仅允许代理服务通过，其他服务都会被封锁，只有被系统判定为"可信赖"的服务才能穿过防火墙。此外，代理服务还具备协议过滤功能，比如可以通过对 FTP 连接进行过滤，防止用户向匿名服务器写入文件。它具有信息隐蔽性、认证和登录有效、过滤规则简化等优势。代理服务还可以进行网络地址的转换服务，屏蔽内部网络的 IP 地址，使网络结构对外不可见（魏彬，2022）。

（四）状态监视技术

状态监视以不影响网络安全正常运行为前提，通过抽取有关数据对网络通信的各个层面实施监控。监控模块支持多种网络协议，能轻松扩展应用及服务，通过提取状态的方式，将状态信息作为安全决策依据进行动态保存。与包过滤和代理服务有所不同的是，状态监视器在用户访问请求到达网关的操作系统之前，会抽取相关数据进行分析。它结合网络配置和安全规则做出接收、拒绝、身份认证、报警或对此进行通信加密等处理动作。状态监视服务可监视远程过程调用（RPC）和用户数据报协议（UDP）端口信息，这是包过滤技术和代理技术服务做不到的（关继夫和余茂林，2023）。

（五）数据加密技术

数据加密技术与防火墙配合使用，能够显著提升信息系统及数据的安全性以及保密性，有效防范机要数据被外部破译。数据加密技术主要分为以下 4 种。

1. 数据传输加密技术

线路加密：面向机密信息，用不同的加密密钥通过不同线路进行加密，它专注于线路而不考虑信源和信宿。

端-端加密：在数据传输过程中，发送端使用接收方的公钥对数据进行加密，加密后的密文在网络中传输，只有接收方持有对应的私钥才能解密获取原始数据，即使传输中途截获数据也无法解读内容。

2. 数据存储加密技术

密文存储：通过加密算法转换、加密模块、附加密码等方式对数据进行存储加密。

存取控制：通过审查和限制用户的资格与权限，防止非法用户获取数据或者合法用户越权获取数据（潘晔和刘媛，2022）。

3. 数据完整性鉴别技术

通过口令、密钥、身份、数据等多种识别方式，验证介入信息传输、存取、处理人员的身份以及相关数据内容，满足保密要求。系统通过判断验证对象输入的特征值与预先设定的参数是否相符，从而保护数据安全（潘晔和刘媛，2022）。

4. 密钥管理技术

密钥管理技术是为方便数据使用而进行的数据加密技术，其主要保密对象通常是密钥。密钥的载体有磁带、磁盘、磁卡、半导体存储器等。密钥管理技术是对密钥的产生、分配、保存、更换以及销毁等各个环节实施的保密措施（潘晔和刘媛，2022）。

（六）智能卡技术

涉及智能卡技术与加密技术时，二者存在密切的关联。智能卡作为密钥的一种媒介，通常由授权用户持有并由其提供密码，该密码与注册在内部网络服务器上的密码一致（潘晔和刘媛，2022）。

（七）VPN 技术

虚拟专用网络（VPN）技术的核心为隧道技术，它能对专用网络的数据进行加密，并通过虚拟专用网络隧道进行传输。建立的虚拟通道使虚拟专用网络和专用网络共享同一网络，实现安全且不受限制地互相存取，防止敏感数据被窃取。

（八）入侵检测、攻击防御技术

防火墙是系统的第一道防线，用于防止违规数据的入侵。但防火墙并非万能的，它只能阻止外部网络对内部网络的损坏，并只能按设定规则阻止传输。入侵检测、攻击防御系统则是通过监控整个网络上的各种活动，识别网络上的非法活动并向系统管理员发出警报，同时根据管理员制定的规则采取阻断等预防措施（潘晔和刘媛，2022）。

二、数据信息安全防护技术

数据信息安全防护技术是指通过采取一系列措施，确保数据信息的硬件、软件和数据均不受意外或恶意的破坏、变更及泄漏，以保证系统的持续稳定运行和信息服务的连续（刘正阳，2022）。该技术涉及计算机科学、网络技术、密码技术、通信技术、信息安全技术、应用数学、信息论、数论等多学科，是一门综合性学科。

（一）数据信息安全问题

1. 计算机病毒

计算机病毒会影响计算机软件的正常运行，破坏数据的正确性及完整性，甚至可能导致系统崩溃等严重后果，特别是一些有针对性的木马病毒窃取各种数据信息。目前，随着杀毒软件的广泛普及，由电脑病毒引发的数据信息安全隐患得到了一定程度的减少。

2. 黑客攻击

入侵电脑、账号泄露、资料丢失、网页被黑等也是信息安全管理中经常遇到的问题。其特点是往往有的放矢，黑客对一个目标进行攻击前，通常会先收集被攻击方的相关信息，分析其可能存在的缺陷，然后建立模拟环境进行模拟攻击，获取对方可能的反应，利用合适的工具进行扫描，最后通过已知缺陷实施攻击。黑客攻击成功后可读取邮件、查找并窃取文件，甚至对重要数据进行破坏，使整个系统的信息遭到破坏，造成严重的后果。

3. 数据信息存储介质的损坏

其损坏原因包括自然灾害、电磁辐射、信息泄露、痕迹泄露和操作失误。具体表现为：地震、雷电、火灾、洪水等；设备使用到期、硬盘损坏、外力损坏等；电磁干扰、停电断电等；口令密钥等保管不善；删除文件、线路拆除、格式化硬盘、意外疏漏等。

4. 自身数据信息安全管理不完善

1）人为因素

人为的无心之失和人为的恶意攻击是主要威胁。

无心之失：如网络管理员安全配置不当导致用户安全意识不强、口令选择不慎、用户任意将账号转借他人等，都会给网络信息安全带来威胁。而一些别有用心的人会利用这些无心之失，从别人电脑里获取他不应获取的信息。

恶意攻击：是计算机网络面临的最大威胁，其包括主动攻击和被动攻击两种形式。主动式攻击旨在有选择地破坏信息的有效性和完整性；而被动式攻击则是在不影响网络正常工作的前提下，通过窃取、截取、破译等手段获取重要的机密信息。这两种方式都会对计算机网络造成很大的伤害，导致机密数据泄露。

2）非人为因素

随着计算机网络信息系统变得越来越复杂，人们不能确保系统中不存在网络设计和管理方面的漏洞，这些漏洞和缺陷就成了黑客攻击的首选目标。此外，软件设计者出于自身考虑，在进行软件开发时设"后门"，一旦"后门"被外人知晓，软件就没有任何安全性可言，这会导致难以想象的后果。

（二）数据安全技术

数据作为信息的关键载体（张宏和郭云伟，2023），其在信息安全领域占据至关重要的地位。根据国际标准化组织的定义，数据信息安全主要涉及信息的可用性、完整性、保密性以及可靠性。在数据安全技术研究中，主要关注以下方面。

1. 访问控制

该技术的核心目标是控制用户能否进入系统以及一旦进入系统用户对数据集的可读写权限。

2. 数据流控制

该技术与用户对数据集的访问有关，用于防止数据从授权范围传播到非授权范围。

3. 推理控制

该技术致力于保护可统计的数据库，以防止查询者用精心设计的查询序列来推断机密信息。

4. 数据加密

该技术用于确保机密信息在传输或存储过程中不被非授权泄露。

5. 数据保护

该技术的主要目标是防止意外或恶意破坏数据，以保证数据的可用性和完整性。

这些技术的研究和应用为维护信息系统的安全性提供了关键手段，确保了数据在各个环节的安全可控。

三、生物资源安全防护技术

我国《生物安全法》于 2021 年 4 月 15 日正式实施，该法明确了生物安全的重要地位和原则，规定生物安全是国家安全的重要组成部分，完善了 11 项生物安全风险防控基本制度，全链条构建了生物安全风险防控的"四梁八柱"。而在其中，人类遗传资源安全占据了重要地位（于文轩和牟桐，2020）。

生物资源是自然资源的有机组成部分，是指生物圈中的动物、植物、微生物有机体以及由其组成的对人类有一定经济价值的生物群落。保护好它们的安全，是中国现代国家安全的重要保证。

相关法律条款如下。

第五十三条 国家加强对我国人类遗传资源和生物资源采集、保藏、利用、对外提供等活动的管理和监督，保障人类遗传资源和生物资源安全。国家对我国人类遗传资源和生物资源享有主权。

第五十四条 国家开展人类遗传资源和生物资源调查。国务院科学技术主管部门组织开展我国人类遗传资源调查，制定重要遗传家系和特定地区人类遗传资源申报登记办法。国务院科学技术、自然资源、生态环境、卫生健康、农业农村、林业草原、中医药主管部门根据职责分工，组织开展生物资源调查，制定重要生物资源申报登记办法。

第五十五条 采集、保藏、利用、对外提供我国人类遗传资源，应当符合伦理原则，不得危害公众健康、国家安全和社会公共利益。

第五节　医院生物信息资源合理使用与伦理

一、规范生物信息资源使用

（一）生物医学领域使用大数据存在的风险

在大数据时代，患者在生物医学研究中的隐私问题是一个不容忽视的现实挑战。医疗个人数据涉及患者的隐私，且其具有特殊性和敏感性，在使用时面临着一系列的法律和伦理问题，因此在大数据环境下保护好个人隐私非常重要。生物医学研究对大数据的依赖程度越来越高，随着日益扩大的大数据运用和普及范围，人们对病患隐私（尤其是个人基因组数据）的保密问题特别关注，现实情况是患者的隐私在大数据采集、流通及使用过程中存在泄露隐患。信息安全隐患和个人隐私泄露给生物医学领域带来了非常恶劣的影响，不仅影响了个人和团体的生物医学研究，部分数据的泄露还引发了数据提供者个人信息和隐私的暴露问题，为不法分子及其不法行为提供了信息途径，社会危害严重。信息安全与隐私保护关系到广大数据资源提供者和病患的切身利益，其社会关注度持续攀升，一旦因此产生重大社会危害事件，必将对生物医学发展与研究的社会公信力造成严重的打击。以大数据技术为基础的研究挖掘，将成为生物医药发展的趋势。大数据本身被运用到生物医学的方方面面，在深刻影响生物医学发展的同时，面对海量数据的涌现，合理有效地利用数据并规避风险也是十分必要的（秦文哲等，2016）。

（二）生物医学信息安全和隐私保护的管控措施

1. 设置专业机构

生物医学数据的隐私保护需要有专门的机构进行管理，目前比较著名的有欧洲生物信息研究所（EBI）及美国国家生物技术信息中心（NCBI），而国内类似的专业管理部门则比较缺乏。政府应完善机构设置，成立专门的生物医学信息管理部门，进行生物信息数据的汇聚、管理、分析和发布，监督国内生物医学信息的数据安全和隐私保护；此外，还应在各级单位内部设置相应的信息安全管理处（室），对信息交换进行层层保护，确保信息交换全过程的安全性（李全权，2018）。

2. 完善政策法规

目前，国内尚缺乏专门针对生物医学信息安全及隐私保护的政策法规，管理部门应着手加快建立与完善生物医学信息保护的政策法规，严格规范生物医学信息的管理、存储和使用，各单位和部门要重视信息安全的保护，在数据传递过程中加强管控和监督，为提供信息数据的患者隐私提供法律保护，严厉处罚窃取、倒卖重要生物医学数据信息的犯罪人员（李全权，2018）。

3. 研发使用新技术

随着电脑性能不断提高，过去的数据安全保护技术（如数据加密、生物识别、数字水印等技术）因投入使用时间过长，非常容易被破解。云存储技术的推广使数据存储由过去的物理载体转化为虚拟载体，对如今的数据保密技术提出了更高的要求。生物医药数据的存储和使用部门应加大在保密软件开发上的投入，或者依托互联网公司，开发出适应当前计算机环境的信息保密技术。

4. 构建数据库防御体系

在大数据安全及隐私保护技术体系中，安全防护技术主要分为 4 个层次，分别为设施层、数据层、接口层和系统层的安全防护。单纯依靠特殊技术，无法满足当今信息保密的需求，需要从存储、访问和管理三个角度构建深度数据库防御体系，确保生物医学数据在安全范围内得到合理挖掘和使用；此外，构建数据库安全认证考核体系，定期对各级数据库进行安全性能考核，发现风险及时向各级管理部门反馈（李全权，2018）。

5. 加强信息安全教育

信息安全教育是为防范信息安全、隐私泄露等问题而产生的有效手段。信息的收集、存储和管理人员应加强信息安全教育，需要掌握相关信息保护的技术和手段，并在信息传播过程中加强控制；有效的信息安全教育可以防止信息的使用者在使用过程中无意间地泄露信息；信息安全教育可以让数据提供者了解相关的信息安全政策和法律法规，当隐私泄露问题出现时，能够维护自己的正当权利。大数据改变了传统的生物医学实践模式，有利于实现生物医学的共享式研究和精准的临床诊疗。大数据环境的生物医学研究在信息安全和隐私保护的基础上，应合理采集和使用数据进行挖掘与分析，实现信息、信息使用者以及提供者之间的利益共享，取得大数据环境生物医学研究的社会公信力（李全权，2018）。

二、伦理风险的应对策略

（一）个人信息保护与大数据开发的边界应约定明确

个人信息保护的基本原则，是个人信息采集、加工、使用过程中必须遵循的基本思想。

1980 年，经济合作与发展组织（OECD）就个人信息保护发布了 *OECD Guidelines on the Protection of Privacy and Transborder Flows of Personal Data*（《经济合作与发展组织关于隐私保护和个人数据跨疆界流动的指导原则》），并于 2013 年作了更新，提出了著名的旨在加强个人信息保护的"OECD 八大基本原则"，即限制采集、信息质量、目的明确、使用限制、安全保障、公开、个人参与及责任原则。该原则历经 30 多年的发展，已在全世界获得普遍认可，并成为许多国家确立个人信息保护法律的基本原则，以此构建信息保护法律规范的范本（白莉华等，2017）。

在基于生物样本库所产生的大数据进行开发的过程中，与个人信息保护的边界应在以下几个方面予以明确。

1. 应禁止无休止地收集个人信息

在信息采集及处理方面，应充分尊重信息主体的自由意志，并将限制贯穿于信息采集、加工、运用的全过程。尽管 2016 年 11 月出台的《中华人民共和国网络安全法》第二条规定的个人信息采集活动应符合"必要"性要求，但在强调"用户体验"的大数据时代，信息采集者往往对个人信息进行全方位的采集以提高自己的"用户体验"，在这种情况下很难权衡"必要"性。这种较为抽象的要求在大数据时代的可适用性较低。因此，与国际接轨，借鉴更具操作性的"限制采集原则"是必要的。该原则由两部分组成，一是"知情"，即个人信息的采集和处理人员应充分告知个人信息的采集、处理和利用情况；二是"同意"，即在前述告知的基础上，应征得个人信息主体的许可（孙鹏，2015）。

2. 对收集的个人信息应切实做好安全保障措施

个人信息管理者需要对个人信息采取必要的安全保障措施，以防止信息丢失、无权访问、毁损、修改或泄露。该原则是《经济合作与发展组织关于隐私保护和个人数据跨疆界流动的指导原则》第九条的要求。在大数据时代，应重点考虑并在基本法层面明确信息保护的"安全原则"，从而构建信息收集、管理和使用主体的义务，为其他法律部门完善个人信息安全监督和追责机制提供依据及法律支撑。

3. 与大数据开发有关的个人信息使用应受严格限制

在大数据时代，市场及各个行业领域日益认可个人信息的价值，大数据应用正在走向"市场化"和"产业化"。此外，在利润驱动下个人信息被非法利用的事件也日益增多，这严重干扰了信息经营市场的秩序，也阻碍了大数据技术应用的发展。明确"使用限制原则"，也能为各行业主管部门开展市场监管和责任追究提供法律依据。各部门在设计具体原则时，应为实现个人信息主体的权利保障、维护市场秩序、平衡公共利益提供依据（惠华强等，2016）。

4. 基于生物样本库产生的大数据的法律属性和权利归属应明确

基于生物样本库产生的大数据的法律属性理论上主要有"债权属性说""虚拟财产说""新型知识产权说"三种学说，基于生物样本库产生的大数据的法律属性应明确为"新型知识产权"（白莉华等，2017）。

由于基于生物样本库产生的大数据属于"新型知识产权"，为保证权利人的研发积极性，在权利归属方面也应予以明确。生物样本库的工作人员或其他从事人类遗传材料采集和保存工作的人员通常不会被视为发明人，焦点在于谁能成为知识产权权利人，是人类遗传资源的提供者还是生物样本库的研究开发机构（伍春燕等，2014）。

对于生物样本库而言，若只是将存储的人类遗传材料或测序后获取的原始数据提供给研究人员，而没有实质性地共同参与研究开发活动，则不应成为知识产权权利人。对于科研人员利用生物样本库资源进行研究开发而获得的发明以及由此获得的相关知识产权，应当认定为职务发明，而知识产权应当由生物样本库研究开发机构享有（Dove，2016）。

我国《人类遗传资源管理条例实施细则（征求意见稿）》也规定，我国境内包括重要遗传家系和特定区域遗传资源及其数据、资料、样本等在内的人类遗传资源信息由我国研究开发机构独家拥有，未经许可不得转让给其他单位。获得上述信息的外方合作单位和个人，未经许可不得向他人公开、发布或者以任何其他形式泄露。由此可知，目前的法律法规和部门规章均支持知识产权的权利人应是生物样本库的研究开发机构。

（二）基于生物样本库产生的大数据在加强知识产权保护的同时应注重共享机制的建立

生物样本库大数据共享的理念主要从三方面考虑：一是公平性，即平衡研究者的需求，包括采集样本信息的研究者，使用数据的研究者，利用已经产生的成果重新投入研究的研究者以及团体或投资者，他们希望从研究中获取健康的数据（胡凌，2015）。二是伦理，在保护好个人或团体隐私的情况下，样本库能够提高公共卫生水平。三是效率，为提高研究质量和价值，使研究成果能够增加公共卫生领域的价值，在已知的实践中选择合适的研究方法继续探索，避免不必要的科研重复和竞争，实现从实验室到临床的迅速转化（齐爱民和盘佳，2015）。

建立相应的数据使用管理办法，制定相应的生物样本库大数据著作权、专利权等权利保护条款，各部门之间签订数据使用协议，打破部门之间的信息壁垒，实现真正的信息共享。科学数据共享工程是我国科技基础条件平台建设的一项重要内容，旨在利用和共享长期以来孤立存在、得不到充分利用的各行业的科学数据资源（吴美琴等，2015）。医药卫生科学数据共享工程是国家科学数据共享工程建设的重要组成部分，实施医药卫生科学数据共享，不仅具有共享科学数据资源的普遍意义，而且能够实现为医药卫生科研技术创新、公众健康维护、健康产业发展等提供数据和信息服务（白莉华等，2017）。

参 考 文 献

白莉华, 申锷, 杨军. 2017. 生物样本库大数据的伦理与法律问题研究. 中国医学伦理学, 30(10): 1206-1212.
陈宗波. 2019. 我国生物信息安全法律规制. 社会科学家, (1): 96-103.
关继夫, 余茂林. 2023. 信息不对称理论视域下医疗机构信息化建设路径探析. 中国信息化, (4): 70-71.
国家市场监督管理总局, 国家标准化管理委员会. 2020. 信息安全技术健康医疗数据安全指南 GB/T 39725—2020.
何新华. 2011. 浅谈企业等保建设总体规划. 信息安全与通信保密, (10): 52-54.
何雁, 郭雪清, 金红军. 2021. 集成电路应用, 38(3): 130-131.
胡凌. 2015. 大数据兴起对法律实践与理论研究的影响. 新疆师范大学学报(哲学社会科学版), 36(4): 108-113.
惠华强, 郑萍, 张云宏. 2016. 医疗大数据研究面临的机遇与发展趋势. 中国卫生质量管理, (2): 91-93.
李全权. 2018. 大数据时代生物医学信息安全与隐私保护管控研究.现代信息科技, 2(10): 156-157, 160.
刘正阳. 2022. 大数据时代计算机网络信息安全及防护技术研究. 中国新通信, 24(8): 113-115.
牟力. 2016.分布式并行防火墙系统的流量控制和分发技术的研究和实现.成都: 电子科技大学硕士学位论文.
潘晔, 刘媛. 2022. 基于防火墙技术的计算机网络安全防护研究. 网络安全技术与应用, (8): 6-8.
齐爱民, 盘佳. 2015. 数据权、数据主权的确立与大数据保护的基本原则. 苏州大学学报(哲学社会科学版), (1): 64-70, 191.
秦文哲, 陈进, 董力. 2016. 大数据背景下医学数据挖掘的研究进展及应用. 中国胸心血管外科临床杂志, 23(1): 55-60.
沈亚琴, 王跃军. 2014. 军队医院信息安全体系建设. 西北国防医学杂志, 35(3): 299-301.
孙鹏. 2015. 大数据时代个人信息保护的立法构建. 上海: 华东政法大学硕士学位论文.
田静. 2021. 浅谈我国生物信息安全保护的法律规制. 网络安全技术与应用, (3): 141-142.
王小理, 阮梅花, 刘晓. 2016. 生物信息与国家安全. 中国科学院院刊, 31(4): 414-422.
魏彬. 2022. 计算机网络安全技术中防火墙的应用分析. 网络安全技术与应用, (1): 14-15.
吴美琴, 吴宇航, 赵丽. 2015. 多中心间的协同性决定队列生物样本的一致性. 中国医药生物技术,

　　　10(6): 489-493.

伍春燕, 焦洪涛, 范建得. 2014. 人类遗传数据的开放共享抑或知识产权保护. 知识产权, (1): 54-58.

叶青, 赵生慧, 杜恺琳. 2014. 关于信息安全宣传教育的几点思考. 信息安全与通信保密, (12): 68-75.

于文轩, 牟桐. 2020. 论生物遗传资源安全的法律保障. 新疆师范大学学报(哲学社会科学版), 41(4): 58-64.

余文清. 2016. 大数据背景下基本医疗数据保护探析. 郑州航空工业管理学院学报(社会科学版), 35(2): 103-105.

张宏, 郭云伟. 2023. 基于隐蔽通信的访问控制增强技术综述. 网络安全与数据治理, 42(5): 1-9.

周成祖, 吴文, 蔡晓强.2023. 基于分类分级的数据安全防控策略研究. 数据与计算发展前沿, 5(1): 128-135.

Dove E S. 2016. Biobanks, data sharing, and the drive for a global privacy governance framework. Journal of Law Medicine & Ethics, 43(4): 675-689.

第九章　医院个性化医疗技术生物安全管理

第一节　个性化医疗技术概述

一、个性化医疗的概念

　　个性化医疗是一种新兴的临床实践方法,它是使用新技术指导有关疾病预防、诊断、治疗的决策。欧盟委员会将个性化医疗定义为,利用个体的表型和基因型特征(分子图谱、医学影像、生活方式数据等),在适当的时间为正确的人提供正确的治疗策略和/或治疗疾病。它被定义为一种旨在及时和有针对性地识别和/或预防疾病的医疗模式(王闻雅和杜利,2022;董宏伟等,2021)。个性化医疗涉及更广泛的以患者为中心的医疗概念,该概念认为,医疗保健系统需要更好地应对患者的需求。个性化医疗使得原本一刀切的治疗和护理方法转变成更好地管理患者健康和治疗的个性化方法,以实现患者疾病或疾病倾向管理的最佳效果。从字面上看,"个性化医疗"是根据患者的个人特征,量身定制的预测、诊断和治疗方案。但是大多数情况下,个性化医疗面向更大的患者群体,将个体分为不同的亚群,根据不同亚群对特定疾病的敏感性或对特定治疗的反应不同,对不同亚群人群实施预防或治疗干预措施。个性化医疗一词在过去 10 年内使用得相对广泛,但近年来已被精准医疗所取代,美国国家科学院在 2011 年的一份报告中首次使用了精准医学一词,该报告使用该词作为个性化医疗的同义词,2015 年奥巴马提出的"精准医疗计划"本质上就是个性化医疗。

二、个性化医疗技术的发展与挑战

　　个性化医疗的目的是更有效地预防、诊断和治疗疾病,实现它的关键是基因组学和分子生物学技术的进步,这些技术在很大程度上提高了我们确认疾病易感性水平和治疗的效果。在过去的 10 年中,基因组学技术革命极大地提高了我们分析人类遗传变异的能力,因此越来越多的功能强大的新工具被用来阐明复杂疾病的遗传学。新兴的基因组学技术,尤其是基因测序和基因表达测量技术的快速发展,通常被认为是个性化医疗的关键驱动因素(王海军等,2017)。过去许多个性化医疗技术的应用是通过测量蛋白质产物而不是基因,现在一些新的个性化医疗诊断技术可以直接测量基因或基因的表达,提供了发现遗传变异与疾病现象相关联的可能。一般来说,精准医疗技术涵盖各种卫生技术,包括药物、装置/设备、诊断技术/程序、治疗技术/程序等,这些技术能够满足临床上个体化的诊断和治疗需求,旨在提高治疗效果、减少不良反应,通过个性化医疗方案更有效地满足患者的需求(都恩环等,2020)。

　　自 19 世纪 80 年代中期以来,生物医学在科技创新(计算机和信息技术、分子生物学、生物技术、基因组学、远程医疗/远程保健等）的基础上经历了各种形式的变革，使技术科学化的过程变得激进。新技术正在引起制度变革，对健康信息、诊断和治疗的分配、管理以及健康和疾病的概念产生影响。

19世纪70年代已经提出了个性化医疗的理念，但受限于当时医学技术的发展。2002年人类基因组计划基本完成后，个性化医疗的概念开始频繁出现在各个期刊上。随着目前基因测序技术的发展，个性化医疗又重新出现在人们的视野中。

生物医学工程在促进突破方面发挥着重要作用，这些突破最终将以个性化的方式改善人类健康。基因编辑工具，如成簇规律间隔短回文重复（clustered regulatory interspaced short palindromic repeat，CRISPR）和锌指核酸酶（zinc-finger nuclease，ZFN），有能力改变基因组的特定成分，从而为精确修复从癌症到艾滋病病毒等的适应证中的缺陷基因打开了新的大门，为预测性药物发现、协同建模、单一疗法和联合疗法等传统模式提供了补充与改进。人工智能（artificial intelligence，AI）和机器学习（machine learning，ML）相关平台现在能够连续确定给药参数。人工智能新型平台通过协调这些复杂因素所构成的近乎无限的参数空间，精确地展示了药物剂量和药物选择之间的关键关系。人工智能还被用于增强诊断领域的成像能力，以进一步指导针对患者的治疗。AI在治疗领域中的应用，不仅可以查明最佳药物和剂量，而且甚至可以从非常大的候选药物库中，获得最佳的联合治疗功效和安全性。

基因编辑技术能够有针对性地对特定基因组位点进行靶向性剪切，通过非同源末端连接或者同源重组来编辑断裂的DNA，目前已经发展出多种编辑工具，如锌指核酸酶、转录激活因子样效应物核酸酶、CRISPR相关蛋白核酸酶、TargeTron基因敲除系统，以及传统的RNA干扰技术等（张骞和李力，2018；Lein and Foround，2017；Ain et al.，2017；韦余达等，2015；Aftimos et al.，2014）。基因编辑技术目前已经应用于多个领域，包括但不限于治疗干细胞疾病和妇科恶性肿瘤等。通过定点编辑患者的基因，科研人员可以更有效地研究疾病的发病机制，并探索个体化治疗的途径。这为未来的医学研究和治疗带来了巨大的潜力。

基因测序技术用于确定DNA或RNA中碱基的顺序，包括桑格测序、第二代测序技术（如Solexa、SOLiD、Roche454和Ion Torrent）、第三代测序技术（单分子实时测序、纳米孔测序等），以及单细胞测序和焦磷酸测序（盛华等，2018；中国临床肿瘤学会肿瘤标志物专家委员会和中国肿瘤驱动基因分析联盟，2018；段建春，2018；王丹等，2018；李婕等，2018；张淳和张媛媛，2017；李靖轩等，2015）。这些技术广泛应用于肿瘤基因测序、靶向治疗、动态监测和免疫治疗，以及骨科疾病研究、新生儿遗传病筛查、临床微生物学检测、亲子鉴定和预防医学等领域。

以个性化的方式提供治疗也将成为一项重要的使能技术。剂量调制或群体优化固定剂量组合疗法将作为改进传递技术的基石，个性化3D打印或生物材料介导的控制释放等方法将在个性化医疗中发挥越来越重要的作用。

另一个重要方向是再生医学的个性化医疗，诱导多能干细胞技术即诱导多能干细胞分化成与疾病相关的功能细胞，可以用于构建疾病模型、体外再现疾病表型、模拟遗传学变化和病理过程、研究发病机制和治疗方法、筛选安全有效的药物、替换有病变的细胞或组织等，以及常用于罕见病研究（时良等，2018）。

第二节　再生医学个性化医疗的生物安全管理

一、再生医学的概述与应用

（一）再生医学的概念

再生医学借助一系列新兴技术，包括基因编辑、单细胞测序和高分辨率成像等，为研究提供崭新的视角，不仅使我们能够深入挖掘相关机制，还为再生医学领域的不断拓展创造了广泛的发展机遇（王玥等，2019）。

再生医学是一门新兴学科，涵盖多个学科领域，包括干细胞、组织工程、细胞和分子生物学、生物化学、工程学等（杨炳忻，2011）。其核心目标是通过研究人体组织的正常特性、创伤修复机制以及干细胞分化，寻找最佳生物治疗方法，促进机体自我修复和再生，构建新的组织和器官，从而改善受损组织和器官的功能。从广义上来说，再生医学主要通过研究干细胞分化机制和正常组织修复与再生的过程，增强机体自我修复和再生的能力，从而达到维持、修复、再生和提升受损组织与器官功能的目的（魏迪，2009）。从狭义上看，再生医学借助生命科学、计算机科学、材料科学以及工程学等跨学科的原理和方法，旨在研究出能够代替、修复、增强和再生人体各种组织和器官的技术，从而能应用于因疾病、损伤、老化和遗传等因素引起的组织和器官缺陷，实现再生和治愈的目的（Nerem，2010；Ambrosio et al.，2010）。随着各学科的不断发展以及研究的深入，再生医学不仅包含基因工程、组织工程、材料科学和干细胞等方面的进展，还拓展到基因治疗、组织工程治疗、组织器官移植、缺失组织器官的再生、生理修复、活体组织器官的重建以及功能恢复等广泛领域（王佃亮，2014）。

（二）再生医学的应用

再生医学主要包括干细胞、组织工程、细胞治疗、器官移植等多个研究领域。其中，干细胞是再生医学的核心内容。

1963 年，加拿大的欧内斯特•麦卡洛克等首次通过实验证实小鼠骨髓中存在可以重建整个造血系统的原始细胞（即造血干细胞）。1981 年，小鼠胚胎干细胞（ES 细胞）系和胚胎生殖细胞（EG 细胞）系建系成功，这是再生医学理论诞生的标志。英国科学家马丁•伊文斯的这项突破性研究成果，使基因敲除技术应运而生，他也因此于 2007 年与马里奥•卡佩奇、奥利弗•史密西斯获得了诺贝尔生理学或医学奖。1998 年，美国科学家成功培养出世界上第一株人类胚胎干细胞系，胚胎干细胞可以定向诱导分化为各种组织类型的细胞并用于构建组织和器官，达到替代和修复受损组织器官的目的。2006 年，日本京都大学的山中伸弥教授通过转染 4 个转录因子基因，使小鼠皮肤细胞重编程为诱导多能干细胞（induced pluripotent stem cell，iPSC/iPS 细胞）。iPS 细胞的产生解决了胚胎干细胞研究所面临的伦理问题，丰富了细胞逆分化和谱系转化的理论。山中伸弥因这一突破性研究成果获得了 2012 年诺贝尔生理学或医学奖。

根据细胞来源，可将干细胞分为胚胎干细胞（ES 细胞/ESC/hESC）、成体干细胞（AS 细胞）和 iPS 细胞。目前，由胚胎干细胞分化来的细胞产品已进入临床试验；部分成体干细胞作为细胞药品已经上市；而细胞重编程技术将改变经典的干细胞获取模式，开辟了干细胞的新来源。文献数据表明，全球 iPS 细胞研究自 2006 年后快速发展。胚胎干细胞研究自 2000 年之后发展较快，但近年的发展速度不如 iPS 细胞研究迅猛；成体干细胞研究一直呈现稳定发展趋势。从文献角度看，美国在干细胞研究领域实力最强，2000～2014 年美国发表干细胞相关论文 8 万多篇，位居世界第一，遥遥领先于其他国家，其次是德国、中国和日本。

干细胞在现代医学中的贡献是极其重要的，不仅因为它们在基础研究中广泛应用，也因为它们为我们提供了在临床实践中开发新治疗策略的机会。它们的特性使其在生物和医学科学中具有广泛的应用价值。例如，胚胎干细胞是理解人类发育和器官发生的极好工具。干细胞，如诱导多能干细胞，将在新的安全疗法的研究中发挥关键作用。此外，干细胞可能替代受损组织，甚至再生器官。iPSC 提供了建立人类疾病模型的机会，这将增强人们对人类疾病致病机制的理解，并有助于改进基于细胞的退行性疾病治疗。细胞疗法几乎在每一种退行性疾病中都得到了研究。对于一些疾病，如糖尿病、慢性粒细胞白血病、肝硬化、肺纤维化、克罗恩病、心力衰竭和神经系统疾病，临床前研究和临床试验已经呈现了可喜的结果。

2021 年 1 月 28 日，我国科学技术部发布"十四五"国家重点研发计划六个重点专项，"干细胞研究与器官修复"被列入其中，干细胞研究与器官修复的几个重点方向包括：干细胞命运调控、基于干细胞的发育和衰老研究、类器官与人源化动物模型等。

二、再生医学产品的安全问题

（一）干细胞的生物安全问题

干细胞存在一定的生物安全性问题，可能会限制其临床应用。干细胞在临床应用中存在的安全性因干细胞种类不同而有所差异，其中，间充质干细胞（mesenchymal stem cell，MSC）主要致瘤与导致血栓性疾病，造血干细胞（hematopoietic stem cell，HSC）可能引发移植物抗宿主病（graft versus host disease，GVHD），ES 细胞和 iPSC 与畸胎瘤有关（柳诗怡和张玉泉，2021）。在干细胞疗法的临床应用中，需要特别关注这些潜在的安全隐患，尤其是致瘤问题。干细胞可分化成与畸胎瘤、畸胎癌和继发性肿瘤相关的细胞，从而起到促进癌变的作用（Sharpe et al.，2012）。干细胞在应用前通常要经过反复传代扩增，长时间的体外培养会改变细胞端粒的长度，增加染色体的不稳定性，容易产生基因突变，最终使细胞向恶性方向转化（Thomay et al.，2014）。除致瘤相关问题以外，干细胞移植还可能引起移植物抗宿主病；由于干细胞容易扩散到血液供应良好的器官，如肺、脾、肾、皮肤，血栓形成的风险也可能偶尔出现，如果器官中残留的干细胞过多，可能导致周围小血管形成血栓（王冠华等，2015）。除了上述问题，干细胞移植还可能出现过敏反应、头痛和腰痛等症状,但是这些症状通常不会对患者造成严重的影响,并且可能会在一段时间后自行缓解。

2016 年,美国食品药品监督管理局公开研讨会的与会者讨论了几起严重不良事件。一名患者因将干细胞注射到眼睛中而失明。另一名患者接受了干细胞脊髓注射,导致脊柱肿瘤的生长。未经证实的其他潜在干细胞安全问题包括:给药部位反应,细胞从目标位点移动并转变为不适当的细胞类型,细胞无法发挥预期作用,以及肿瘤的生长。

1. 干细胞的免疫原性

干细胞的使用可能会影响宿主的免疫系统,其管理的细胞可以直接诱导免疫反应,或者对免疫系统具有调节作用。ESC 来源的细胞,特别是间充质干细胞被报道为免疫特异体,免疫原性低。因此,同种异体注射可能需要减少或甚至不需要免疫抑制剂。然而,在分化后,这些细胞可能会变得更具免疫原性,例如,一组正常的主要组织相容性复合体(major histocompatibility complex,MHC)分子上调。特别是在受者不打算用与供者相同的一个或多个基本功能的情况下(非同源使用),或者当在非生理部位给药时,细胞的免疫原性可能会改变,因此其仍然是不可预测的。当细胞是非自体细胞时,对受管理细胞的免疫识别尤为重要。移植物排斥反应可能导致供体细胞功能丧失,从而影响治疗活性。使用免疫抑制剂可能会降低这种风险,但可能会引发药物相关的不良反应。已经提出了其他防止移植细胞免疫排斥的策略,可能包括将 ESC、iPSC 甚至组织干细胞(tissue stem cell,TSC)与特定的主要组织相容性复合体背景相结合,或者通过基因操作干细胞来减少或积极对抗免疫排斥。关于 ESC 和 MSC 的免疫调节作用已有多篇报道,主要描述的是体外试验。MSC 在体内控制或限制移植物抗宿主病,这在人类和动物模型中都有报道。在一项小型临床研究中,将骨髓间充质干细胞与人类白细胞抗原(human leukocyte antigen,HLA)相合同胞的造血干细胞联合移植,观察发现,移植物抗宿主病(急性和慢性)的发病频率降低伴随着血液系统恶性肿瘤治疗患者复发频率的增加。在类风湿性关节炎的动物模型中也观察到了 MSC 的免疫抑制作用。此外,在动物模型中,骨髓间充质干细胞被证明能抑制淋巴细胞对同种或异种抗原的增殖,导致异体/异种移植的接受。在临床研究中,骨髓间充质干细胞已被用于促进造血干细胞的植入和降低移植物抗宿主病。综上所述,体外和体内的一些数据表明,MSC 可以与先天免疫系统和获得性免疫系统的细胞相互作用,并可以调节它们的效应器功能,从而产生强大的免疫抑制和抗炎作用。MSC 分泌的各种可溶性因子可能会增强这一效应。已有研究表明,MSC 表达 Toll 样受体(Toll-like receptor,TLR),受体相互作用后可诱导 MSC 增殖、迁移和分化,并分泌细胞因子。因此,MSC 可以发挥保护作用,例如,在原位或在局部免疫抑制的微环境中有效地刺激或再生细胞。关于 MSC 或 ESC 来源的细胞发挥免疫抑制作用机制的知识仍在增加。然而,从动物或体外研究到人类的推断是相对不可预测的,应该同时考虑有利和不利的影响。

2. 干细胞的致瘤性

干细胞具有类似于癌细胞的一些特性,如较长的寿命、相对较强的凋亡抵抗力和在较长时间内的复制能力。因此，干细胞可能被认为是潜在的恶性转化候选细胞。此外，癌症和干细胞维持过程中也涉及类似的生长调节与控制机制。这可能就是肿瘤形成经常被视为干细胞药物安全使用的关键障碍的原因（刘凯等，2013）。干细胞的潜能（或多能）是导致肿瘤形成风险的重要因素。然而，以干细胞为基础的医药产品的致瘤潜力也取决于其他内在和外在风险因素，如给药地点（即干细胞接受者的当地环境）和体外培养的需要。对细胞的操纵也可能有助于肿瘤的发生。最近，一名 13 岁的男性共济失调毛细血管扩张症患者，在接受神经干细胞移植 4 年后被诊断为供体来源的多灶性脑瘤，活检的肿瘤被诊断为神经胶质瘤。分析表明，肿瘤来自非宿主来源，表明它来自移植的神经干细胞。微卫星和 HLA 分析表明，肿瘤来自至少两个捐赠者。使用的神经干细胞来自 8～12 周流产胎儿的脑室周围组织。神经干细胞传代 3～4 代后使用细胞群体，总培养时间在 12～16d。取自 1～2 个胎儿的 50×10^6～100×10^6 个细胞，每次注射 2～$3cm^3$，采用经开放神经外科手术直接注入小脑白质或经腰椎穿刺注入患者脑脊液的方法。虽然只有核型正常的胎儿被用于分离和制备胎儿神经干细胞，但缺乏培养后细胞的细节。这则案例报告表明，干细胞形成肿瘤的风险不是理论上的，应该仔细考虑。在动物模型中，不仅观察到良性畸胎瘤，还观察到在注射人 ESC 或小鼠 iPSC 后发生恶性畸胎癌。在体外将 ESC/iPSC 分化成特定的细胞类型是首选的方法，因为这将降低细胞的潜能，从而降低肿瘤形成的风险。然而，应该注意的是，体外培养也被认为是致瘤的危险因素，自体干细胞（SSC）可能在癌症的病因中起作用，这些细胞可能成为致瘤细胞。根据这一癌症干细胞理论，肿瘤内只有一小部分细胞，即所谓的癌症干细胞，能够独立生长，并满足（癌症）干细胞的描述标准，例如，在体外软琼脂或体内脾中集落生长。这些癌症干细胞具有转移潜能，在第二宿主体内形成肿瘤，并被认为负责肿瘤内细胞的持续更新。尽管体细胞干细胞和癌症干细胞之间有相似之处（自我更新、不对称分裂和相对缓慢的增殖），但体细胞干细胞和癌症干细胞之间的直接联系仍有待证实。多潜能的未改变的（未培养或分化的）SSC 在临床上已经广泛使用了几十年。造血干细胞被广泛用于重建免疫功能。此外，骨髓间充质干细胞/基质细胞也被用作造血干细胞移植的支持性治疗。这些疗法的临床经验表明，静脉滴注是一种有效的治疗方法。服用 SSC 并没有显示出主要的健康问题，通常也不会伴随肿瘤的形成。然而，在评估 SSC 的致瘤潜力时，应考虑安全性数据库的局限性（即接受治疗的患者数量），同时还应注意到，对潜在罕见不良事件的长期随访研究尚显不足。在小鼠模型中，自体骨髓来源的干细胞已被确认为幽门螺杆菌诱发胃癌的起源细胞。此外据报道，骨源性肉瘤起源于间充质干细胞，供体来源的干细胞已被证明会导致移植后的卡波西肉瘤、皮肤癌和口腔鳞状细胞癌。

（二）再生医学的生物安全问题

干细胞临床治疗的应用和监管在中国尚未有明确的规范，从而在临床应用的过程中处于监管空缺的情况，患者因此面临着巨大的潜在风险。2007 年，国家食品药品监督管理局暂停了干细胞药物的相关评审工作。卫生部在 2009 年正式把干细胞技术列入"三类医疗技术"，并发布指令，规定任何将干细胞用于临床治疗的行为，其安全性和有效性必须通过规范的正式批准。卫生部在 2012 年 1 月，明确要求暂停所有未经过准许的干细胞临床项目研究（王佳一等，2019）。2015 年 8 月，国家卫生和计划生育委员会与国家食品药品监督管理总局共同颁布了《干细胞临床研究管理办法（试行）》，其中对干细胞临床研究做出明确规定，强调应遵循科学、规范、公开、符合伦理的原则，同时机构伦理委员会必须对干细胞临床研究进行独立伦理审查。至此，干细胞临床研究按照法律法规的要求进行开展，但也仍然存在一系列伦理相关问题（王佳一等，2019）。

1. 干细胞的来源

干细胞的获取来源包括新生儿脐带、脐带血以及成人组织（如骨髓），其中胚胎干细胞是最具争议的来源，这种干细胞主要来自体外受精治疗后留下的早期胚胎、体细胞核移植产生的早期胚胎以及选择性流产的早期胚胎。这也引发了一个伦理问题：人类的胚胎是否是有生命的，是否应该受到尊重？

这种伦理困境，也是生物安全管理的困境，在全世界规范 hESC 研究的不同立法中都有描述。例如，在联合国中的许多国家，以生殖或治疗为目的进行核移植是非法的，而允许将 hESC 用于研究。其他国家则保持更极端的立场，如意大利禁止所有基于 hESC 的研究。相反，在英国，使用多余的体外受精（*in vitro* fertilization，IVF）衍生胚胎来衍生新的 hESC 系并进行颈后透明层厚度（nuchal translucency，NT）检查，以产生患者特异性干细胞是合法的。美国禁止生产任何需要销毁胚胎的 hESC 生产线，hESC 生产线的研究仅限于使用 2001 年 8 月 9 日之前创建的生产线。目前的限制减缓了 hESC 技术的进步，并对基于细胞的临床疗法的发展造成了重大困难。此外，围绕 hESC 收获的伦理辩论使关于这一主题的研究存在争议，因此，大多数研究都集中在动物模型上。

2. 干细胞临床研究中的有效性和安全性问题

尽管干细胞具有与传统药物不同的特性，但是在进行临床治疗时，必须首要考虑干细胞治疗计划的安全性。为了提高拟议临床试验的有效性和科学价值，需要医疗部门对拟议临床试验进行科学评估。干细胞能具备有效性主要取决于从中提取的质量以及在临床使用的相应技术。在提取、制备、低温保护和复苏干细胞的各个环节，以及研究者采用的技术在一定程度上都会影响干细胞的质量（潘兴华等，2018），因此必须对这些操作严格控制。即便是细胞处理方法上的小小差异也可能在干细胞的活性上引起显著差异。因此，在制定干细胞临床试验研究方案时，必须遵循操作准则的规定以及伦理相关要求，并尽可能由经验丰富的科研工作者和临床医生进行操作，减少外界因素对干细胞疗效评估产生的影响。另外，也要特别重视移植后的安全问题（Attwoods and Edel，2019）。患者的安全、健康和权利应该比整个社会的利益和科学知识更重要，研究人员应该使患者获得最大效益，并使治疗后的风险尽可能降低。移植后存在致瘤性同样也是一个伦理问题，主要因为无限增殖是干细胞的特性之一，这些干细胞可能导致肿瘤并产生负面影响（Vladislav et al.，2018）。因此，干细胞的提取、使用以及后续评估等环节，都必须在严格的质量控制下进行。《干细胞临床试验研究管理办法（试行）》明确强调，在提出干细胞临床试验研究申请之前，必须向伦理委员会提交一系列相关材料，包括干细胞制剂的资料、供体与受试者的入选标准和知情同意样本、安全性评估、治疗方案、研究计划、研究人员手册以及主要研究人员的简历等。根据伦理流程要求进行审查，保证供体与受试者的合法利益。

（三）基于干细胞的再生医学产品监管

目前，我国对"干细胞临床研究"有两个监管途径，其中之一是实行"双备案制"，由国家药品监督管理局和卫生健康委员会共同管理（刘雪静，2022）。截至 2018 年 9 月，完成"双备案"的干细胞研究机构总计 102 家，备案开展临床研究项目共计 23 项。此外，还有一种方式是申请人向国家药品监督管理局提交临床试验申请的申报材料。一旦临床试验申请被受理，药品审评中心将组织多专业技术审评，若通过技术审评，即可依照预定方案进行临床研究（谢正福，2013）。经检索，自 2003 年至今，国家药品监督管理局已经批准了数个干细胞产品进入临床试验，包括中国医学科学院基础医学研究所的骨髓原始间充质干细胞、北京源和发生物技术有限公司的间充质干细胞心梗注射液、军事医学科学院野战输血研究所的脐带血巨核系祖细胞注射液、自体骨髓间充质干细胞注射液等。2015 年，国家卫生和计划生育委员会、国家食品药品监督管理总局制定了《干细胞临床研究管理办法（试行）》和《干细胞制剂质量控制及临床前研究指导原则（试行）》，对干细胞临床研究和质量控制进行管理。但是上述指导原则仅提出了细胞治疗产品研发与评价的基本原则，并未针对干细胞的特性与应用实现分类监管。《细胞治疗产品研究与评价技术指导原则（试行）》较为详细地提出了细胞治疗产品研发、生产用原材料、制备工艺、质量控制、安全性评价、非临床研究和临床研究方面的要点（国家食品药品监督管理总局，2017）。但是，我国的这些监管规范仍然缺乏实施细则，可操作性略显不足；同时，对目前再生医学领域发生的新变化，目前仍然缺乏监管。因此，我国未来仍然需要持续加大力度开展相关的监管科学研究：一方面，从伦理的角度为医院的伦理委员会提供具有可操作性的条例，以减轻医院开展临床试验所需承担的风险，同时针对高风险新兴前沿技术的应用，设立省市级或国家级的伦理委员会进行统一审查；另一方面，从监管层面出台再生医学临床试验或产品的审批细则，全面保障再生医学临床转化进程的顺利进行。

第三节　基因个性化医疗的生物安全管理

一、基因个性化医疗的内容

美国食品药品监督管理局将基因治疗定义为，一种通过修饰人的基因来治疗或治愈疾病的技术。这项技术使用工程病毒和其他方法将基因运送到人类细胞中，以修复 DNA 错误。基因治疗有 3 种方式：一是用正常基因替代有问题的基因，二是灭活有问题基因的功能，三是引入新的或改良过的基因，来帮助治疗疾病。随着基因技术的发展，基因治疗在过去 20 多年里取得了很多进展。

最初，基因治疗被用于遗传性疾病的治疗，而现在被广泛用于治疗神经疾病、血液疾病、肿瘤和感染性疾病。根据靶向细胞，基因治疗分为两大类：生殖细胞基因治疗和体细胞基因治疗。在体细胞基因治疗中，遗传物质被插入一些靶细胞中，这种变化会对下一代产生影响，但是在生殖细胞基因治疗过程中，经过治疗或调整的基因会传给下一代。由于涉及伦理问题，因此生殖细胞基因治疗目前并不常见。体细胞基因治疗主要有两类：在体基因治疗和离体基因治疗。在体基因治疗可归结为通过不同类型的载体将功能基因和正常基因直接导入患者细胞。离体基因治疗的基础是从捐赠者身上收集细胞，转导带有目的基因的细胞，最后将细胞导入患者体内。临床试验针对个体差异和疾病类型的不同而选择最佳的治疗方式：离体基因治疗可通过体外筛选的方式获得更多高效转导且无脱靶效应的细胞。此外，自体细胞的使用不会诱导免疫反应，可实现安全有效的治疗效果。然而，离体基因治疗由于步骤烦琐，细胞的离体操作容易导致其活力低下，且一些整合型病毒的使用更易引起体内的随机插入，进而诱发癌变，因此这一方法的应用受到诸多局限。相比离体基因治疗，在体基因治疗的操作相对简便，对于一些体外无法培养的细胞来说无疑是最佳的选择。但体内编辑的不确定性导致这一方法无法避免随机整合和脱靶效应的发生，并且一些病毒载体还有可能在体内出现严重的免疫反应。因此，合理优化编辑的方法和改造递送的载体将会大大降低这一方法的风险。

载体用于将遗传物质导入相关细胞 DNA 分子，分为两大类：病毒载体（包括广谱载体）和非病毒载体。1990 年，美国食品药品监督管理局批准了首次在人类身上进行的基因治疗试验。对 2 例腺苷脱氨酶缺乏症患儿，从其血液中提取白细胞进行体外修饰，使其表达腺苷脱氨酶的正常基因。尽管之后的基因治疗并未取得预期的疗效，但基因治疗仍然高速发展，直至 1999 年一名 18 岁男子的死亡。1999 年，一名 18 岁的男子参加了宾西法尼亚大学的腺病毒基因治疗的临床试验，他患有鸟氨酸转氨酰化酶的部分缺陷，鸟氨酸转氨酰化酶是一种肝酶，需要从氨基酸和蛋白质中去除多余的氮。该患者的免疫系统在注射了高剂量的腺病毒后立即有了反应，4 天后他死于多器官衰竭，该患者成为第一个因为使用病毒载体进行基因治疗的患者。

到目前为止，全球已进行或仍在进行 3000 多项已获批准的基因治疗临床试验，癌症是目前为止基因疗法治疗的最常见疾病，占全世界正在进行的所有基因治疗临床试验的 60% 以上，紧随其后的是单基因和心血管疾病。腺病毒载体、逆转录病毒载体和裸质粒已成为临床试验中最常用的基因转移载体。2003 年，中国成为第一个批准将基因治疗产品用于临床的国家，至 2022 年，我国目前批准的基因治疗临床试验有 300 多项。人类对基因治疗中基因转移的安全性和生殖系方法对后代的潜在影响，存在着一定的担忧。目前，立法只允许对体细胞进行基因治疗。

二、基因技术的发展与现状

（一）基因编辑技术

基因编辑技术是对含有遗传信息的基因序列进行插入、删除、替换等修改的一种技术。基因序列改变有可能对蛋白质的表达造成影响，并且蛋白质的一个重要功能是调节生命活动，所以基因序列的改变甚至会影响整个生命体的生理生化活动，如造成镰状细胞贫血、唐氏综合征、白化病、血友病和巨脑症等。

　　根据基因编辑工具的核酸酶结构，可将基因编辑技术分为：归巢核酸内切酶（homing endonuclease，HE）、锌指核酸酶、转录激活因子样效应物核酸酶（transcription activator-like effector nuclease，TALEN）和成簇规律间隔短回文重复序列及其相关核酸酶（CRISPR 及相关核酸酶）等技术。基因编辑技术通过在外源 DNA 序列两端加入同源臂，并将同源重组（homologous recombination，HR）整合到宿主基因组中。但是 HR 的低效整合以及在未知的基因组位置随机插入限制了 HR 的应用。在真核生物中，当 DNA 发生双链断裂时，通常有两种修复方式：HR 和非同源末端连接（non-homologous end-joining，NHEJ）。NHEJ 是一种常见的修复方式，它直接在断裂的地方进行修复，而不需要借助其他模板。不过，NHEJ 的频率较高，容易导致在修复处插入或缺失一些碱基，引起基因的改变，可能导致基因失去正常功能。

　　作为最早期的基因编辑工具，归巢核酸内切酶是巨型核酸酶的代表核酸酶，具有较大的识别位点（14～40bp）的特点。与其他天然的特异性核酸内切酶相比，归巢核酸内切酶的高特异性与低细胞毒性使其成为早期基因编辑的热门工具。归巢核酸内切酶可分为 5 个家族：LAGLIDADG、GIY-YIG、HNH、His-Cysbox 和 PD-（D/E）XK。其中，LAGLIDADG 家族是已知应用最广泛的家族，I-CreI 是该家族中最常被用于设计人工归巢核酸内切酶的核酸内切酶，其主要存在于真核细胞的线粒体或叶绿体中。当前，通过两种最先进的工程方法设计归巢核酸内切酶，包括改变氨基酸序列修饰归巢核酸内切酶的特异性以及融合不同酶的蛋白质结构域产生新识别位点。目前，已知有超过 100 个具有不同特异位点的归巢核酸内切酶，但这些种类不足以满足人们对基因编辑的需求。此外，真核生物中发生同源重组的频率极低，限制了该技术的应用（任云晓等，2019）。

　　在过去的 10 年中，新的基因编辑工具迅速引入，包括锌指核酸酶、归巢核酸内切酶、TAL 效应核酸酶和 RNA 引导的核酸酶，允许靶向修饰细胞基因组。所有这些工具的统一活性是它们的核酸酶活性，能够在基因组中的任何位置结合特定序列并引入 DNA 双链断裂（double-strand breakage，DSB）。一旦生成 DSB，修复通过两种基本类型的机制之一发生，即 NHEJ 或 HR。通过酶促生成的双链断裂，NHEJ 通常会导致断裂的无缝连接。然而，NHEJ 可能以可观的频率在双链断裂位点引入插入或删除，这可用于破坏基因表达或功能，或修改由靶向序列介导的调节功能。HR 涉及使用与切割部位两侧序列同源的修复模板修复 DSB。该模板可以是内源性的，如来自姐妹染色单体，也可以是外源性引入的。因此，除了对目标区域的简单破坏，HR 还可用于引入复杂的工程遗传元件。

　　非洲爪蟾中转录因子的锌指蛋白和海床黄杆菌中 FokⅠ核酸内切酶的发现，推动了锌指核酸酶技术的诞生。锌指核酸酶是通过组合设计的人工结构，结合了限制性内切酶与锌指结合结构域蛋白。作为杂合异二聚体蛋白，其中每个亚基包含几个锌指结构和一个 FokⅠ核酸内切酶结构以诱导 DSB 形成。锌指蛋白是决定锌指核酸酶特异性的结构域，该结构包含 3～4 个 Cys2-His2 锌指蛋白，每个锌指蛋白识别一个特异的三联体碱基。锌指蛋白的特异性识别依赖于 DNA 序列的匹配以及包括 HR 和 NHEJ 在内的 DNA 修复机制。FokⅠ核酸内切酶作为功能性二聚体，在靶位点切割 DNA。锌指核酸酶的优点在于能组装已知识别模式的锌指蛋白。但是，由于锌指蛋白依赖上下游 DNA 序列的特性，其特异性不仅取决于目标序列，还取决于基因组中的相邻序列。由此引发的非特异性切割发生率较高，从而引发细胞毒性。锌指核酸酶技术在设计之初表现出极大的应用前景，已经成功实现了对动物、植物、人类细胞的靶基因编辑，但是锌指蛋白的设计过程复杂、设计成本较高，限制了该基因工具的广泛应用。

与 ZFN 类似，TALEN 是一种人工嵌合蛋白，由两个结构域组成：一是非特异性 *Fok* I 核酸内切酶结构域，二是识别任意碱基序列的 DNA 结合结构域。TALEN 的 DNA 结合结构域最初在黄单胞菌中被发现，黄单胞菌的 avrBs3 蛋白可与宿主基因组结合并启动转录，该蛋白的发现促进了新一代基因编辑工具的诞生。与 ZFN 不同的是，一个锌指蛋白结构域识别 3~4 个碱基，而 TALEN 的一个模块仅识别其 DNA 结合结构域中的一个核苷酸，TALEN 表现出更强的特异性，可以靶向任何生物基因组的任何 DNA 序列。因此，TALEN 具有模块化和构建的优势，设计 TALEN 时连接多模块不会影响识别序列。TALEN 的第二个优势是很大程度上避免了脱靶效应，产生的细胞毒性更小、更安全、有效的优点，使其被广泛应用于研究基因功能和潜在基因治疗等领域。

与上述通过蛋白质-DNA 相互作用结合特定 DNA 的核酸酶不同，成簇规律间隔短回文重复相关系统（CRISPR/Cas）是 RNA 介导的核酸酶，通过与靶 DNA 间的碱基配对和蛋白质-DNA 相互作用来靶向特定 DNA 序列。CRISPR 系统最初发现于人们对大肠埃希菌 K-12 的研究中，是原核生物的适应性免疫防御系统，该系统存在于 40% 的细菌和 90% 的古细菌中，使细菌和古细菌免受病毒与外源性基因的侵袭。CRISPR/Cas 系统多种多样，根据基因座排列和 Cas 特征基因分为两类、6 种类型（I~VI）和 20 多种亚型，当前在基因编辑用途中应用最广泛的为 2 类 CRISPR 系统中的 II 型 CRISPR/Cas9 系统。

CRISPR/Cas9 系统的基因靶向只需要定制一个 Cas9 蛋白和一个单向导 RNA（sgRNA）。Cas9 是一种 CRISPR RNA 引导的核酸内切酶，sgRNA 指导 Cas9 核酸酶切割任何目标序列，在该序列指导下产生特定位点的双链 DNA（dsDNA）切口，切割与 sgRNA 互补的 dsDNA 靶。由于 CRISPR/Cas9 系统的构建过程简单、花费成本少、使用门槛低，已经成为许多应用的首选系统。基于高效性、简单性、适应性的特点，CRISPR/Cas9 系统无疑是一种潜力巨大的基因编辑工具，为基因组操作和可视化提供了便捷。由于 sgRNA 的结构和组成能够引起脱靶效应，脱靶切割也是在设计 CRISPR/Cas9 系统时需要考虑的重要问题。此外，缺乏有效和安全的基因递送策略，严重阻碍了 CRISPR/Cas9 系统的临床应用，细菌 Cas 蛋白引发靶细胞的免疫反应也是 CRISPR/Cas9 系统临床转化时面临的巨大难题。

目前，基因编辑技术已经广泛应用于多种疾病的临床诊疗中，如血液系统遗传疾病、心血管疾病、神经系统疾病、眼部疾病等的基因治疗中，基因治疗的临床应用具有重大的时代意义。在基因遗传病、传染性疾病、肿瘤等疾病中，基因编辑技术在遗传性疾病和非遗传性疾病的应用中都有重大的突破。

用于编辑或改变基因组的技术是从核酸酶技术、归巢核酸内切酶和某些化学方法等早期尝试演变而来的。由于脱靶副作用，这些初始技术的特异性较低。此外，从生物技术的角度来看，主要障碍是开发简单但有效的宿主细胞进入递送方法。之后，小 RNA，包括微 RNA（microRNA，miRNA）和小干扰 RNA（siRNA），已被研究实验室广泛采用，以替代实验室动物和细胞系。CRISPR/Cas9 技术的最新发现似乎更令人鼓舞，因为它提供了更好的效率、可行性和多角色的临床应用。同时，该技术似乎也将基因组工程技术带到了分子工程的下一个层次。

基因编辑技术的研究兴起有两个主要原因，一个原因是自身不断发展，研发出了更为精准、高效且成本更低的编辑工具；另外一个原因是基因编辑技术在基因筛查、动物模型构建、细胞模型等多个基础研究领域中具有举足轻重的地位，同时这一技术也为多种疾病的基因治疗提供了崭新的方向与思路（Hsu et al.，2014；Kim and Kim，2014；Gaj et al.，2013）。

（二）基因技术的生物安全问题

1. 安全性评价

有些新型品种的作物是用基因编辑技术培育的，由于基因编辑技术相对新颖，全球各国还没有确切的法律规定，尤其是关于这类产品的安全性和管理。所以，目前各国还在讨论中，或者只是发布了一些初步的管理建议（沈平等，2017）。

2015 年 7 月，美国多部门联合签发主题为"实现生物技术产品监管体系现代化"的备忘录，要求对生物技术产品具有管辖权的美国 FDA、美国环境保护署（EPA）、美国农业部（USDA）三家政府机构更新《生物技术产品监管协调框架》，重新确定食品药品监督管理局、农业部和环境保护署在判定转基因动植物安全性方面的职责。美国农业部在 2016 年 5 月表示，经过 CRISPR/Cas9 基因组编辑的蘑菇、玉米不纳入转基因生物的监管范围（Peng et al.，2015）。阿根廷在 2015 年决定对新育种阶段的技术产品采用"个案分析"的审批政策，其中也包含基因组编辑技术产品，如果最终产品确认没有外源基因，就不被认为是转基因，也就不受监管（Huang et al.，2016）。而加拿大对基因组编辑产品的管理主要看新性状是否出现，而不论采用何种技术（Szczepek et al.，2007）。欧盟一直对转基因产品持谨慎态度，现在也在审查基因组编辑技术的相关政策。欧盟委员会已经启动了法律审查程序，重新对"转基因生物体"进行界定。

中国对转基因产品实施安全性评价，包括分子特征、环境和食用安全三个方面的评价内容。对基因组编辑技术产品也同样按照以上标准进行评价，需要特别关注是否会发生未预料的基因编辑和是否会带来新的安全风险。对碱基缺失或敲除的产品，评价更为简化，主要关注分子特征和食用安全相关评价，具体评价内容可参考传统的转基因生物安全评价指南。对分子特征的评价可以采用全基因组重测序等方法，以清晰描述基因组编辑的变化（沈平等，2017）。基因组编辑技术很精准，但用传统方法难以检测产品，尤其是单碱基或少量碱基缺失的产品。为了保护知识产权和接受国家监管，需要研究新的特别适用于基因组编辑产品的检测方法，这样可以更好地支持监管和确保技术的合法使用（沈平等，2017）。

2. 脱靶效应

脱靶效应（off-target effect）是任何基因编辑技术都无法避免的安全问题，基因编辑的脱靶效应可能导致细胞的部分功能丧失，在应用过程中可能产生有致癌潜力的细胞，从而限制了基因编辑技术在基因治疗领域的广泛应用。CRISPR/Cas 系统因 Cas9 蛋白对 sgRNA 序列与靶位点间的错配不完全敏感，其脱靶风险较 ZFN 和 TALEN 方法更高。CRISPR/Cas 系统 sgRNA 与 DNA 错配，Cas9 对与 sgRNA 部分匹配的 DNA 靶点进行切割。脱靶效应会导致假表型，造成错误的理解和解读，是限制基因编辑技术应用的重要原因。脱靶效应面临两个问题：一是如何从技术本身上降低脱靶效应；二是如何提高检测方法的灵敏性。

与 ZFN 和 TALEN 等基因编辑工具相比，CRISPR/Cas9 系统在简便性、专一性等方面有很大优势。CRISPR/Cas9 系统的特异性主要取决于 sgRNA 的识别序列，由于设计的 sgRNA 可能会与非靶点 DNA 序列形成错配，因此导致非预期的基因突变，该效应称为脱靶效应，这也一直是它在实际应用中面临的一个难题。

脱靶监测是降低脱靶效应的一个重要手段，研究人员可以通过脱靶监测了解潜在的脱靶位点，改进基因编辑。脱靶的监测方法包括有偏方法和无偏方法两类，其中有偏方法通常与其他技术结合鉴别所有的脱靶位点，无偏方法包括 ChIP-dCas9、GUIDE-seq、IDLVCapture、LAM-HTGTS 等。

CRISPR 基因编辑和相关技术在临床医学上有望对人类健康做出很大贡献，但也有人担心这些工具可能会有"脱靶"的影响。如果在医疗治疗中使用这些技术，可能会引起如自身免疫反应、患癌风险增加以及基因缺失等一些问题。为了解决这些问题，科学家正在努力研究如何最大程度减小 CRISPR 基因编辑技术的脱靶风险，同时改进工具的稳定性和安全性。他们希望通过技术的改进，让基因编辑在医学上更加精确和安全。

在基因编辑中使用的一种工具是二聚化 FokⅠ核酸酶，它帮助切割 DNA。但有个问题是在操作时可能导致非特定的切割，引起细胞毒性。为了解决这个问题，科学家对 FokⅠ核酸酶进行了改良，使其更专注地进行编辑，减少了对细胞的负面影响。举例来说，研究人员对 FokⅠ核酸酶进行了调整，改变了其中的两个碱基，并且获取了两个变体（R 和 D），而且这两个只有在一起时才能发挥作用（Szczepek et al.，2007），就像需要两块拼图才能完整一样。此外，还有一种新的基因编辑技术称为 TALEN，相比之前的 ZFN，它更容易制造，但仍然存在一个问题，即脱靶效应。当 TALEN 蛋白与 DNA 结合时，可能发生一些非特异性的结合，导致脱靶问题的发生。研究发现，如果两个 TALEN 的结合位点之间的距离控制在 10～30 个碱基对时，可以最有效地减少 TALEN 蛋白和 DNA 之间的非特异性结合（Miller et al.，2011；Christian et al.，2010）。尽管有一些改进过的工具可以在基因编辑中减少脱靶效应，但并没有完全解决这个问题。与此同时，虽然 CRISPR/Cas9 技术与其他技术相比，具有效率高、成本相对较低等诸多优点，但仍然存在脱靶效应的问题。CRISPR/Cas9 技术发生脱靶效应主要是由 sgRNA 在基因组中存在很多脱靶位点造成的（许元等，2020），另外，CRISPR/Cas9 系统的特异性受到前间区序列邻近基序（PAM）序列和染色体结构等各种因素的作用。为了减少脱靶效应，研究人员开发了类似于 SpCas9 的工具，或者对 sgRNA 进行了改良（Yin et al.，2018；Cho et al.，2014）。至于碱基编辑（base editing，BE）技术，其脱靶效应可以分为可预测的、影响整个基因组的和影响基因表达的三个层次。由于 sgRNA 序列有一定的容错性，而 Cas9 核酸酶也有非特异性，可预测的脱靶相对容易用传统的分子生物学方法来检测。在研究中发现，相较于胞嘧啶碱基编辑器（CBE）系统，腺苷碱基编辑器（ABE）系统在整个基因组上更具有特异性，这可能与 ABE 系统中的腺嘌呤脱氨酶经过人工演化有关。为了解决 CBE 系统在整个基因组上的问题，研究人员正在考虑开发新型的脱氨酶（Jin et al.，2019）。对于影响基因表达的问题，一般采用改良脱氨酶的方法来减小其不良影响。

三、基因技术的伦理问题与法规

基因组编辑工具具有强大的潜力，不仅可以在作物发育和人类病理学领域带来生物技术革命，而且如果落入坏人之手，还会以多种方式导致滥用和误用，包括对种系遗传学的操纵。许多专家提出了真正的生物伦理问题。虽然时间将真正判断这些技术是好是坏，但这些方法仍可能以最核心和深刻的方式影响人类，我们可能会由于尚不了解的方式成为受害者。除了非法种系突变，人们对该方面的主要关注点还包括道德、用优生学帮助适者生存、正在进行的关于知情同意的临床辩论、宗教辩论、克隆人、设计婴儿和可能的超人崛起。此外，目前的文献还探讨基因组编辑作为未来战争武器的可能性。

虽然社会普遍追求生育健康婴儿，并有选择最佳治疗的权利，但生物技术革命似乎迫在眉睫且不可否认。因此，迫切需要对分子医学和其他非临床作物及食品行业的基因组编辑相关技术的所需方面进行协调和规范。这将需要公众舆论的共识、专家之间的辩论、生物技术专家的参与、生物伦理专家的意见、立法机构内的监管框架以及最终允许的有限应用。

第四节　两用性个性化诊断治疗技术的生物安全管理

两用性研究是指生命科学研究产出的产品、技术、信息或知识如被误用或滥用，会对公共卫生安全、植物、动物、环境、材料及国家安全构成巨大威胁并产生潜在后果的研究（NSABB，2013）。在医院个性化诊断治疗技术中，合成生物学、基因编辑等技术受到高度关注。

一、国外两用性技术的生物安全管理

（一）美国两用性技术生物安全监管措施

美国的生物安全战略是增强生物防御风险意识，并提高生物防御能力（Almeida，2015）。美国生物安全与生物防护方面的监管主要以职业安全与健康管理局（Occupational Safety and Health Administration，OSHA）的标准为基础，再是由国立卫生研究院（National Institutes of Health，NIH）和疾病控制与预防中心（Centers for Disease

Control and Prevention，CDC）共同制定的《微生物和生物医学实验室生物安全手册》，这本手册包括了病毒分类、实验室配置和操作规范等方面的要求。此外，美国交通部、商务部、CDC 和农业部（USDA）等多个部门联合制定了相关制度，主要包括特定传染病病原体的运输和进出口管理。在以上规定中，OSHA 的血源性病原体标准、NIH 的重组 DNA 指南，以及卫生和公众服务部与 USDA 合作的特殊病原监管制度被认为是最为核心和重要的部分（美国国家科学技术委员会，2017）。

美国采取了一系列措施来管控生物技术，如修订法规、加强对两用性技术的管理以及鼓励科学家遵循行为准则。在这过程中，2012 年和 2014 年美国分别颁布了生命科学两用性研究监管政策和科研机构生命科学两用性研究监管政策，并发布了相关的安全指南与监管策略（章欣等，2016），重点关注在高级实验室进行研究的烈性病原体。2017 年，美国政府推行了生物技术协调合作框架法规，涵盖了各类生物技术产品和相关管理部门法规。2018 年，美国发布了《国家生物防御战略》，首次全面评估了生物防御的必要性，并详细介绍了实施计划。同年，美国国会还通过了《出口管制改革法案》。简而言之，这些措施旨在确保生物技术的安全和可控。

（二）欧盟两用性技术生物安全监管措施

欧盟制定了一系列生物安全战略相关法律法规，其中重点是《禁止化学武器公约》与《禁止生物武器公约》。除了在国际层面上倡导这些公约，欧盟还注重各国内部的生物安全管理。其中重要原则是"预防"，也就是在开始广泛使用某种技术之前，要确保严重的危险不会发生，或者一旦发生也能够被控制。为了实现这个目标，欧盟出台了一系列生物安全规定，如 EU 指令 2000/54/EC，目的是保护工作人员免受生物风险的威胁。这些规定不仅要求雇主确保员工的安全，还要求必须及时报告任何潜在的风险情况。

2018 年 7 月，英国颁布了《英国生物安全战略》，这份战略详细说明了生物威胁的本质，以及国家在面临这些威胁时所面临的机遇和挑战，并且提出了 4 点战略措施：①帮助发展中国家提升卫生水平，支持其预防和对抗疾病；②努力研发疫苗和药物，提高治疗传染病的能力；③协助发展中国家建设生物安全实验室并进行监测；④强化各国之间的合作，共同加强全球卫生系统，最大程度地减少所有可能对健康造成影响的因素。

欧盟在关注生物安全时，特别重视对出口的管制，并且在法规里明确规定了如何处理和运输有潜在危险的生物材料。不仅如此，欧盟各成员国也有各自的规定，管控着生物材料的生产、运输以及进出口。此外，这些国家还积极参与美国主导的生物威胁拦截演练（徐畅等，2019）。

（三）其他国家两用性技术生物安全监管措施

在以色列，有专门负责管理和监督科学研究的委员会，以确保研究既能行政管理，又符合道德标准。大学附属医院开展的人体受试者研究，要求必须遵循《国家人体试验规定》，并且国家安全委员会定期对研究是否遵循《动物试验法》的相关规定进行审查。

在学术界，生物安全监督主要集中在两个关键点：①研究人员要提交研究计划给提供经费的机构审查；②在正式开始研究前，实验室的设置必须满足法律规定，而这一切都由机构的安全部门来负责。每个实验室都必须遵守相关法律和劳工部的规定，比如美国的《职业安全与卫生法》、我国的《实验室　生物安全通用要求》（GB 19489—2008）。机构的安全责任人会负责监督与人体血液、组织样本、DNA 操作、有毒物质等相关的工作，并且不断完善法规，定期检查实验室，确保符合规定，同时追踪购买危险细菌和特殊生物材料的情况。

二、医疗诊断两用性技术的生物监管改进

各国和各地区在政策颁布并实施一段时间后，都进行了相应的总结，并提出其现阶段需要改进的重点。

（一）提高科学团体两用性研究意识

美国国家生物安全科学顾问委员会建议，可以通过加强科学家的责任意识，提升对两用性研究的认识，这样能够更有效解决两用性的研究问题。科研人员不仅要参与制定和完善生物安全政策，还要了解他们的研究成果可能被滥用的风险，并严格管理以防止发展、制造生物武器（Selgelid，2009）。美国政府出台了一份名为《美国政府生命科学两用性研究机构监管政策》的规定，该政策明确了接受政府支持的科研机构和项目负责人，以及资助机构和相关政府部门，在进行两用性研究时应该注意哪些内容。并且该政策规定科研机构在涉及病原体或毒素的研究前进行审查，并要求研究人员和资助机构一起制定措施，降低研究带来的风险（董时军和刁天喜，2014）。

（二）避免资助的研究被滥用

欧盟是欧洲最大的研究资助机构，对过去 10 年资助的研究项目进行仔细核查，特别是可能被滥用的项目。为了加强研究的伦理标准，欧盟发布了一份名为《研究的伦理学：关于最大限度地减少欧盟资助的研究中的不当行为和被滥用的综合战略》的指南文件，最大程度避免研究成果被不当使用。这份文件提出了 4 个建议：①增强研究人员的认识，特别关注在研究中使用的材料、技术或知识是否可能被用于不当目的，如武器制造、恐怖主义等，提供具体的指导性文件，包括案例研究和不当行为的后果。②为伦理审查专家提供培训，建立一个开放的交流平台，促进经验和意见的分享。③调查涉嫌不端行为的研究，设立监察员，监督和报告不当行为，同时处理有问题的科学家。④定期更新指导文件，以适应新问题的出现，增强实用性。

（三）防止生物技术被滥用

为增强生物防御水平，美国成立了恐怖主义时代生物技术研究指导委员会（Committee on Biotechnology Research in an Age of Terrorism，COBRAT）。该委员会的目标是在保护学术自由并具备创造力的同时，找到更加有效与系统的方式，来解决生物安全的问题，以防止将危险生物、信息技术向恐怖组织泄露。该委员会强调，以色列面临的主要问题是缺乏生物安全立法和议会立法程序冗长而复杂，使其无法对生物恐怖主义威胁做出迅速反应。COBRAT 针对该问题提出了相关建议，包括建立有害物质基本清单、

建立监测和评估两用性研究项目的系统、以色列生物安全委员会任务的修订，并赋予其处理生物安全相关问题的权利（徐畅等，2019）。

参 考 文 献

董宏伟, 王琪, 刘佳婕. 2021. 5G 时代下《欧盟数据治理法案》的解读与启示之一——卫生数据篇. 中国电信业, (3): 70-73.

董时军, 刁天喜. 2014. 美国生命科学两用性研究监管政策分析. 生物技术通讯, 25(5): 705-711.

都恩环, 黄佳文, 杨玉洁, 等. 2020. 精准医疗技术临床应用现状综述. 中国卫生资源, 23(3): 265-270.

段建春. 2018. 二代测序技术在肺癌精准治疗时代的应用与思考. 中华医学杂志, 98(19): 1528-1530.

国家食品药品监督管理总局. 2017-12-22. 总局关于发布细胞治疗产品研究与评价技术指导原则的通告 (2017 年第 216 号). https://www.nmpa.gov.cn/directory/web/nmpa/xxgk/ggtg/ypggtg/ypqtggtg/20171222145101557.html[2020-10-23].

李健, 张鹏, 李小宁, 等. 2018. 高通量测序在分子诊断中的应用. 锦州医科大学学报, 39(2): 106-108.

李靖轩, 金益如, 徐吟秋, 等. 2015. 基于焦磷酸测序技术的基因突变检测在精准医疗中的应用研究进展. 药学进展, 39(12): 889-895.

刘凯, 文刚, 刘日富, 等. 2013. 骨髓间充质干细胞治疗局部骨质疏松. 中国骨质疏松杂志, 19(11): 1203-1206.

刘雪静. 2022. 干细胞产业监管制度的完善思考. 天津: 天津大学硕士学位论文.

柳诗怡, 张玉泉. 2021. 干细胞应用安全性及其影响因素的研究. 医学综述, 27(12): 2377-2383.

美国国家科学技术委员会. 2017-01-15. 美国生物安全监管现状及改进建议. https://obamawhite-house.archives.gov/sites/default/files/microsites/ostp/NSTC/ftac-bio-report.pdf[2020-10-24].

潘兴华, 王颖翠, 张梦园, 等. 2018. 脐带间充质干细胞临床研究的伦理与安全问题. 西南国防医药, 28(1): 4-6.

任云晓, 肖茹丹, 娄晓敏, 等. 2019. 基因编辑技术及其在基因治疗中的应用. 遗传, 41(1): 18-28.

沈平, 章秋艳, 杨立桃, 等. 2017. 基因组编辑技术及其安全管理. 中国农业科学, 50(8): 1361-1369.

盛华, 邓昶, 周明旺, 等. 2018. 骨科领域精准医疗的观念、特点及价值. 中国组织工程研究, 22(15): 2407-2413.

时良, 崔亚洲, 韩金祥. 2018. 基于诱导多能干细胞技术的罕见病细胞模型及其应用. 协和医学杂志, 9(3): 261-270.

王丹, 滕懿群, 黄蓉, 等. 2018. 高通量测序在新生儿遗传性疾病诊治中的应用. 浙江医学, 40(7): 776-781.

王佃亮. 2014. 组织工程的诞生与发展——组织工程连载之一. 中国生物工程杂志, 34(5): 122-129.

王冠华, 荆宝琴, 高畅. 2015. 间充质干细胞的毒性研究作用. 中国临床药理学杂志, 31(16): 1645-1647.

王海军, 宋娜, 冯志伟. 2017. 肿瘤精准医学研究进展. 新乡医学院学报, 34(10): 867-870.

王佳一, 李颖, 刘晶. 2019. 干细胞临床研究的伦理问题反思. 医学与哲学, 40(16): 6-10.

王闻雅, 杜利. 2022. 中国-欧盟精准医疗国际合作与展望. 中国医药导刊, 24(1): 33-38.

王玥, 施慧琳, 许丽, 等. 2019. 再生医学发展态势及发展建议. 生命科学, 31(7): 644-650.

韦余达, 李爽, 刘改改, 等. 2015. 基因组编辑技术在干细胞疾病模型建立和精准医疗中的应用. 遗传, 37(10): 983-991.

魏迪. 2009. 天津市再生医学与组织工程技术发展与产业化问题研究//中国科学技术发展战略研究院, 中国科学院科技政策与管理科学研究所, 等. 第五届全国技术预见学术交流会暨全国技术预见与科技规划理论与实践研讨会会议论文集: 7.

谢正福. 2013. 国内外干细胞研究及临床应用监管状况. 生命的化学, 33(4): 478-482.

徐畅, 杜然然, 李玲, 等. 2019. 国外两用性生物技术研究监管现状及启示. 军事医学, 43(3): 217-220.

许元, 金玉翠, 乐珅. 2020. CRISPR 基因编辑的脱靶效应应对策略综述. 基因组学与应用生物学, 39(6): 2921-2929.

杨炳忻. 2011. 香山科学会议第 S12、382-385 次学术讨论会简述. 中国基础科学, 13(1): 28-33.

张淳, 张媛媛. 2017. 基因测序技术在细菌性传染病监测中的应用. 中国医学装备, 14(7): 134-138.

张骞, 李力. 2018. CRISPR/Cas9 基因编辑技术在妇科恶性肿瘤研究及治疗中应用的进展. 中华妇产科杂志, 53(1): 65-70.

章欣, 刁天喜, 王敏. 2016. 美国高等级生物安全实验室事故及其应对措施. 人民军医, (6): 555-557.

中国临床肿瘤学会肿瘤标志物专家委员会, 中国肿瘤驱动基因分析联盟. 2018. 二代测序技术在肿瘤精准医学诊断中的应用专家共识. 中华医学杂志, 98(26): 2057-2065.

Aftimos P G, Philippe B, Ahmad A. 2014. Molecular biology in medical oncology: Diagnosis, prognosis, and precision medicine. Discov Med, 17(92): 81-91.

Ain S K. 2017. The promise of molecular imaging in the study and treatment of infectious diseases. Mol Imaging Biol, 19(3): 1-7.

Ambrosio F, Wolf S L, Delitto A, et al. 2010. The emerging relationship between regenerative medicine and physical therapeutics. Phys Ther, 90(12): 1807-1814.

Attwoods W, Edel M J. 2019. iPS-cell technology and the problem of genetic instability: Can it ever be safe for clinical use? J Clin Med, 8(3): E288.

Cho S W, Kim S, Kim Y, et al. 2014. Analysis of off-target effects of CRISPR/Cas-derived RNA-guided endonucleases and nickases. Genome Res, 24(1): 132-141.

Christian M, Cermak T, Doyle E L, et al. 2010. Targeting DNA double-strand breaks with TAL effector nucleases. Genetics, 186(2): 757-761.

de Almeida M E. 2015. The permanent relation between biology, power and war: The dual use of the biotechnological development. Cien Saude Colet, 20(7): 2255-2266.

Gaj T, Gersbach C A, Barbas C F. 2013. ZFN, TALEN, and CRISPR/Cas-based methods for genome engineering. Trends Biotechnol, 31(7): 397-405.

Hsu P D, Lander E S, Zhang F. 2014. Development and applications of CRISPR-Cas9 for genome engineering. Cell, 157(6): 1262-1278.

Huang S, Weigel D, Beachy R N, et al. 2016. A proposed regulatory framework for genome-edited crops. Nature Genetics, 48(2): 109-111.

Jin S, Zong Y, Gao Q, et al. 2019. Cytosine, but not adenine, base editors induce genome-wide off-target mutations in rice. Science, 364(6437): 292-295.

Jones H D. 2015. Future of breeding by genome editing is in the hands of regulators. GM Crops Food, 6(4): 223-232.

Kim E, Koo T, Park S W, et al. 2017. *In vivo* genome editing with a small Cas9 orthologue derived from *Campylobacter jejuni*. Nat Commun, 8: 14500.

Kim H, Kim J S. 2014. A guide to genome engineering with programmable nucleases. Nat Rev Genet, 15(5): 321-334.

Lein C J, Foround T M. 2017. Neurology individualized medicine: When to use next-generation sequencing panels. Mayo Clin Proc, 92(2): 292.

Miller J C, Tan S, Qiao G, et al. 2011. A TALE nuclease architecture for efficient genome editing. Nat Biotechnol, 29(2): 143-148.

Nerem R M. 2010. Regenerative medicine: The emergence of an industry. J R Soc Interface, 7(Suppl 6): S771-S775.

NSABB. 2013-01-11. United States government policy for oversight of life science dual use research of concern. http://oba.od.nih.gov/oba/biosecurity/PDF/United.States, Government Policy for Oversight of DURC FINAL version 032812.pdf[2020-10-24].

Peng J, Wang Y, Jiang J, et al. 2015. Production of human albumin in pigs through CRISPR/Cas9-mediated knockin of human cDNA into swine albumin locus in the zygotes. Scientific Reports, 5: 16705.

Selgelid M J. 2009. Governance of dual□use research: An ethical dilemma. Bull World Health Organ, 87(9):

720-723.

Sharpe M E, Morton D, Rossi A. 2012. Nonclinical safety strategies for stem cell therapies. Toxicol Appl Pharmacol, 262(3): 223-231.

Strecker J, Jones S, Koopal B, et al. 2019. Engineering of CRISPR-Cas12b for human genome editing. Nat Commun, 10(1): 212.

Szczepek M, Brondani V, Büchel J, et al. 2007. Structure-based redesign of the dimerization interface reduces the toxicity of zinc-finger nucleases. Nat Biotechnol, 25(7): 786-793.

Thomay K, Schienke A, Vajen B, et al. 2014. Chromosomal instability and telomere shortening in long-term culture of hematopoietic stem cells: Insights from a cell culture model of RPS14 haploin-sufficiency. Cytogenet Genome Res, 142(1): 14-20.

Vladislav V, Simovic M B, Marina G, et al. 2018. Ethical and safety issues of stem cell-based therapy. Int J Med Sci, 15(1): 36-45.

Yin H, Song C Q, Suresh S, et al. 2018. Partial DNA-guided Cas9 enables genome editing with reduced off-target activity. Nat Chem Biol, 14(3): 311-316.

第十章 医院生物安全管理展望

第一节 新时代医院生物安全的形势变化

一、生物武器禁而不止

生物武器是通过使用细菌、病毒等生物战剂造成强大杀伤力和破坏力的武器以及部分施放工具的总称。生物武器具有使用方式简单而危害性强的特点。其中基因武器通过基因重组技术改变致病微生物的性能，使其拥有更强的致病性，且对环境的适应性更强（陈家曾和俞如旺，2020）。截至 2015 年 5 月，人类已经完成 4026 种病毒、3316 种细菌和 1017 种质粒的全基因组测序，为基因武器的研发提供了条件。近 20 年来，美国是唯一阻挠《禁止生物武器公约》核查机制建立的国家（Leitenberg，2002），同时投入巨资，以生物防御研究为名开展引发全球广泛担忧的危险的两用性研究，如多种烈性病原体的合成与修饰，在未履行公约义务的同时还妨碍了国际社会核查其国内生物安全活动的进行。另外，公约设立的机制不完善，存在明显的弊端，无法有效阻止少部分国家使用隐秘手段研制生物武器或者新型基因武器。生物武器研发禁而不止，医务人员作为人民群众健康的维护者，对生物武器的发展应具有较高的警觉性，及时了解其动态变化，评估预测其可能造成的风险威胁，做好相关预防工作（马慧，2021）。

二、生物恐怖威胁加重

生物恐怖是指故意使用细菌、毒素等生物制剂，对人类、动植物实施攻击，进而危害人类生命、经济建设和政治安全，以达到其特定政治目的的行为。生物恐怖主要有邮寄病原体、释放气溶胶、投放病毒等手段。世界上有 25 个以上的国家和一些恐怖组织拥有制造大型杀伤力生物武器的实力，而有极大可能的是，这些国家和组织将我国列为生物恐怖的攻击目标。生物恐怖无论是从区域范围、危害对象，还是从感染控制角度等方面来说，影响广泛且处置过程复杂。2001 年，美国发生的炭疽邮件恐怖袭击事件历时数周，导致 22 例感染，5 人死亡。根据美国马里兰大学恐怖主义数据库统计，自 1980 年以来，世界已定性的生物恐怖袭击事件已有 36 起（中国科学院武汉文献情报中心和中国科学院科技战略咨询研究院生物安全战略研究中心，2020）。新兴生物技术和其他各领域技术的不断结合，促进了新型生物武器的研发，增加了全球所面临的生物安全风险。由于我国幅员辽阔、人员流动大，在遭遇生物安全事件后，其传染性更强、控制难度更大、造成的危害也更大。尽管我国未出现过大型生物恐怖袭击事件，但是由于目前生物恐怖袭击具有成本低廉、获取方便、杀伤力巨大等特点，其造成的危害不可预估和忽视。因此，医院需制定应急响应方案和处置预案，在协同专业医疗队救治的同时，提供快速的应急救护工作。

三、新发突发传染病日益增多

1940～2015 年，全球共发现 335 种感染性疾病（Carroll，2009）。而近 50 年来，全世界范围内共出现 52 种新型传染病，在中国共发现 29 种，平均每年约有一种新疾病被识别（张斯钰等，2012）。2021 年 1 月 19 日，世界经济论坛公布的全球风险认知调查表明，在今后 10 年内，传染性疾病是影响社会发展最大的危险因素（国际科学理事会，2021）。随着疫情发展，新的变异亚型毒株也不断出现。针对目前复杂的形势，医院应提高早发现、早报告的早期预警能力，强化防控物资的储备能力，尤其是急救药品、仪器设备的有效供应，早隔离、早救护，提升针对大批量伤员的处置能力和收治能力。

四、生物技术误用谬用和监管风险增加

近年来，多种流感病毒、脊髓灰质炎病毒、天花病毒的人工合成，使生命科学实验室成为人工"制造"病原体场所的风险上升（彭耀进，2020）。针对特定人种、动植物品种的基因武器已成为可能，部分科学家开展人工"定制"病原体相关研究，希望构建出致病力强、耐药谱广、传播快、难以预测的新型病原体。与此同时，通过转基因技术改造的作物对环境适应性极强，与本地区原作物相比在生存空间上具备更强的竞争力。因此，转基因技术的发展与推广，在促使作物品质得到改善、种植效率得以提升的同时，对生态环境和生物物种也产生了巨大的影响。截至 2018 年底，我国外来入侵物种近 800 种，是世界上受到外来物种入侵威胁最大的国家之一。外来物种的入侵和破坏日益增加，使得监管风险也逐渐加剧（陈宝雄等，2020）。因此，随着生物技术的快速发展，医院科研人员也应该积极参与规范生物技术的研究与应用活动，协助转基因生物技术的监管与风险防范，强化外来物种入侵的评估与监控。

五、遗传资源流失和基因外泄防不胜防

人类遗传资源是包括人类遗传资源材料和人类遗传资源信息在内的具有基因作用的组织与信息，具有珍贵、不可再生等特征。随着人类认识的提高和科学技术的迅速发展，遗传资源逐渐成为一种新的战略资源。许多发达国家在保护本国资源的同时，设法收集其他发展中国家的资源（肖岚，2019）。近年来，使用不法手段获取我国人类遗传资源的活动屡见不鲜，通常以极为廉价和隐蔽的方式非法将我国遗传资源资料向国外传输。并且非法采集人类遗传资源已由传统人体组织等实体样本转向人类基因序列等遗传信息，出境途径由携带基因样本出境转变为通过互联网将基因数据发往国外（苏月等，2017）。医务人员作为采集及运送患者生理标本的实施者，应更加熟悉国家法律及医院的规章制度，全方位提升防泄密意识，主动参与保护国家遗传资源。

六、高等生物实验安全隐患给生物安全敲响了警钟

近几年，全世界范围内的生物实验室在前沿生物技术领域中取得了突破性成果。在

生物实验室内，对高致病力的细菌及病毒的设计合成已经没有了任何技术上的困难。实验室生物的客体除了病原微生物，还包括相关生物技术，而实验室生物安全的风险则更多的是导致个体危害、局部危险（王小理，2020）。生物实验通过对微生物遗传物质进行改造与修饰，可使微生物获得毒性、感染性等特征（郑涛等，2012），这些遗传工程微生物可能导致实验操作人员不慎感染，或者在自然界发生"恶性"变异，从而对人类社会的健康安全造成严重威胁。美国在 20 世纪 40 年代实施了"气溶胶感染计划"，通过使用大量的传染性病原体进行生物武器的研发，造成实验室内感染事件频发。同时，医院实验室生物安全泄漏事件也常有发生，因此医院应明确各部门的管理职责，做好分工，强化人员管理和监督，定期对实验室人员进行培训，提升其安全意识。另外，医院需加强排查安全隐患的能力，按标准执行各项操作流程，确保自身和实验的安全。

第二节　医院生物安全管理的发展趋势

一、组织机制是保障

（一）加强深度医防融合

由传统和新发传染病的相互叠加、生物技术的滥用与生物安全设施机构的管理不当导致的生物安全事件时有发生，需要构建现代化的医疗联合体（医联体）以适应持续加大的生物安全治理难度。建立完善的"三位一体"疾病防控救治机制，搭建综合性医院、基层医疗机构、疾控机构相融合的医疗联合体，推进疾病的防、治、管一体发展。加强疾控机构与综合性医院、基层医疗机构的结合，实现工作衔接、服务协同、信息共享，将预防理念贯穿到医疗中。

面对生物安全事件，医联体在人力、物资、信息等方面展现出明显的资源整合优势。疾控机构负责指导综合性医院与基层医疗机构的公共卫生职能，落实疾病预防、生物安全事件监测、健康管理和健康教育等工作。综合性医院为基层医疗机构提供人才和技术支持，指导基层医疗机构开展诊疗工作，对基层医务人员进行业务培训和技术指导，促进基层医疗机构诊疗技术的发展。基层医疗机构在辖区内提供生物安全事件监测、流行病学调查、预防保健等公共卫生服务以及开展常见病的诊疗工作。

推进"基层首诊、双向分诊、急慢分治、上下联动"的分级诊疗制度，责任应向基层卫生机构延伸。"三位一体"的生物安全事件防控救治机制的重点在于"强基层"。重视基层医疗机构的"网底"作用，加强包括社区卫生服务中心、乡镇卫生院、村卫生室和门诊部四类基层医疗机构的建设，保证消除防控死角。在上级医院的指导下，基层医疗机构为居民提供长期的诊疗服务，对患者实施疾病监测和健康管理，将医疗资源下沉至基层医疗机构的同时，发挥基层医疗机构的监测窗口作用。基层医疗机构作为生物安全事件监测网络的基本单位，充分发挥其在疫情防控中的作用，主动发现、报告疑似病例，并在疾控部门指导下开展医学观察和治疗，查询、判断、发现密切接触者，为密切接触者的居家隔离提供专业指导和观察，是进一步有效控制疫情传播、打赢疫情防控阻击战的关键所在。

保证开展家庭医生签约服务、落实首诊负责制和转诊机制工作的顺利实施，稳定医疗体系的运行，协调各级医疗机构的卫生资源。家庭医生在日常工作中加强新发突发传染病防控理念，能够为签约家庭提供传染病防治咨询服务，提高重大传染病疫情期间居民对医务人员的依从性，能在重大传染病疫情防控阶段实施排查，确保早发现、早报告、早隔离、早治疗，承担传染病患者和密切接触者的隔离、治疗、康复等工作。

持续深化"强基层"的改革策略、首诊负责制，基层做好人员分类管理工作，采取科学防控措施隔离传染源、阻断传播途径、保护易感人群。基层承担疑似传染病患者的分诊工作，可以减轻大医院发热门诊的压力，降低交叉感染的风险。

确保双向转诊的通道通畅，重点维持向下转诊渠道的畅通。基层医疗机构根据自身情况与2家以上的医院签订双向转诊协议，形成各级各类医院之间稳定的有序的转诊渠道。综合性医院负责开展不明原因聚集性传染病的发现和排查工作，定点医院负责集中收治重大传染病以及对危重症患者展开救治工作。完善分级分类的传染病诊疗体系，明确不同级别、不同类别医疗机构的功能定位，实现传染病的区域救治。优化医疗资源配置，推动医疗资源的纵向流动，实现重大疫情时的群防群控格局。

（二）顺畅平战转换机制

坚持平战结合原则，加强医院技术、人员、物资、设备、场所的建设和储备，既满足"战时"对生物安全事件快速反应、集中救治和物资保障需要，又充分考虑"平时"医院的职责任务和运行成本（熊建，2020）。

健全的预案组织体系是"战时"转换的前提，在应对生物安全事件的紧急医疗救援中发挥着关键的作用。不断加强医院应急预案的拓展，根据突发事件的分级和分类，建立全面的应急预案体系。在所有应急预案分类中，除制定自然灾害预案之外，更要加强新发突发传染病、生化、核辐射等生物恐怖袭击事件的预案建设。动态修订专项预案，根据医院实际情况实时维护更新，补齐短板，构建具有实用性、指导性、针对性及高效的应急预案。

充足的物资设备是医院生物安全管理的重要保障。必须加强医疗机构紧缺应急物资设备的统筹配置，建立健全高效规范、集中统一的收储、轮换和动用管理制度，提升储备效能（靳巧荣，2021）。通过设立"循环应急医疗物资储备库"，加强医院对救治设备与应急物资的储备。通过日常循环周转与调配使用，保证仓库的"平战转换"，避免救治设备和应急物资超过质量保证效期而出现失效或性能变化，进而造成医疗资源浪费。利用大数据技术预警生物安全应急事件，医院根据需求前瞻性地储备各类防护物资、抢救设施和消毒设备，扩充各类应急物资储备品种规模。根据不同科室生物安全风险与需求不同，合理分配物资。

健全救治设备与应急物资采购规范，保证应急物资质量，积极扩宽采购渠道，保障渠道紧急供应的可靠性。与属地供应商通过前期招标、签订供货合同建立预储机制，保证应急物资的及时供应。强化应急物资管理体系，统筹调配、建立区域共享机制，深化供应商合作，构建储备、调度、供应协同网络，助力医疗机构快速响应、保障物资供应，提升区域应急能力。在面对区域性突发生物安全事件时，医院的储备不足以满足应急需求时，政府划拨、社会捐赠也是应急保障"供应链"的重要来源。

（三）探寻合作强化预警

在全球化背景下，各国间的交流日益密切，人员流动的频率也随之增加，2020年突发的新冠疫情在全球蔓延，给各国带来巨大的生物安全防控挑战。新冠疫情的防控实践充分显示了生物安全不单是一个国家必须重视的问题，而是全球需要共同关注的焦点，建立国际生物安全合作机制迫在眉睫。建立国际网络信息交流平台，加强突发公共卫生事件和重点传染病的监测，通过国际合作组织向各国定时发布生物安全风险报告，提供早期的生物威胁警示，以便各国采取快速应急措施。烈性传染性疾病通过人员流动、国际贸易往来等多种途径跨境传播，通过国际信息数据的统计，对疾病跨国传播的潜在风险进行评估，以阻止其境外传入的可能。

加强国际生物安全领域的科技合作，建立各国科技合作研究中心，互派生物安全领域专家进行交流，开展相关技术培训，同时关注病毒检测、疫苗研发等方面的研究情况，向全世界提供公众健康服务、共享研究成果。由于各国发展水平存在极大的差异，通过建立区域性合作机制，支持和帮助经济卫生条件相对落后的国家以阻止或减少传染病的发生，保障全球生物安全的稳定态势。另外，国际生物安全合作各项机制需定期进行评估，分析其成效和问题，提出改进措施予以完善。

我国政府一向致力于国家生物安全的维护，并制定了相关的法律和政策，而目前国际形势不稳定，新问题频发。阻止生物安全事件发生，首先必须具备风险意识，主动预防对处理突发公共卫生事件意义重大。重视生物安全监测，提升监测预警能力，加强各地区风险沟通以及传播疫情信息，促进早期应急响应。在重点地区设立海外生物安全监测点，构建智能化预警系统，建设高等生物安全实验室，形成"监测-预警-研究"一体化体系，以追踪生物威胁动态，防范生物安全风险。

二、人才培养是根本

（一）加强监测队伍融合

医务人员的生物安全素质水平直接影响医院的监测预警能力，对原因不明的生物安全事件保持敏感警觉需要专业能力强、职业素质高、有丰富实践经验的医务工作队伍。通过生物安全能力训练增强医务人员的"哨兵"意识，提升对新发突发传染病的研判、预警和综合处置能力，是医务人员在应对新发突发传染病时必不可少的训练经验。

建立医防融合培训机制，以强化医务人员的生物安全应急能力、院感防控能力和传染病诊治能力为目标。要求医院的医务人员定期到疾控机构进行生物安全能力训练，并将其纳入职称考核内容。安排公共卫生医师到医院进修培训临床知识，进驻发热门诊、呼吸、感染等科室学习疾病临床诊疗相关知识，参与日常临床诊疗工作，了解医院的公共卫生工作现状，指导公共卫生工作的开展。建立一支全职的医院传染病网专业队伍，保障医院及时提交传染病报告，减少漏报、瞒报、迟报的现象，加强医院对传染病信息的评价和分析工作。

（二）促进救治团队整合

建设针对突发生物安全事件的紧急医疗救援队伍，增加感染性疾病、呼吸和重症等多学科交叉人才储备。整合跨学科的复合型人才资源是生物安全应急体系的重要环节，复合型人才队伍建设是提高医院对生物安全事件应急能力的基础。临床救治队伍需加强对公共卫生技能、重症技能的学习，掌握呼吸机、除颤仪、监护仪等常见生命支持设备的使用。同时，加强康复治疗、心理疏导、公共卫生等方面的人才培养，也是优化人才队伍配置的重要途径。

（三）积极补充基层人才

在医防融合的医疗卫生体系中，基层医疗机构的全科医生、社区护士承担了大量的生物安全职能，为居民提供全方位的医疗服务，扮演维护居民健康的"守门人"角色。

培养懂预防、会治疗、能应急的人才，是基层医疗机构提供医防融合卫生服务的根本。基层医疗机构卫生人员须树立医防融合意识，增强医防融合服务能力。将预防医学教育融入全科医师的教育体系中，提高全科医师对传染病防控知识的掌握程度，补齐传染病学和流行病学等专业能力的"短板"，培养医防融合型的全科人才。

提高全科医生的配置标准和中级以上职称比例，保障基层医疗机构医务人员的福利待遇水平，为基层医疗机构吸引人才、留住人才创造条件。参与传染病专科医院及疾控机构的业务培训和学术研讨，轮流选送全科医生至上级医院进修，提升传染病的侦检防治能力，输出优质的基本医疗服务和公共卫生服务。

（四）开展培训提升能力

加强医务人员的生物安全防御能力，医务人员工作在临床一线，直面多种形式的生物威胁，职业暴露的风险大于常人。医院要承担起生物安全"培训员"的角色，把生物安全技能培训纳入医疗卫生专业人员在校和继续教育体系中，完善医务人员救治技术指南和防护标准规范（韩俭等，2019）。医务人员上岗前需加强生物安全风险教育，灌输生物安全防护观念。

以专题讲座、业务学习等多种形式，强调生物因素的危害性，树立生物安全意识，不断提高医务人员的生物安全防护能力。建立多元分层的生物安全救护技术培训体系，形成多部门组织、多种媒体配合、多层次的教育培训系统。

三、信息技术是支撑

（一）信息技术加强监测预警

利用信息技术手段，打造医院预警平台。通过建立医院信息系统集成平台，整合医院信息系统、实验室信息管理系统、医学影像归档与通信系统以及电子病历。国家之间可以建立数据整合平台、完善信息共享机制、适当制定措施并有效执行这些措施。扩大新发突发传染病的监测范围，结合各国公共卫生部门发布的传染病流行病学特征及其相关症候群构建新发突发传染病的监测症候群数据库。建立多渠道监测预警机制，提高实时分析和综合判断能力，最终做出科学的风险判断。利用大数据、人工智能等新兴技术提升信息采集、自动化处理与分析能力，实现系统对病原监测、症状监测、病例监测和疫情监测的综合预警，提高新发突发传染病的时效性和准确性。

医院可根据国家传染病信息系统统一标准对医院传染病报告管理系统进行改造，提升系统的集成效率，从根本上消除信息孤岛现象，实现医院与其他机构之间实时的数据互联和交换互认。推进医院与疾控、公安、工业、通信和交通运输等部门协作建立多部门的信息联通机制，多层次提高数据质量与数据治理能力，保证信息互通与业务协同。依托全民健康信息平台构建传染病多点、多渠道监测预警平台，解决传统监测预警数据来源单一以及早期监测预警缺少大数据分析的痛点。监测因素不应仅局限于传染病信息，监测范围还需纳入核辐射、水污染、病原微生物、自然灾害等，加强集成特殊人群、学生、密集场所、网络舆情等信息。扩大监测范围，前移监测预警关口，实现对传染病信息的多点、多渠道、多环节的智慧监测预警。

在信息资源共享的同时，数据同样面临泄露、篡改、非法利用的安全考验，保护数据安全是关乎国家安全、国计民生的重要内容。利用区块链技术不可篡改、可追溯、可审计的特性，构建医院数据安全共享平台。依托区块链技术的特性，为数据交互的审批、授权、脱敏、审计等各方面提供安全保障，为不同机构间传染病数据的安全共享保驾护航。先进的预警模型是医院实现传染病监测并精准预警的关键技术，保证了传染病监测系统的高效运行（王宁等，2021）。适当的模型处理系统是医院应对生物安全风险的重要监测技术，是由被动预防转向主动预防的关键环节。根据数据类型，传染病监测预警模型可分为时间、空间以及时空预警模型3类，主要的预警模型技术有移动百分位数法、控制图法、地理信息系统法、异常模式探测方法等（陈红缨和李阳，2017）。随着神经网络算法的迅速发展，神经网络算法被逐渐运用在预测和分析传染病中。与传统模型相比，人工神经网络可适用于任何场景，预测效果也更加准确，诸多优点使其在传染病的监测预警中的应用越来越广泛。

利用大数据和人工智能科技创新手段，研究重大传染病疫情时空传播风险评估与预测、态势感知和研判、情景推演与计算实验及围堵策略，量化评估的新模型和新技术，根据大数据驱动的生物安全应急管理与决策范式，集成研发重大传染病多尺度时空传播风险的全景态势感知、预测与防控决策平台，推动成果应用，满足我国生物安全风险防范与重大传染病疫情防控的重大需求。

（二）通信手段助力临床救治

5G通信技术与互联网＋、大数据等前沿技术在医疗行业的整合应用，使5G通信技术成为我国医疗行业发展的重要推手之一。新的信息技术赋能传统医疗，使医疗手段变得更加智能化，以实现患者对优质医疗资源需求的可及性。5G通信技术的低延时、大宽带、高速率的特性，使远程医疗变得更加便捷，远程医疗技术的落地加速了优质资源向地方医院或基层医疗机构的流通，有效缓解了地域、经济等因素导致的医疗水平发展不均的现状。

在紧密型的医疗联合体内，依托于远程会诊平台，具有高端医疗资源的医院设立会诊点，与下级医院或基层医疗机构建立帮扶机制。在通过远程会诊平台需要传输大量的图像和声音数据以及相关医疗文件时，5G 通信技术能满足会诊过程中海量数据的实时传输，提供了会诊过程中调取数据以及实时互动的可能性。

在新发突发传染病疫情期间，部分患者具有多种基础疾病或病情复杂，通过远程会诊平台能够快速实现院内外专家资源的整合，为危急重症患者提供及时、优质的医疗服务。此外，远程会诊的方式有效降低了医务人员被传染的风险，实现了疫情期间非传染病医院向传染病医院输出医疗服务，传染病医院的医生能在隔离区外向隔离区患者提供医疗服务。

5G 通信技术是医院数字化转型的关键技术之一，是建设智慧医院的根本条件。5G 通信技术打通了医疗机构远程会诊的通道，拓宽了医院输出医疗服务的渠道，促进了全国范围的医疗资源的优化配置，可以缓解我国医疗资源配置的矛盾，加快我国医疗产业升级。

（三）多源监测构筑疫苗安全

全球人口密度的不断增长、人和物资的流动空前频繁以及不断改变的气候，导致新的病原体出现，原有的病原体以新的特性或者在不同于以往的地方出现，抗生素的滥用导致多重耐药菌的不断新增，恐怖主义势力的日渐抬头等，均凸显了国际生物安全威胁日益严重。因此，快速开发和大规模生产针对潜在未知病原体的疫苗至关重要。自从 200多年前的第一支疫苗成功研制以来，人类已经完全消灭了天花，几乎限制住了脊髓灰质炎、麻疹、白喉、流行性腮腺炎、麻疹等疾病的传播，作为抗疫的利器，疫苗的问世极大减轻了全球传染病的负担。

通过大规模疫苗接种诱导群体免疫是预防许多传染病传播的最有效和最经济的策略之一。国际货币基金组织统计，在 2020~2021 年新冠疫情期间，新冠病毒对全球造成约 12 万亿美元的经济损失。新冠病毒每个月都会导致数十万人死亡，使世界生产总值减少数千亿美金，并且重创各国的教育、卫生、经济行业，这也意味着每提前一个月接种疫苗将挽救许多生命并减轻各国短期及长期的经济损失。疫苗接种计划除了能提供个人保护，还旨在实现人群或群体免疫，即通过将易感宿主的百分比降低到传播阈值以下水平，对大部分人群进行免疫接种，以保护未接种疫苗的和免疫功能低下的个体。但是全球在疫苗接种过程中面临"疫苗犹豫"的困境，且反疫苗接种运动的声势不断壮大，世界卫生组织将其定义为：在可及疫苗接种服务的情况下，拒绝或延迟接种疫苗的现象。对疫苗的安全性、有效性和不良反应的担心是"疫苗犹豫"现象产生的最主要原因。尽管上市后的疫苗通过了安全性检测，但也无法保证完全安全，仍会出现无过错方的药品不良反应，即合格的疫苗在实施规范接种过程中或实施规范接种后造成受种者的一过性生理功能障碍反应或机体组织器官、功能损害（朱海标等，2015）。因此，在疫苗上市后对大规模的人群展开安全性监测有利于及时解决疫苗安全问题，对降低人群危害、提高公众对疫苗的信任尤为重要。

我国的疑似预防接种异常反应（adverse event following immunization，AEFI）监测系统于 2005 年投入使用，并从 2008 年开始通过系统收集国内的疫苗安全数据。与英美等的主动监测与被动监测结合的方式不同，我国的 AEFI 监测系统采用传统的被动监测方式，需要由医务人员或公众主动报告怀疑与疫苗相关的不良事件，监测的灵敏度严重依赖监测人员的报告意识。地区之间与监测人员素质的差异导致部分地区会收集轻微和严重的 AEFI 病例信息，其他地区只报告严重的 AEFI 病例，以监测人员自发性报告为基础的被动 AEFI 监测系统往往出现大量漏报的现象。此外，在许多地方，对监测人员的安全监测培训并不到位，在监测人员中间可能存在恐惧情绪，监测人员甚至害怕报告疫苗的不良反应病例。随着健康信息技术的快速进步，有利于整理、传输、分析和处理疫苗安全信息的新信息技术解决方案，将有助于我国卫生体系建设更强大、更一致和更及时的疫苗安全监测系统，以改进 AEFI 检测和报告。主动疫苗安全性监测是对特定人群中每剂疫苗接种后的临床表现进行主动监测，它可以精确估计与基线水平相关的不良事件的发生率，并评估潜在的偶然关系。建设基于电子健康数据的主动监测系统，将其作为疫苗安全监测系统的补充组成成分，能有效避免只有接收到由监测人员自发的报告后才采取监管措施的事后行为，弥补传统被动监测系统的局限性和滞后性。加拿大于 19 世纪 80 年代率先展开基于医院数据的疫苗安全性主动监测，但由于数据量巨大且无法即时提取疫苗接种记录，因此该系统最初仅监测住院和出院信息。伴随数据处理技术的发展与共享平台的建立，基于医院大数据的主动疫苗安全性监测成为可能，实时监测已经成为疫苗安全性监测的发展趋势。依托"国家药监云"构建基础环境，形成覆盖全国的有效主动监测机制，应用及时主动监测的先进方法和技术，连接集成全国儿童预防接种信息管理系统、各级医院的电子病历系统以及区域医疗信息系统等多来源的数据，采用监管活动医学词典（MedDRA）编码深入挖掘 AEFI 数据的安全性信号，应用连续序贯分析、最大化序贯概率比检验、成组序贯分析等数据分析方法提高数据更新频率，探索报告疫苗不良反应的新渠道，推进疫苗安全性监测的信息系统建设。

（四）立法监管规范数据治理

大数据技术近几年被广泛运用到各行各业中，其主要的优点是利用科学技术手段改善公众健康、提升医疗保健服务、把握风险监控及精准预测水平。在疫情防控中使用网络系统来监测疫情活动，将个人数据信息进行收集整合，形成疫情防控数据库，及时了解和追踪个体情况，更快识别潜在的生物安全威胁。生物安全不仅要利用数据信息来应对危害，同时还需要规范使用数据信息，发现潜在数据安全隐患，以防产生安全和伦理问题。生物信息作为一种战略资源，具有极大的军事价值、社会价值和经济价值，随着海量生物数据的产生以及更高效算法的广泛应用，生物数据安全已经成为突出的现实威胁。在数据采集、整合、使用等各个阶段，增强对信息安全的保护，防止数据泄露事件的发生，强化数据的法律保障，对故意获取公众个人数据信息进行泄露和买卖者予以严厉处罚。同时提升数据的安全性，对共享数据进行加密，并且设置系统安全措施，即使信息泄露也不可使用。

对公共卫生数据的监管可借鉴英国、澳大利亚的集中监管方式和欧盟的数据保护法，另外可使用按部门职能划分的数据信息监管、数据存储于区块链中以及云计算同态加密等手段实现数据的使用和监管平衡。参加公共卫生数据采集工作的机构，需遵循最小范围原则和目的限制原则，严格按照相关规定处理个人信息，不得超范围采集、利用。除防控生物安全事件工作要求外，不得披露任何未经脱敏的数据，如姓名、年龄、身份证号码、电话号码、家庭住址等个人信息。建立基于问责制的监管机制，要求采集、处理生物信息的机构定期公布收集数据总量、使用目的以及使用方式，对存量数据及时销毁，避免相关数据被滥用。建立有效的数据安全治理机制，坚持数据采集、处理和披露过程中的合法性、透明度、目的限制、最小必要和保密性的基本原则。在生物安全事件发生时过度发布危害信息易对社会造成不良影响，引起群众恐慌。应强化网络舆论信息的管控，严厉打击危害社会稳定的不实现象，并且用公众通俗易懂的语言向社会提供真实情况以及应对策略，便于公众及时获取相关信息，建立安全稳定的社会环境。

四、学科建设是引擎

（一）多学科协作推动医院发展

综合医院是新发传染病暴发时救治危重症患者的主力军，综合医院的学科门类更加齐全，综合救治能力更强。必须建立跨专科的综合医疗技术平台，走"精专科、强综合"的学科道路。

多学科协作诊疗模式，能有效地整合医疗资源，消除医院科室之间的诊疗差异，加强综合治疗和团队协作的意识，构建了允许患者参与决策的规范化、综合化的多学科诊疗模式。

多学科协作诊疗模式促进了多个学科之间的协作和沟通，为医院各科室以及各专业医生之间建立了协作关系，培育了主动创新、团结协作的医师队伍，给临床工作带来了新的诊疗思路和诊疗方式。利用多学科协作诊疗的平台制订学习培训计划，提高科室之间的沟通交流，提高专业水平和诊疗能力。此外，多学科协作诊疗模式的开展，整合多科室专家想法，从多角度、多层次、多方法诊治疾病，有利于推动临床诊疗新技术的研发和推广。

塑造特色特长科室带动其他相关薄弱科室发展的良性机制。以医院生物安全水平为着力点，加强综合医院多学科建设，着重推动感染性疾病学科、重症医学科发展，联合感染性疾病学科、重症医学科、呼吸疾病学科、急诊医学科、老年医学科、麻醉学科、医学影像学科全面发展。持续完善医疗质量管理体系和标准体系，实施医疗服务改进措施，提高医疗服务同质化水平。

以疾病诊疗为联系纽带，加速学科群融合，围绕共同的诊疗领域紧密结合，实现学科之间优势互补，提升医院的学科建设水平。以学科建设相辅相成为策略，满足提升医院应对生物安全事件的需求，逐步推动医院高质量发展。

（二）公共卫生科深化医防融合

公共卫生科，又称疾病预防控制科或预防保健科，作为医院发挥公共卫生职能的科室，接受辖区内卫生行政部门的管理、疾病预防控制机构的技术指导和业务培训。确保二级以上医院设置公共卫生科，有效地整合医院公共卫生资源，保证发挥公共卫生职能和落实公共卫生任务，将预防工作摆在更突出的位置，有效推动医院公共卫生服务和医疗服务的协同高效发展。

公共卫生科应配备专职人员，制定规章制度、工作流程和考核标准，建立健全传染性疾病、食源性疾病、重点慢性非传染性疾病的监测、诊断、登记、报告以及院感控制、健康教育、培训、质量管理和自查等制度，有效开展传染病信息报告的日常管理、审核检查、网络报告和质量控制，定期对本机构报告的传染病情况及报告质量进行分析汇总和通报（湖北省卫生健康委员会，2022）。

医院公共卫生科应主动向院外延伸，协同专业公共卫生机构和基层卫生健康机构，推进区域内公共卫生责任的落地，促进医院"医防融合"工作的开展。医院内推动"医防融合"需明确公共卫生科的职能定位，提高公共卫生科专业意见的权威度，为公共卫生科指导、管理临床科室赋能、授权。公共卫生科须对医院公共卫生服务深度分析，提供决策建议。及时发现临床科室的公共卫生需求，为临床提供专业的公共卫生指导，负责临床科室的公共卫生工作管理，强化医院的公共卫生职能。为医院防范公共卫生隐患、降低公共卫生风险提供专业支撑，发挥医院内"吹哨人"的作用。

（三）科研带动临床建设

以增强生物安全防护与解决传染病防控救治问题为导向，利用临床诊疗数据、样本资源、基础研究资源与高新技术，探索生物损伤与传染病的致病机制、诊疗方案，促进科研创新与成果转换，为生物安全防护与传染病防控救治提供技术支持，以科技为支撑点带动生物安全能力的全面提升。

鼓励医院、疾控中心与高校科研院所的合作，建立传染病和生物安全防护的联合科研攻关体系。搭建科研共享平台，布局区域性重点实验室，实现数据与资源的共享，培育多学科多领域交叉的科研团队，设立传染病和生物安全科技专项，加强对病原学检测产品、药物研发、生物安全核心产品的科研攻关。

建立系统性、规范性、标准性的生物样本库，通过生物样本库的信息管理系统实现样本采集、入库、申领、出库、归还、盘点、转移、销毁全生命周期的零差错管理。有效整合生物样本实体、基因表型信息与临床数据资源，促进对生物样本资源的有效利用，为医学研究提供大量有价值的生物样本，助力医院的科学研究发展。

（四）打好中医药治疗"组合拳"

2020年初席卷全球的新冠疫情无疑是对我国医疗体系进行的一场全面大考，我国中西医结合救治策略为全球新冠患者的救治提供了"教科书范本"。

在抗击SARS、H1NI、H7N9和新冠疫情中，中医药发挥了独特的传染病防控优势。

中医药预防治疗策略的运用迅速提升了对生物安全事件感染者的应急治疗水平，中医药治疗对新冠病毒感染的总体有效率达90%以上，能将重症新冠患者的病死率从21%降低到5%，中西医结合的治疗方案进一步提高了对患者的救治率。国家卫生健康委员会发布的《新型冠状病毒感染的肺炎诊疗方案（试行第三版）》纳入中医药诊疗方案，说明中医药开始正式发挥对抗新发突发传染病的作用，与西医共同登上抗击新发突发传染病的正面战场（刘军胜，2020）。鉴于中医药对防治瘟疫有独特理论和实践经验，在缺乏防治新冠病毒感染特效药和疫苗的早期抗疫阶段，发挥中医药的调节作用，提升机体免疫力，激发自身的抗病能力，是一种有效的治疗手段（曾予和赵敏，2020）。

在新冠疫情发生的第一时间，国家中医药管理局就组建国家中医药专家组到湖北武汉开展疫情调研。总结中医药疫病的临床防治经验，推出以"三药三方"为代表的有效方剂。"三药"是指金花清感颗粒、连花清瘟颗粒和胶囊、血必净注射液，"三方"是指清肺排毒汤、化湿败毒方、宣肺败毒方（江宏飞等，2020）。湖北省中医院也研发出"肺炎1号"，其得到广泛应用，为广大患者的用药治疗提供又一出色方案。中医药的紧急研发能取得如此硕果，与我国古代医学的积累密不可分。基于我国古代对疫病深厚的理论和实践经验，以及丰富的抗疫古方，使我国能在应对新发突发传染病时处变不惊，迅速锁定科研攻关方向，研制或转换出适应时疫的最佳良方。

中医药的研发离不开现代科研技术手段，通过提取传统中药的有效中药组分，从细胞、分子药理水平揭示中药组分的作用机制，遵循"强调主效应、兼顾次效应、减少副作用"的配伍原则，研制多剂型的现代中药。中药组分是指中药中具有活性的化学成分集合形成的小单元。在未来中医药科研的建设中，以临床需求为导向，组建"中药组分库"，以科技为支撑，赋能传统中药，提升生物安全紧急状态下新药的研发速度。

细化《传染病防治法》《突发公共卫生事件应急条例》内容，明确中医药在生物安全防治中的地位，明确中医药的功能和定位，促进中西医结合发展。构建中医药深度参与的生物安全防治运行机制，确定通用方药，增设中医巡诊制度，建立常态化、紧密型的中西医联合会诊机制，优化中西医结合的联动机制，确保中医药在患者救治中发挥一线作用。强化中医药"治未病"定位，推进中药通方在社区的干预作用，预防高危人群感染，为生物安全救治铺垫缓冲带。

五、设施投入是基础

（一）发热门诊

医院作为新发传染病防控等事件的前沿哨点，是应对生物安全事件早期预警的主要信息来源（王宁等，2021）。提升医院监测预警和应急响应能力，是健全公共卫生体系的当务之急，是早期控制新发传染病播散的关键。建设标准的发热门诊和肠道门诊，改善发热门诊和肠道门诊条件。进一步实现预警关口前移，发挥发热门诊和肠道门诊对新发突发传染病等生物安全事件的监测作用。

发热门诊作为医院传染病防治的第一道防线，可以有效阻断病原体在医院内的传播，降低院内感染的风险，为传染病的"早发现、早诊断、早治疗"提供了重要平台。规范发热门诊的建设，明确发热门诊的管理原则，优化诊疗流程，符合"数量适当、布局合理、条件合格、工作规范"的基本原则。基于日常工作接诊量与疫情高峰接诊量，设置合理的区域面积，功能分区上符合"医患分流、洁污分流"和传染性疾病"三区两通道"的原则。根据医院实际情况提供配套服务设施，设置一定数量的单间隔离病房，满足诊疗的基本需求，实现对医务人员、就诊患者的闭环管理。

（二）"平战转换"病房

负压隔离病房是有效隔离防控感染性疾病的工具，是防止院内感染的最有效设施，在医院遭遇生物安全事件中发挥重要屏障作用。三级医院应重视负压隔离病房的建设，以应对可能暴发的烈性呼吸道传染病。按呼吸道传染病隔离的要求将重症监护室、急诊的观察病房改建成多功能负压隔离病房，"平时"发挥对留观患者与重症患者的监护、抢救功能，"战时"可迅速转换成收治传染病患者的病房，实现对传染病患者的诊断、隔离和救治功能。用于诊断、隔离和救治的"战时"病区应自成体系，配备独立的放射影像设备、检验实验室、药房等，设置符合传染病医院基本要求的三区两通道，划分隔离区域时应不影响正常区域的日常使用。

（三）生物安全实验室

生物安全实验室的建设有效保护了医院医务人员的健康，防止病原体泄漏对环境造成的污染，提高对重大疫情等生物安全事件的监测预警能力。SARS疫情过后，我国开始重视对高等级生物安全三级、四级水平实验室的建设，然而忽视了综合医院对生物安全二级水平实验室的需求。医院普遍缺乏生物安全实验室，对病原体的检测能力不足，大部分核酸检测工作由第三方检验机构承担，亟须推动三级综合医院建设生物安全二级及以上水平的实验室，使其具备独立开展新冠病毒检测的能力（国务院应对新型冠状病毒肺炎疫情联防联控机制综合组，2020）。

由于经济条件、医疗资源布局差异，大部分综合医院原有实验室检测能力和生物安全防护标准无法满足应急检测的需求。在全员筛查的任务重压下，引入移动实验室迅速缓解医院的实验室检测压力无疑是最优解。移动PCR实验室内含有样本处理间、PCR扩增间、消毒间等独立区域，具有安全性较强、机动灵活、反应迅速、建造成本低等特点。相对于固定实验室而言，移动实验室凭借高机动性不仅能迅速响应疫情防控，协助定点医院开展检测工作，还能够减少病原检测送检时间，降低人员流动带来的传播风险。现有移动生物安全实验室主要包括气膜实验室、车载实验室、移动式方舱实验室等，多规格、高机动性的特性使移动实验室能够迅速部署到不同场景，对不同规模、不同风险等级人群进行检测。气膜实验室甚至能满足人口规模在百万级以上的市、区级的筛查工作的需求；车载实验室一般适用于对人口规模在十万人以上的地区进行筛查，包括贸易港口冷链的人物筛查、交通枢纽场站的核酸筛查等；移动式方舱实验室可布置在医院的预备空地上，有效缓解医院的检测及筛查压力。此外，移动实验室可根据需求及时拆卸收纳，经过充分消毒后可重新投入医院、疾控机构、海关等单位使用或入库保存维护以等待重新投入使用，有效节约成本，避免疫情过后大量实验室被闲置。

在现有网络的基础上，增加重点地域的移动实验室数量，增加监测病原种类和采样量，扩大监测预警覆盖面，联合多学科、多机构共同研发网络系统，前置监测关口，提升预警水平。加快监测信息管理系统升级改造，增加监测数据分析、预警信号识别、疫情实时追踪等功能。打通移动实验室的监测信息管理系统与医院信息系统、卫生信息系统与病原监测系统之间的连接，在完善高通量测序分析技术平台和加快病原快速检测技术平台建设的基础上，探索开发病例监测、疫情监测和病原监测等综合预警技术手段，建立以病原监测为技术核心的移动监测预警平台。加强末端发现能力，由被动死守转换为主动响应，提高生物安全监测和溯源能力，及时发现新发生物安全风险，掌握新兴生物危害的发生规律。

（四）方舱医院

2003 年在抗击 SARS 疫情的过程中，全国各地建立了大量传染病医院，然而随着疫情缓解，部分传染病医院由于专科局限无法在市场环境下存活而逐渐荒废，造成了极大的医疗资源浪费。自 20 世纪 50 年代起，美、英、德等国家陆续研制出不同类型、不同功能、不同规模的方舱，做到平战结合应用，经过数次实践，国外方舱医院已具有形式多样、防护性能优良、组合灵活等特征，并且还通过建立相关法律和技术标准推动了方舱内医疗器械的发展。因此，快速建造或改建方舱医院是疫情暴发后迅速增加床位的最优解决方案。2020 年初，在抗击新冠疫情中，全球多国因地制宜地将城市的公共建筑，如体育馆、会展中心、广场、工厂、公园等改造成方舱医院，迅速增加了城市内的医疗收治场所，缓解了医疗空间不足的压力。2022 年，上海在疫情期间也建立了大量的方舱医院，事实证明这是行之有效的。

方舱医院的改建依托于城市的公共建筑，但大多数城市的公共建筑在设计建造之初，并未考虑到作为突发生物安全事件应急场所的功能，因此，在新冠疫情期间，遭遇了分区改建困难、公共卫生设施设备数量不足、消防设施老化、缺乏改建建筑的原始图纸等问题。在未来城市规划与建造公共建筑时，应将方舱医院的建设纳入生物安全事件应急管理体系，遵循"平战结合"原则，即在不增加额外造价的前提下设计生物安全事件应急功能，根据传染病防治的要求预留非限定功能分区、足够的医院病床入口、能快速拆装的内部设备以及降低交叉感染的通风系统。方舱医院的建造是生物安全体系建设的关键一环，亟须推行装配式模块化建造技术，构建供应商网络储备体系，利用医院建筑信息模型（BIM）技术模拟医院的建造，增强与施工单位、设计单位和材料设备供应商的协作能力。

附录 A　生物安全风险评估示例*

生物安全风险评估示例具体如下。

一、实验室风险管理计划及可接受性准则

依据《实验室生物安全手册》对实验室生物试验进行安全风险分析,制定实验室风险管理计划,明确实验室生物安全风险管理的可接受性准则。

(一)风险严重度的评价准则

灾难性的(S5):导致患者死亡。

较严重的(S4):导致永久性损伤或危及生命的伤害。

中等程度的(S3):导致要求专业医疗介入的伤害或损伤。

不太严重的(S2):导致不要求专业医疗介入的暂时伤害或损伤。

不重要的(S1):不便或暂时不适。

(二)各种危害发生概率的评价准则

P5:一定发生　　$\geqslant 10^{-3}$

P4:容易发生　　$< 10^{-3}$ 和 $\geqslant 10^{-4}$

P3:偶然发生　　$< 10^{-4}$ 和 $\geqslant 10^{-5}$

P2:很少发生　　$< 10^{-5}$ 和 $\geqslant 10^{-6}$

P1:不易发生　　$< 10^{-6}$

附录 A-1　生物安全风险管理的可接受性准则

概率	后果				
	S1	S2	S3	S4	S5
P5	5	10	15	20	25
P4	4	8	12	16	20
P3	3	6	9	12	15
P2	2	4	6	8	10
P1	1	2	3	4	5

注:1~4 为合格,不需要审查,可接受;5~14 为警戒,虽可接受,但仍需调制审核以降低风险;15~25 为不可接受

---

* 附录 A 相关标准参考世界卫生组织《实验室生物安全手册》(第三版)和"生物安全风险评估"(https://wenku.so.com/d/b4741640771afff2b64782b7d4efa2ad)

二、实验室安全清单及评估

依据相关法规对实验室安全构成和影响要素的界定，结合工作实际，列出全面的实验室安全清单，并进行逐项评估。

（一）实验室建筑

附录 A-2　实验室建筑评估

风险项目	评估结论
1. 是否已经为设施的建设或建成后的评估考虑了试运行和认证指南？	是
2. 实验室建筑是否符合国家和地方的建筑要求（包括与自然灾害预防有关的必须要求）？	是
3. 实验室建筑总体是否整齐，并且周围没有障碍物？	是
4. 实验室建筑是否清洁？	是
5. 地板是否有任何结构性缺陷？	无
6. 地板和楼梯是否装修统一并能防滑？	是
7. 工作空间是否满足安全操作的需要？	是
8. 活动空间和走廊是否能满足人员通行与大型仪器设备的搬移？	是
9. 试验台、家具及配件等是否能正常使用？	是
10. 试验台表面是否能耐溶剂和腐蚀性化学品的侵蚀？	是
11. 每个实验室房间是否都有洗手池？	洁净房间内有水池和洗眼器
12. 实验室建筑在构造和维护中是否能防止啮齿动物与节肢动物进入及滞留？	是
13. 所有暴露在外的蒸汽管道和热水管道是否采取了隔热或防护措施来保护人员安全？	无蒸汽和热水管道
14. 是否配备有供断电时使用的独立供电系统？	是
15. 是否只有授权人员能进出实验室？	是
16. 是否已经进行了危险度评估以确保配备了相应的仪器设备和设施来进行所考虑的工作？	是

（二）储存设施

附录 A-3　储存设施评估

风险项目	评估结论
1. 是否安排了储存设施和储存架以确保储存物品不会滑动、倒塌或掉落？	是
2. 储存设施里是否堆积有易造成人员绊倒、火灾、爆炸和昆虫藏匿的垃圾、闲杂材料与其他物品？	无
3. 冰柜和储存区域是否上锁？	是

（三）工作环境和配套设施条件

附录 A-4　工作环境和配套设施条件评估

风险项目	评估结论
1. 建筑物是否处于清洁、有序和卫生的状态？	是
2. 是否有饮用水？	是
3. 是否分别给男女工作人员准备了清洁、空间大的卫生间和洗澡设施？	无洗澡设施

风险项目	评估结论
4. 是否提供热水、肥皂和毛巾?	是
5. 是否分别给男女工作人员提供了更衣间?	是
6. 是否给每一位实验室成员都配置了存放日常服装的设施?	是
7. 是否设有供实验室人员进行午餐等活动的房间?	是
8. 噪声水平是否在可接受范围内?	是
9. 是否有适当的机构来收集和处理普通生活垃圾?	是

(四)暖气和通风

附录 A-5　暖气和通风评估

风险项目	评估结论
1. 工作温度是否舒适?	是
2. 直接暴露于日光下的窗户是否装有遮光窗帘?	是
3. 是否有足够的通风,如每小时至少换气 6 次(尤其是在有机械通风装置的房间内)?	是
4. 通风系统是否安装有 HEPA 过滤器?	是
5. 机械通风系统是否会影响生物安全柜和通风橱内部及周围的气流?	否

(五)照明

附录 A-6　照明评估

风险项目	评估结论
1. 普通照明是否充分(如 300~400lx)?	是
2. 试验台上是否有工作(局部)照明?	是
3. 是否所有区域都光线良好? 房间和走廊是否存在黑暗或光线不良的角落?	是 无
4. 日光灯是否与试验台平行?	是
5. 日光灯色彩是否和谐?	是

(六)保养

附录 A-7　保养评估

风险项目	评估结论
1. 每个实验室房间是否有足够的水槽和水、电、气的接口以确保工作的安全?	是
2. 保险丝、灯管、电缆、管道等是否有适当的检查和维护措施?	是
3. 故障是否能在合理时间内排除?	是
4. 实验室的内部工程和维护保养是否由了解实验室工作性质的熟练工程师与技工来完成?	是
5. 工程和维护保养人员进出不同的实验室是否进行控制并需批准?	是

续表

风险项目	评估结论
6. 如果没有实验室内部的工程和维护保养人员,是否已联系了当地工程师和施工人员并让他们熟悉实验室仪器设备与工作?	不适用
7. 是否有清洁服务?	是
8. 清洁人员进出不同的实验室是否进行控制并需批准?	是
9. 是否有信息技术服务且有安全措施?	是

(七) 实验室生物安全保障

附录 A-8 实验室生物安全保障评估

风险项目	评估结论
1. 是否已经进行了定性的危险度评估来明确规定安全保障系统所保护的范围?	是
2. 是否已经明确规定了可接受的风险和影响范围的应对计划参数?	是
3. 在不用时,整个建筑物是否可以安全地锁上?	是
4. 门和窗是否是防破碎设计?	是
5. 装有危害性物品以及贵重仪器设备的房间是否上锁?	是
6. 使用这样的房间、仪器和物品是否进行控制并需批准?	是

(八) 个体防护

附录 A-9 个体防护评估

风险项目	评估结论
1. 实验室人员进行正常工作时,是否配备了设计规范的防护服,如隔离衣、连体工作服、围裙、手套?	是
2. 在操作危害性化学品以及放射性和致癌性物质时,是否另外配备防护服? 例如,在处理化学品和溢出物时是否配备橡胶围裙与手套,在高压灭菌器和焚烧炉上卸载物品时是否戴隔热手套?	是
3. 是否配备护目镜、面罩和防护口罩?	是
4. 是否有洗眼装置?	是
5. 是否有应急淋浴设备(洗涤设施)?	是
6. 是否有符合国家和国际标准的辐射防护,包括辐射剂量测定仪?	不适用
7. 是否配备防毒面具,并定期清洁、清除污染、储存在清洁卫生的地方?	不适用
8. 是否为适当类型的防毒面具配置适宜的过滤器? 例如,针对微生物配置 HEPA 过滤器,针对气体或颗粒则配置相应的过滤器?	不适用
9. 防毒面具是否经试戴测试?	不适用

（九）工作人员的健康与安全

附录 A-10　工作人员的健康与安全评估

风险项目	评估结论
1. 是否有职业卫生服务机构?	是
2. 在重要地点是否放置急救箱?	是
3. 是否配备有资质的急救员?	是
4. 急救员是否经过处理实验室紧急事件的培训,包括接触腐蚀性化学品、意外食入有毒物品及感染性物质等情况?	是
5. 是否向内勤人员和办事员等非实验室工作人员说明了实验室及其所操作物品的潜在危害?	是
6. 是否在显著位置张贴了通告,清楚说明了急救员的地址以及急救服务的电话号码等信息?	是
7. 是否警告过育龄妇女操作某些微生物以及致癌、致突变和致畸物质可能造成的不良后果?	是
8. 是否告诉过育龄妇女,如果她们已经怀孕或可能怀孕时,应通知相关的医疗/科研人员,以便必要时为她们安排其他工作?	是
9. 是否有与实验室工作有关的免疫计划?	是
10. 是否为处理结核病材料或其他需要进行皮肤试验和/或辐射检查的实验室人员提供了该项检查?	不适用
11. 是否对疾病和事故进行了正确记录?	是
12. 是否使用警告和预防事故的标志来尽可能减少工作危害?	是
13. 实验室人员是否经过执行正确的生物安全操作的培训?	是
14. 是否鼓励实验室人员报告潜在的暴露事件?	是

（十）实验室仪器设备

附录 A-11　实验室仪器设备评估

风险项目	评估结论
1. 所有仪器设备是否都经过安全使用认证?	是
2. 在对仪器设备进行维护之前,是否进行了清除污染工作?	是
3. 生物安全柜和通风橱是否进行定期检测与保养?	是
4. 高压灭菌器和其他压力容器是否定期检查?	是
5. 离心机的离心桶及转子是否经过电器检查?	不适用
6. 是否定期更换 HEPA 过滤器?	是
7. 是否使用吸管来代替皮下注射用针头?	是
8. 破碎或有缺口的玻璃器皿是否总是丢弃而不重复使用?	是
9. 是否有盛放碎玻璃的安全容器?	是
10. 在可行时,是否采用塑料来代替玻璃制品?	是
11. 是否配备并使用供丢弃锐器的容器?	是

（十一）感染性物质

附录 A-12　感染性物质评估

风险项目	评估结论
1. 是否在安全条件下收取标本？	是
2. 对送入实验室的物品是否进行登记？	是
3. 是否小心地在生物安全柜中打开标本以避免破损和渗漏？	是
4. 打开标本时是否戴手套及穿着防护服？	是
5. 实验室人员是否按现行的国家和/或国际规定进行了感染性物质运输的培训？	是
6. 试验台是否保持清洁整齐？	是
7. 是否每天或更频繁地清除丢弃的感染性物质，并安全地进行处理？	是
8. 是否所有实验室人员都知道培养物和感染性物质破损或溢出时的处理程序？	是
9. 灭菌器的性能是否采用适当的化学、物理及生物学指示剂进行过检查？	是
10. 是否有定期清除离心机污染的程序？	是
11. 离心机是否使用密封的离心桶？	不适用
12. 是否使用了适当的消毒剂？消毒剂的使用方法是否正确？	是
13. 在三级生物安全水平的防护实验室和四级生物安全水平的最高防护实验室中工作的人员，是否都进行了专门的培训？	不适用

三、风险的估计、评价及控制

对实验室安全清单进行逐项评估后发现的问题或不符合项，逐一进行风险的估计、评价及控制，其中"采取降低措施后的风险率（严重度/概率）"在评估时可以预测，但在后续工作中应动态验证措施是否达到效果，对重要的项目必要时再次进行采取措施后的风险评估。

附录 A-13　实验室风险类型、产生原因及控制措施

可能的损害	可能产生的原因	风险率（严重度/概率）	降低措施	采取降低措施后的风险率（严重度/概率）
感染	1. 锐器刺破皮肤	9（S3/P3）	1. 对于污染的锐器，包括针、注射器、玻片、加样器等，必须时刻保持高度的警惕，尽可能换用一次性塑料制品，使用利器盒。2. 发生锐器刺破皮肤后，用肥皂和流动水冲洗皮肤，挤压伤口旁端，将伤口内的血液尽量挤出，使用75%乙醇、0.5%碘伏消毒、清理伤口，执行职业暴露报告程序	3（S3/P1）
	2. 病原微生物污染台面	6（S3/P2）	尽量使用塑料容器留取样品，避免使用玻璃容器；被病原微生物污染的台面应用高效消毒剂处理	3（S3/P1）
	3. 裸手处理感染性材料	6（S3/P2）	打碎的器皿不能直接用手处理，必须用其他工具如刷子和簸箕、夹子或镊子进行处理。盛放污染的针头、碎玻璃等锐器的容器在倒掉前，均进行高压灭菌处理	2（S1/P2）

续表

可能的损害	可能产生的原因	风险率（严重度/概率）	降低措施	采取降低措施后的风险率（严重度/概率）
感染	4. 开盖时产生气溶胶污染	6（S2/P3）	污染样品的开启在生物安全柜中进行	2（S2/P1）
	5. 离心时产生气溶胶污染	6（S2/P3）	离心操作在生物安全柜中进行	2（S2/P1）
	6. 病原微生物溅到眼睛里	9（S3/P3）	操作病原微生物时，在生物安全柜内进行，并戴好防护眼罩。眼睛万一被溅到后，用大量的清水冲洗，并及时就医	2（S2/P1）
视力丧失	眼部感染后未及时治疗	8（S4/P2）	及时就医	3（S3/P1）
生命危机	眼部感染诱发其他病变	5（S5/P1）	及时就医	3（S3/P1）

附录 B　临床实验室良好工作行为规范[*]

B.1　总则

本附录旨在对临床实验室生物安全制定良好的操作规程，其内容不一定满足或适用于特定的实验室或特定的实验活动，应根据实验室的风险评估制定适用的良好操作规程。

B.2　清洁

B.2.1　由受过培训的专业人员按照专门的规程清洁。外雇的保洁人员可以在实验室消毒后负责清洁地面和窗户。

B.2.2　保持工作台面整洁。每天工作完毕后对工作台面进行清洁并消毒。宜使用可移动或悬挂式台下柜，以便于清洁和消毒。

B.2.3　定期清洁墙面。如果墙面有可见污染，应及时清洁和消毒。不宜无目的或强力清洗，以免损坏墙面。

B.2.4　定期清洁易积尘部位，不常用的物品宜存放在抽屉或箱柜内。

B.2.5　地面清洁时间视工作安排而定，不应在日常工作时间做常规清洁工作。最常使用浸有清洁剂的湿拖把清洗地面；吸尘器不适用于实验室；不宜使用扫帚等扫地。

B.2.6　使用锐器盒收集针头、带针头的注射器、碎玻璃、刀片等锐利医疗废弃物。

B.2.7　需高压灭菌的医疗废弃物应用耐高压蒸汽灭菌垃圾袋。

B.2.8　根据医疗废弃物特点选用可靠的消毒或灭菌方式，如阳性培养物应进行高压灭菌。

B.3　工作行为要求

B.3.1　建立并执行准入制度。实验室入口处设置生物危害标识。

B.3.2　按规定执行手卫生（包括洗手等）、淋浴（适用时）等个人日常清洁和消毒。

B.3.3　实验区内应束裹长发。不应饮食、抽烟、处理隐形眼镜、使用化妆品，不应存放食品、个人物品、服装等。

B.3.4　不应使用具有潜在污染和（或）火险的物品，不得将装饰品附着在光源、照明装置或实验设备。

B.3.5　正确选择和使用个体防护装备，如手套、护目镜、防护服、口罩、帽子、鞋等。

B.3.6　接触危险性材料时应佩戴手套。污染、破损后更换手套；操作完成、离开实验间前，摘手套并洗手。严格遵守洗手规程。不应清洗或重复使用一次性手套。

B.3.7　可能发生病原微生物或其他有害物质迸溅时，应佩戴防护眼镜或面屏，或在遮挡面部的挡板后操作。

B.3.8　存在空气传播风险或可能产生气溶胶时，应在生物安全柜中操作。

B.3.9　特殊情况需穿防护服时，应在离开实验区前按程序脱卸。工作用鞋要防水、防滑、耐扎、舒适，不可露脚趾。

B.3.10　安全使用移液管，应使用机械移液装置。严禁口吸。

B.3.11　配备降低锐器损伤风险的装置并建立操作规程。在使用锐器时应注意：

a）不应弯曲、截断、破坏针头等锐器，不应从一次性注射器上取下针头或回套针帽。必要时，使用专用的工具操作；

b）使用后锐器应置于锐器盒，不应超过规定的盛放容量；

c）重复利用的锐器应置于防穿刺容器，采用适当的方式消毒、清洁、灭菌处理；

d）不应直接用手处理破碎的玻璃器具等，尽量避免使用易碎的器具。

B.3.12　按规程操作，避免发生溢洒、迸溅或产生气溶胶，如不正确的离心操作、移液操作等。

B.3.13　工作结束或发生危险材料溢洒后，应及时使用适当的消毒剂对工作台面和被污染处进行处理，处理方法参见本标准附录 C。

B.3.14　建立良好的内务管理规程。

B.3.15　感染性医疗废弃物处置前应进行可靠的消毒。需要运出实验室进行消毒的废物，应置于专用的防渗漏容器中，并对容器表面消毒后运送。

B.3.16　运出实验室的危险材料，应按照国家和地方的要求进行包装。

B.3.17　应采取有效的防昆虫和啮齿类动物的措施，如防虫纱窗、挡鼠板等。

B.3.18　上岗培训和能力评估与确认参照本标准第 7.6 条。

B.3.19　制定有关个人健康状况监督计划、职业禁忌证。必要时，为工作人员提供免疫计划、医学咨询或指导。

附录 C 临床实验室生物危险物质溢洒处理

C.1 总则

本附录旨在为临床实验室制定生物危险物质溢洒处理程序提供参考。溢洒在本附录中指包含生物危险物质的液态或固态物质意外地与容器或包装材料分离的过程。实验室人员熟悉生物危险物质溢洒处理程序、溢洒处理工具包的使用方法和存放地点对降低溢洒的危害非常重要。

本附录描述了实验室生物危险物质溢洒的常规处理方法,实验室需要根据其所操作的病原微生物,制定专用的程序。如果溢洒物中含有放射性物质或危险性化学物质,则应使用特殊的处理程序。

C.2 溢洒处理工具包

C.2.1 基础的溢洒处理工具包通常包括:

a)对病原微生物有效的消毒液,消毒液需要按使用要求配制;

b)镊子或钳子、一次性刷子、硬纸板、一次性塑料铲、可高压的扫帚和簸箕,或其他处理锐器的装置;

c)足够的纱布、纸巾或其他适宜的吸收材料;

d)用于盛放生物危险物质溢洒物以及清理物品的医用垃圾袋或容器;

e)防护用品:包括防护服/隔离衣、一次性乳胶手套、帽子、面屏/护目镜、医用外科口罩/医用防护口罩、防水鞋套等;

f)溢洒处理警示标识,如"生物危害",及禁止标识,如"禁止入内"等;

g)其他专用的工具等。

C.2.2 明确标示溢洒处理工具包的存放地点。存放地点宜就近、易拿取。

C.3 溢洒后撤离实验室原则

C.3.1 不含有高致病性病原微生物菌(毒)株及标本发生溢洒,实验人员应立即进行溢洒处理,无须撤离房间。

C.3.2 如发生疑似高致病性病原微生物菌(毒)株及标本溢洒,现场人员应立即通知实验室内所有人员迅速离开,在撤离的过程中注意防护气溶胶。关门并张贴"禁止入内"、"生物危害"等相关标识,至少30分钟后方可进入现场处理溢洒物。撤离人员按照离开实验室的程序脱去个体防护装备,用适当的消毒剂和水清洗所暴露皮肤。

C.3.3 立即通知实验室主管人员。必要时由实验室主管人员安排专人清除溢洒物。

C.4 台面及地面溢洒的处理

C.4.1 处理溢洒的人员应穿戴适当的个体防护装备(如防水鞋套、防护服/隔离衣、医用外科口罩/医用防护口罩、双层乳胶手套、护目镜/面屏等),通常需要两人共同处理溢洒物,必要时,还需一名现场指导人员。

C.4.2　判断溢洒程度，用纸巾（或其他吸收材料）覆盖溢洒物，小心从外围向中心倾倒适当量的消毒剂，使合适浓度的消毒剂与溢洒物混合并作用 30 分钟。

C.4.3　到作用时间后，小心将吸收了溢洒物的纸巾（或其他吸收材料）连同溢洒物一同收集到医用垃圾袋或容器中，并用新的纸巾（或其他吸收材料）擦拭干净，置于医用垃圾袋中封好。

C.4.4　如果溢洒物中含破碎的玻璃或其他锐器，不得直接用手接触，应用处理锐器的硬纸板、簸箕或一次性塑料铲进行收集，或用镊子或钳子将破碎的锐器夹出，然后再用镊子或钳子夹新的纸巾（或其他吸收材料）擦拭干净。所有一次性用具应与所处理物一并置于适当大小的锐器盒中，非一次性用品如镊子等，应置于消毒液中浸泡。

C.4.5　用消毒剂擦拭可能被污染的区域。

C.5　生物安全柜内溢洒的处理

C.5.1　处理溢洒物时不要将头伸入安全柜内，也不要将脸直接面对前操作口，而应处于前视面板的后方。选择消毒剂时需要考虑消毒剂对生物安全柜的腐蚀性。

C.5.2　如果溢洒的量不足 1mL 时，可直接用消毒剂浸湿的纸巾（或其他吸收材料）擦拭。

C.5.3　如溢洒量大或容器破碎，宜按如下操作：

a）使生物安全柜保持开启状态，等待至少 5 分钟；

b）清理溢洒的人员，应戴医用外科口罩或医用防护口罩、双层乳胶手套，必要时穿防护服、戴护目镜或面屏等防护用具；

c）在溢洒物上覆盖浸有消毒剂的吸收材料，作用至少 30 分钟。必要时，用消毒剂浸泡工作表面以及排水沟和接液槽；

d）小心将吸收了溢洒物的纸巾（或其他吸收材料）连同溢洒物收集到医用垃圾袋或容器中，并用新的纸巾（或其他吸收材料）将剩余物质吸净；破碎的玻璃或其他锐器要用镊子或钳子处理；

e）用消毒剂擦拭或喷洒安全柜内壁、工作相关的物品表面以及前视窗的内侧；作用 30 分钟后，清水擦拭；

f）如果用消毒剂浸泡接液槽，应作用至少 30 分钟后，清水冲洗，擦拭干净。

C.6　离心机内溢洒、泄漏的处理

C.6.1　如果离心结束后开启离心机盖子时发现离心管破碎或出现溢洒、泄露，应立即小心关上离心机盖；如果离心期间发生离心管破碎，应立即按下停止键，不要开启离心机盖。切断离心机的电源，至少 30 分钟后开始清理工作。

C.6.2　清理人员应穿戴适当的个体防护装备，准备好清理工具。必要时，需要佩戴呼吸保护装置。

C.6.3　开启离心机盖，如果生物安全密封盖未破裂，将吊篮或转头小心取出转移到生物安全柜内，用消毒液喷洒其外壁，小心打开生物安全密封盖，用镊子取出完好的离心管，用消毒液喷洒离心管外壁，作用 30 分钟后用纱布或纸巾擦拭干净。用镊子取出离心杯中损坏的离心管放置锐器盒中。

C.6.4　开启离心机盖，如果生物安全密封盖破裂，向离心机内喷洒无腐蚀性的消毒液，关闭离心机盖，30 分钟后，小心用镊子取出破裂的生物安全密封盖、离心管及可拆卸的部件，用镊子夹纱布或纸巾将离心机中的碎片和消毒液擦拭干净。

C.6.5 如果离心机没有配备生物安全密封盖，开启离心机盖后，向离心机内喷洒无腐蚀性的消毒液，关闭离心机盖，30 分钟后，取出吊篮或转头小心转移到生物安全柜内，用镊子夹取破损的离心管，放入锐器盒中。

C.6.6 用纱布或纸巾将离心机内壁及其他无法拆卸的部件擦拭干净，再用清水擦拭，完全晾干后，经专业工程师确认正常后使用。

C.6.7 将破损的且带有锐利端的部件及离心管放置锐器盒中，其他医疗废弃物置入医用垃圾袋中封好。吊篮、转头及其他可拆卸的部件浸泡在消毒液中 2 小时后洗涮干净备用，必要且适用时，可高压灭菌。

C.7 溢洒处理后程序

C.7.1 按程序脱去个体防护装备，将暴露部位向内折，置于医用垃圾袋中封好。

C.7.2 按七步洗手法洗手。

C.7.3 上述所有医疗废弃物按国家、地方的医疗废弃物处理相关规定进行处理。

C.8 评估和报告

C.8.1 对溢洒处理过程和效果进行评估，必要时对实验室进行彻底的消毒处理和对暴露人员进行医学评估。

C.8.2 按程序记录相关过程和报告。